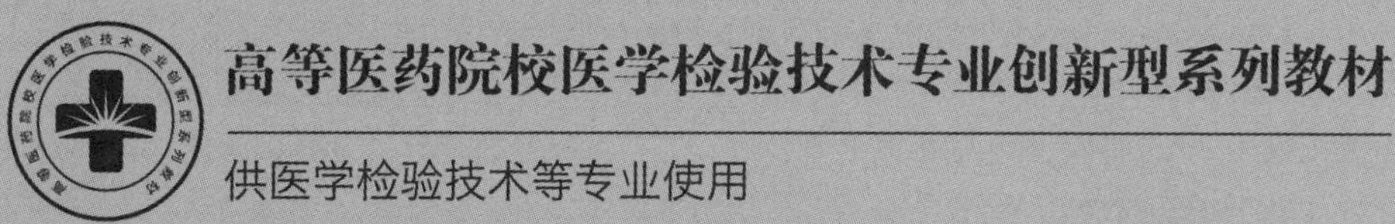

高等医药院校医学检验技术专业创新型系列教材

供医学检验技术等专业使用

临床检验基础实验指导

主　编　李　萍　李树平

副主编　冷　平　权志博　黎安玲　韩　峰

编　者　(以姓氏笔画为序)

权志博　陕西中医药大学

刘　晓　河北医科大学第二医院

孙连桃　包头医学院

李　萍　河北北方学院

李立宏　河北北方学院

李树平　湖南医药学院

冷　平　成都中医药大学

张继瑜　南方医科大学

周小东　成都医学院

赵莉平　陕西中医药大学

黄燕妮　海南医学院

梁　骑　川北医学院

葛晓军　遵义医科大学第二附属医院

韩　峰　九江学院

温晓艳　河北北方学院

黎安玲　武汉大学

華中科技大學出版社

http://www.hustp.com

中国·武汉

内容简介

本书是高等医药院校医学检验技术专业创新型系列教材。

本书分为八章，内容包括血液检验基本技术、血液一般检验、血栓与止血常用筛检实验、血型鉴定及交叉配血、尿液检验、粪便检查、体液检查、细胞病理学基本检查。为了充分调动学生学习的主动性、积极性和创新性，培养学生的科研能力并与临床实践相结合，在相关章节实验内容后增加了综合训练。

本书主要供医学检验技术等专业使用。

图书在版编目(CIP)数据

临床检验基础实验指导/李萍，李树平主编. —武汉：华中科技大学出版社，2020.8 (2024.7 重印)
ISBN 978-7-5680-6404-0

Ⅰ. ①临… Ⅱ. ①李… ②李… Ⅲ. ①临床医学-医学检验-实验-医学院校-教学参考资料 Ⅳ. ①R446.1-33

中国版本图书馆 CIP 数据核字(2020)第 148565 号

临床检验基础实验指导 李 萍 李树平 主编
Linchuang Jianyan Jichu Shiyan Zhidao

策划编辑：荣 静
责任编辑：李 佩 毛晶晶
封面设计：原色设计
责任校对：刘 竣
责任监印：周治超
出版发行：华中科技大学出版社(中国·武汉) 电话：(027)81321913
武汉市东湖新技术开发区华工科技园 邮编：430223
录 排：华中科技大学惠友文印中心
印 刷：武汉科源印刷设计有限公司
开 本：889mm×1194mm 1/16
印 张：12.5
字 数：370 千字
版 次：2024 年 7 月第 1 版第 5 次印刷
定 价：42.00 元

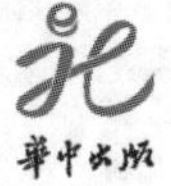

本书若有印装质量问题，请向出版社营销中心调换
全国免费服务热线：400-6679-118 竭诚为您服务

高等医药院校医学检验技术专业创新型系列教材建设指导委员会

总序

ZONGXU

近年来，随着科学技术的进步、大量先进仪器和技术的采用，医学检验得到飞速的发展。各种新的检验技术不断涌现，对临床疾病的诊疗越来越重要，作用越来越突出，为人类疾病的诊断、治疗监测、预后判断提供大量新的实验室监测指标。据统计，临床实验室提供的医学检验信息占患者全部诊疗信息的60%以上，医学检验已成为医疗的重要组成部分，被称为临床医学中的“侦察兵”。

《国家中长期教育改革和发展规划纲要（2010—2020年）》《国家中长期人才发展规划纲要（2010—2020年）》要求全面提高高等教育水平和人才培养质量，以更好地满足我国经济社会发展和创新型国家建设的需要。根据《教育部关于进一步深化本科教学改革　全面提高教学质量的若干意见》，在教材建设过程中，教育部鼓励编写、出版适应不同类型高等学校教学需要的不同风格和特色的教材；积极推进高等学校与行业合作编写教材；鼓励编写和出版不同载体和不同形式的教材，包括纸质教材和数字化教材。2012年教育部制定的新本科专业目录中，将医学检验专业更名为医学检验技术专业，学制由五年改为四年。

为了更好地适应医学检验技术专业的教学发展和需求，体现最新的教学理念和特色，在认真、广泛调研的基础上，在医学检验技术专业教学指导委员会相关领导和专家的指导和支持下，华中科技大学出版社组织了全国40多所医药院校的200多位老师编写了本套高等医药院校医学检验技术专业创新型系列教材。本套教材由国家级重点学科的教学团队引领，副教授及以上职称的老师占80%，教龄在20年以上的老师占72%。教材编写过程中，全体参编人员进行了充分的研讨，各参编单位高度重视并大力支持教材的编写工作，各主编及参编人员付出了辛勤的劳动，这确保了本套教材的编写质量。

本套教材着重突出以下特点：

(1)教材定位准确，体现最新教学理念，反映最新教学成果。紧密联系最新的教学大纲和临床实践，注重基础理论和临床实践相结合，体现高素质复合型人才培养的要求。

(2)适应新世纪医学教育模式的要求，注重学生的临床实践技能、初步科研能力和创新能力的培养。突出实用性和针对性，以临床应用为导向，同时反映相关学科的前沿知识和发展趋势。

(3) 以问题为导向，导入临床案例。通过案例与问题激发学生学习的热情，以学生为中心，以利于学生主动学习。

(4) 纸质与数字融合发展。全套教材采用全新编写模式，以扫描二维码形式帮助老师及学生在移动终端共享优质配套网络资源，通过使用华中科技大学出版社数字化教学资源平台将移动互联、网络增值、慕课等新的教学理念和学习方式融入教材建设中，开发多媒体教材、数字化教材等新媒体教材形式。

本套教材得到了教育部高等学校医学技术类专业教学指导委员会和中国医师协会检验医师分会相关领导和专家，以及各院校的大力支持与高度关注，我们衷心希望这套教材能为高等医药院校医学检验技术专业教学及人才培养做出应有的贡献。我们也相信这套教材在使用过程中，通过教学实践的检验和实际问题的解决，能不断得到改进、完善和提高。

高等医药院校医学检验技术专业创新型系列教材

建设指导委员会

前言

QIANYAN

“临床检验基础”是医药院校医学检验技术专业的必修课之一，为适应新形势下对医学检验技术专业实验教学的需求，华中科技大学出版社组织了《临床检验基础实验指导》的编写工作。本教材作为医学检验技术专业“临床检验基础”的实验配套教材，既可供全国高等医药院校和医学专科学校医学检验技术专业师生使用，又可作为临床检验工作者在临床检验实际工作中的参考用书。

《临床检验基础实验指导》编写的指导思想是围绕教学内容，同时结合新形势下临床实际需求，选择相关的实验，使学生通过实验课的学习来巩固所学的理论知识，提高临床检验技能，适应现代医学检验工作需求。本教材编写内容包括血液检验基本技术、血液一般检验、血栓与止血常用筛检实验、血型鉴定及交叉配血、尿液检验、粪便检查、体液检查和细胞病理学基本检查等，按实验目的、原理、器材、试剂、标本、操作步骤、参考区间、注意事项和实验讨论进行编写。

本教材相关章节实验内容后的综合训练较切合当前检验与临床的关系，不仅能培养学生的科研设计、科研推导能力，还能同时锻炼学生的临床思维能力；为使学生更直观地学习基础操作和形态识别等基本技能，本教材加入了部分实验操作示意图和典型形态学图片。

本教材的编写得到了华中科技大学出版社和各编写单位的大力支持，在此表示衷心感谢。

鉴于编者的经验、水平有限，书中疏漏或错误之处在所难免，恳请广大读者批评指正。

编　者

目录

MULU

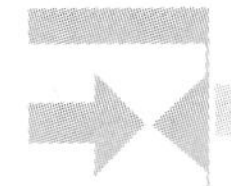

第一章　血液检验基本技术

实验一　光学显微镜的使用和调试

【目的】 掌握光学显微镜的使用方法；熟悉光学显微镜的维护；了解光学显微镜的结构、原理与注意事项。

【原理】

1. 光学显微镜的结构　普通光学显微镜主要由光学系统和机械装置两个部分组成，其中光学系统包括物镜、目镜、镜筒、聚光器和光源（或反光镜）等。机械装置包括镜座、镜台（也称为载物台，上面装有压片夹）、镜臂、镜头转换器、粗聚焦器（用于初步聚焦）和细聚焦器（用于更精确的聚焦）等（图 1-1）。

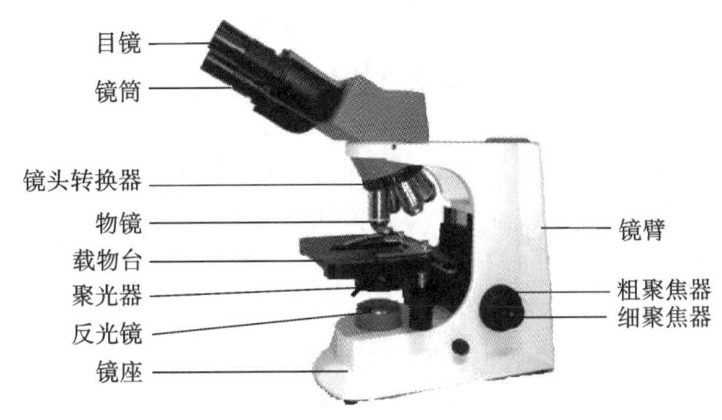

图 1-1　普通光学显微镜结构

2. 光学显微镜的成像原理　光学显微镜是利用光学的成像原理，首先用反光镜将可见光（自然光或灯光光源）反射到聚光器中，使光线会聚成束，穿过生物制片，进入物镜的透镜，经过物镜将制片上的物体 AB 放大为倒的实像 A_1B_1。目镜再将这一放大的倒的实像作为物体进一步放大成虚像 A_2B_2，最后映入眼球内的为放大的倒的虚像 A_2B_2，总放大倍数是物镜放大倍数乘以目镜放大倍数（图 1-2）。

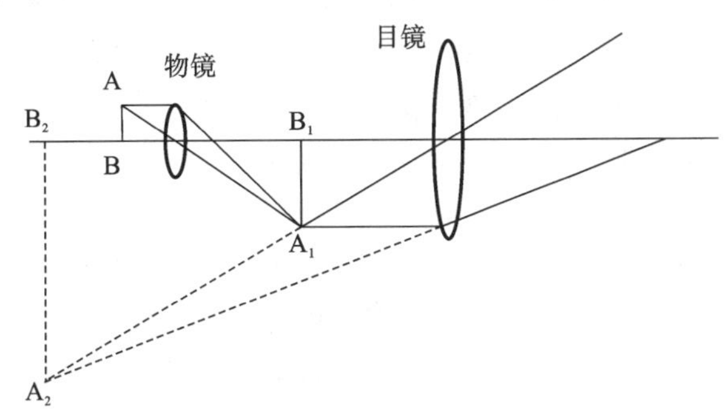

图 1-2　光学显微镜的成像原理

【器材】 光学显微镜、擦镜纸。

【试剂】 擦镜液、香柏油。

【标本】 已充池的血细胞计数板或制备良好的血涂片。

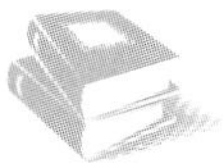

【操作步骤】

1. 光学显微镜的使用

(1) 拿取或搬运光学显微镜时，必须用右手紧握镜臂，左手托好镜座底部，平稳地将光学显微镜取出、放回或搬运到实验台上。

(2) 将光学显微镜置于实验台上时，要把光学显微镜放于实验台桌面上稍偏左的位置，镜座应距桌子边缘 6～7 cm。记录本和绘图纸放到光学显微镜的右侧。

(3) 检查光学显微镜各部件是否良好，是否清洁。如有问题，需及时更换并详细记录。如镜头留有香柏油或其他污物，可用少量擦镜液、擦镜纸清洁。

(4) 光学显微镜使用前，要先调节好采光。在实验室中可利用自然光或灯光，但不能用直射的阳光，以免影响物像的清晰度甚至损伤眼睛。为了迅速而正确地对光，应先用低倍镜对准通光孔，把光圈调到最大。观察目镜中视野亮度的同时，转动反光镜，直到视野的光照达到最明亮、最均匀为止。光线较弱时用凹面镜，光线较强时用平面镜。根据所观察的标本，升降聚光器，缩放光圈，以获得最佳光度。此外，使用电光源的光学显微镜，还可以通过调节镜座底部的旋钮来调节光照的强弱。

(5) 将所要观察的血细胞计数板或血涂片等放在载物台上，用压片夹压紧，移动推动器，使血细胞计数板或血涂片上的被检标本位于通光孔的正中央。

(6) 镜下观察。

①低倍镜观察：低倍镜视野广，且易于发现目标和确定检查的位置，因此，镜检任何标本都应先在低倍镜下观察。

从侧面注视物镜与血细胞计数板(或血涂片)间的距离，转动粗聚焦器，使载物台升起(或镜筒下降)，直到物镜接近血细胞计数板(或血涂片)处为止。然后观察光学显微镜目镜视野，慢慢转动粗聚焦器，使载物台下降(或镜筒升起)，到物像出现后，轻轻上下转动粗聚焦器直至影像清晰为止。必要时还要用光圈调节光束的粗细，光束过粗，光线过强，会使一些较为透明的结构不易看清；光束过细，光量不足，会使影像灰暗不清，因此需调节光圈至最好的观察效果。用推动器移动血细胞计数板(或血涂片)，找到所需观察范围或合适的影像并将它移到视野中央进行观察。

②高倍镜观察：高倍镜即 40 倍物镜。具体操作如下：a. 在低倍物镜下找到最合适的地方，并移至视野中央(将低倍物镜转换成高倍物镜观察时，视野中的影像范围会缩小很多)。b. 不动聚焦器，直接转动镜头转换器用高倍(40 倍)物镜观察。c. 一般换到高倍物镜后，可以直接看到影像。如果看不到影像或影像不清楚，顺时针或逆时针方向转动细聚焦器，直至看到清晰影像为止。d. 如果转动细聚焦器仍看不到影像，则可能是所观察的对象没有在视野中央的位置，需要转换到低倍物镜，重新调整血细胞计数板(或血涂片)的位置。

③油镜观察：油镜即 100 倍油浸物镜。具体操作如下：a. 在低倍镜下将被检物移至视野中央后，用粗聚焦器将载物台下降(或将镜筒提升)约 2 cm，然后将低倍镜转出，再将光学显微镜亮度调整至最亮，光圈完全打开。b. 在玻片的镜检部位滴加一滴香柏油，从侧面观察油镜，并调节粗聚焦器将载物台缓缓上升(或镜筒下降)，直至油镜镜头浸入香柏油并贴近玻片，但切不可与玻片接触，以防损伤镜头并压碎玻片。c. 注视目镜，并用粗聚焦器将载物台缓缓下降(或镜筒缓缓上升)，当视野中出现模糊影像时，换用细聚焦器调节至出现清晰影像。d. 在此过程中若油镜离开油面而仍未见到影像，则重复上述操作。e. 观察结束后，调节粗聚焦器下降载物台（或上升镜筒），取下玻片，先用擦镜纸擦去镜头上的油，再用擦镜纸蘸取少许擦镜液擦去镜头上残留油迹，最后再用擦镜纸擦拭 2～3 次方可。

2. 光学显微镜的维护

(1) 必须严格按光学显微镜的操作规程进行操作。

(2) 取送光学显微镜时应一手紧握镜臂，一手托住底座，轻拿轻放。

(3) 光学显微镜不能倾斜，以免目镜从镜筒上端滑出。

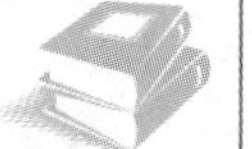

NOTE

(4) 观察时不能随便移动光学显微镜的位置。

(5) 转换物镜镜头时，不要搬动或推旋物镜镜头，只能转动镜头转换器。

(6) 使用细聚焦器时，用力要轻，转动要慢，转不动时不要硬转。

(7) 使用高倍物镜和油镜时，勿用粗聚焦器调节焦距，以免移动距离过大，损伤物镜并压碎血盖片或血涂片。

(8) 用毕，将光源调至最小，以延长灯泡的使用寿命，关闭电压旋钮；将物镜转成"八"字形(即物镜与载物台不再垂直)，同时下调聚光器，以防物镜与聚光器碰撞；用专用的擦镜纸和专用擦镜液擦拭镜头，保持镜头清洁；竖起反光镜、套上镜罩并放入镜箱内防尘。

(9) 不得任意拆卸光学显微镜上的任何零件(包括镜头)，以防损坏。

(10) 光学显微镜的存放应注意保持干燥、清洁、通风、防霉、防晒，避免其与灰尘、水和化学试剂等接触。

【注意事项】

(1) 不得用手触摸或擦拭镜头的外露镜片，镜片上的灰尘污物要用专用的擦镜纸和专用擦镜液擦拭。

(2) 光学显微镜工作时要放在水平的操作台上，尤其是在使用油镜时，切忌操作台倾斜，以防香柏油流到载物台上而将其污染。

(3) 载物台上不得放置过重物体，以防载物台变形。

(4) 为防止物镜和目镜生霉、生雾，应定期用专门配制的擦镜液擦拭镜头。

(5) 移动血细胞计数板(或血涂片)时应注意，光学显微镜中所形成的影像是倒像，因此需改变影像在视野中的位置时，要向相反的方向移动血细胞计数板。

(6) 一般用低倍物镜观察时，用粗聚焦器就可以调好焦距，尽量不用细聚焦器。细聚焦器是光学显微镜上较易损坏的部件之一，要尽量保护好。使用高倍物镜或油镜时方可用细聚焦器聚焦，用时其旋钮转动幅度不宜过大，最好不要大于半圈。

(7) 高倍镜观察需在低倍镜观察的基础上直接进行转换，因为现在常用的光学显微镜，低倍、高倍物镜是同焦的，正常情况下，低倍物镜下找到清晰影像后转换高倍物镜不会碰到血细胞计数板上的血盖片(或血涂片上的血膜)。

(8) 油镜的观察也是先用低倍镜找到被检物并移至视野中央后，再换油镜观察。油镜工作时，物镜前透镜的表面到被检物之间的距离很短，一般在 0.2 mm 以内，因此使用时要格外细心，以免调焦不慎而损坏物镜或压碎血盖片(或血涂片)。

(9) 香柏油滴加时一定要适量，滴加过多会溢入镜头里面，很难擦拭干净而损坏镜头。

(10) 使用高倍镜或油镜时切勿使用粗聚焦器，否则易损伤镜头并压碎血盖片(或血涂片)。

(11) 在高倍镜或油镜下调焦，当双眼在目镜上时，应下调载物台(或上调镜筒)，在镜头渐渐远离标本的过程中寻找清晰影像，如果是反向操作(即上调载物台或下调镜头)，则应格外小心，防止镜头向标本靠近过程中毁损镜头并压碎血盖片(或血涂片)。

(12) 擦拭镜头时，擦镜液千万不能渗入物镜镜片内部，否则会损坏物镜镜片。

【实验讨论】

(1) 在光学显微镜使用过程中常会遇到什么问题？该如何解决？为什么？效果如何？

(2) 若高倍镜或油镜下调试的影像总是不够清晰，分析可能的原因有哪些？如何解决？

实验二　血液标本的采集

一、皮肤采血法

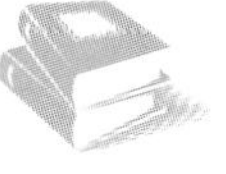
NOTE

【目的】 掌握皮肤采血法(skin puncture for blood collection)的操作；熟悉皮肤采血法的应用

范围及不同部位采血对检验结果的影响；了解影响皮肤采血的各种因素。

【原理】 采血针刺破皮肤后血液自然流出，用微量吸管采集一定量的血液。

【器材】

(1) 一次性无菌采血针(传统采血针或新型采血针)(图 1-3)。

(2) 灭菌干脱脂棉签或棉球。

(3) 20 μL 一次性微量吸管(在校准后使用)(图 1-3)、乳胶吸头。

(4) 一次性试管、试管架。

(5) 2 mL 吸管、吸耳球。

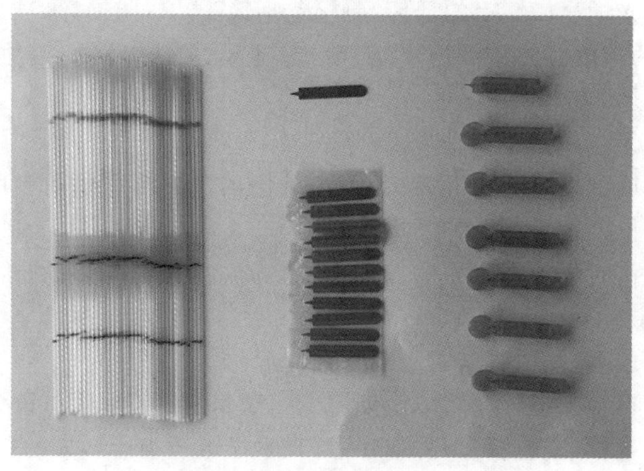

图 1-3 一次性微量吸管、传统采血针和新型采血针

【试剂】

(1) 75%(体积分数)乙醇或碘伏。

(2) 生理盐水。

【标本】 末梢血。

【操作步骤】

1. 准备材料 仔细阅读患者化验申请单，决定采血量，并准备每个实验所需的试管。例如取一次性试管 1 支，加入生理盐水 2 mL，或准备必要的抗凝管等。取一次性微量吸管备用，或取微量吸管和乳胶吸头相连，并检查连接处是否漏气。

2. 选择采血部位 成人选择左手中指、无名指指端内侧(WHO 推荐采取部位)，一般以左手无名指为宜，也可选择耳垂，一岁以下婴幼儿则选择足跟内、外侧缘采血(图 1-4)，也可选择大拇指采血。

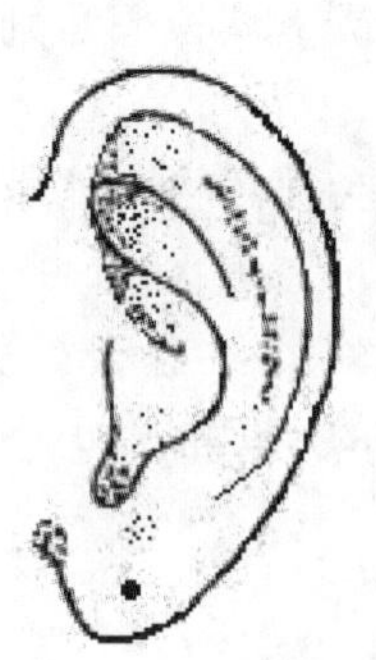
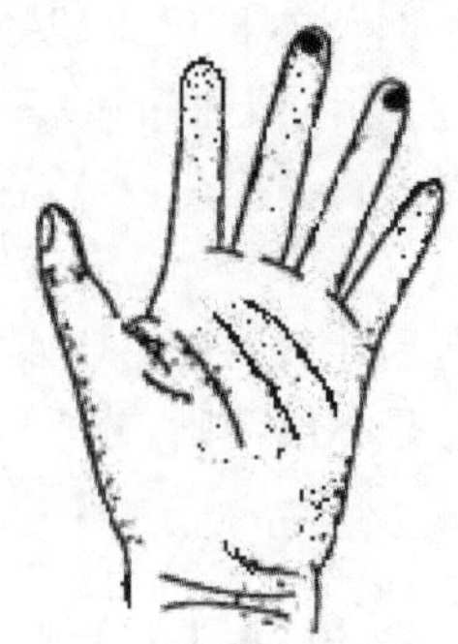
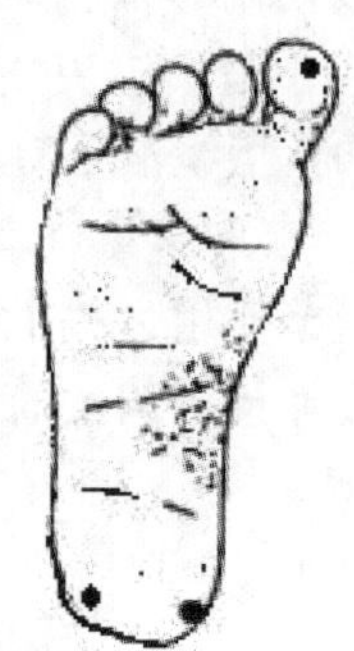

图 1-4 皮肤采血部位

3. 按摩皮肤 轻轻按摩患者的采血部位，使局部组织自然充血。

4. 消毒皮肤 用碘伏脱脂棉签或 75%乙醇脱脂棉签擦拭采血部位的皮肤，待干。

NOTE

5. 针刺皮肤 用左手中指托住患者采血手指，拇指和示指紧捏采血部位两侧，固定采血部位并使其皮肤和皮下组织绷紧，用右手持一次性无菌采血针从指尖腹内侧缘迅速刺入（图 1-5），深度以 2～3 mm 为宜（指传统采血针，考虑新型采血针更细，应适当加大深度），立即出针并弃于利器盒内。

6. 拭去第 1 滴血 待血液自行流出，或稍加压力血液自动流出后，用灭菌干脱脂棉签擦去第 1 滴血。

7. 吸血 待血液再自然流出后，用一次性微量吸管吸取 10 μL（参见实验三），如血流不畅，可以用左手按摩患者的采血部位远端或自采血部位远端向指尖稍施压后使血液流出。

8. 止血 采血完成后，用灭菌干脱脂棉签压紧采血部位进行止血，若有条件，也可贴上创可贴。

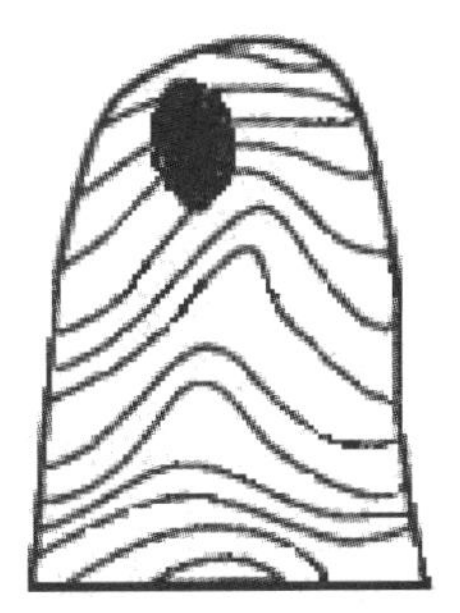
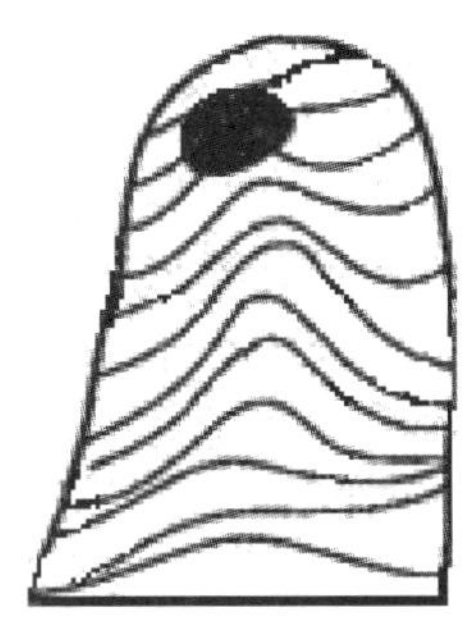

图 1-5 手指采血的进针位置

9. 稀释血液 用灭菌干脱脂棉签擦净一次性微量吸管外部余血后，将一次性微量吸管伸入装有生理盐水的试管底部（距管底约 4 mm），轻轻排出一次性微量吸管内的血液，然后用上清液冲洗一次性微量吸管内余血 2～3 次，最后混匀试管内的液体。

【注意事项】

1. 采血前准备 采集标本前，应尽量使受检者保持平静，并减少运动，若条件允许，最好在候诊区稍作休息。住院患者应尽量在早晨卧床时采血，并且尽量避免饮食及药物对检验结果的影响。

2. 采集标本顺序 在进行多项检查时，血液标本的采集顺序为血小板计数、红细胞计数、血红蛋白测定、白细胞计数及白细胞分类计数等。按顺序准备好相应的采血管。

3. 选择采血部位 所选采血部位需皮肤完整，无水肿、炎症、冻疮、发绀或烧伤等病变。为了更好地代表全身情况，尽量采手指血，除特殊情况外，一般不选择耳垂采血。1 岁以下婴幼儿由于手指小，可选择大拇指或足跟内、外侧缘进行采血；严重烧伤或其他皮肤损伤者可选择皮肤完整处采血，避开烧伤、炎症、冻伤、化脓等部位。

4. 皮肤消毒 采血具有创伤性，必须严格按照无菌操作技术进行，先用 75%乙醇或碘伏消毒采血部位的皮肤，然后待乙醇或碘伏挥发后再进行采血，否则流出的血液会四处扩散而不成滴，影响血液标本的收集。为防止采血部位感染，还应做到一人一针一管，以避免交叉感染，并用一次性无菌采血针。

5. 针刺皮肤 进、出针速度要迅速，且伤口要有足够的深度。

6. 拭去第 1 滴血 第 1 滴血中因混入组织液较多，应擦去不用。

7. 吸血 一次性微量吸管要定期进行校准，容量误差应不大于 1%。血液流出后易凝固，采血的动作要快，血液弯月面达到刻度线处即可。为了避免出现气泡，血液充入管内的速度不宜过快。如血流不畅，可稍作按摩，但切勿用力挤压，以免混入组织液而影响结果的准确性。

8. 检测 使用外周血做血细胞检测时，采集血液标本后应及时测定，最好在 2 h 内检测，不宜在冰箱内存放。若血液标本是用自动血细胞分析仪检测，则最好以优质无菌纸巾擦血，以免棉纤维混入血液标本中，检测时造成仪器堵孔。

9. 方法评价 皮肤采血法操作简便、快速、价廉，标本可直接检测，适用于各种微量检查法或大规模普查。但其结果的准确性往往会受多种因素的影响，目前临床上多已改用静脉采血法。

二、静脉采血法

（一）开放式采血法

开放式采血法也称为普通采血法或注射器采血法，是一种传统的采血方法，即非真空系统对浅

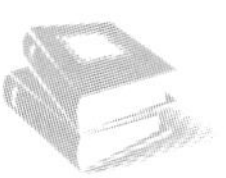

NOTE

静脉穿刺采血的方法。

【目的】 掌握静脉开放式采血法的原理、操作及可能造成溶血的不当操作；熟悉开放式采血标本的送检与保存；了解影响开放式采血的因素。

【原理】 注射器的针头刺入浅静脉后，抽取注射器内芯，使注射器内形成负压，利用负压吸取所需的血量。

【器材】

(1) 灭菌干脱脂棉签。

(2) 压脉带(或止血带)。

(3) 垫枕。

(4) 一次性注射器。

①针头：准备 18 号、19 号或 20 号带斜面针头。采集 5 岁以下儿童的血液标本时，应准备 23 号或 25 号针头。针头应灭菌并储存在无菌小管中。

②一次性注射器：准备 2 mL、5 mL、10 mL 或 20 mL 的注射器(图 1-6)。

(5) 试管：含和(或)不含抗凝剂，并应有采血量的刻度。

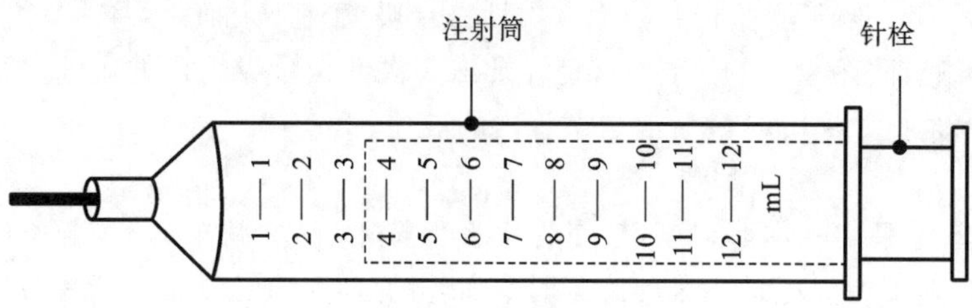

图 1-6 一次性注射器

【试剂】

(1) 75%(体积分数)乙醇或碘伏。

(2) 抗凝剂(109 mmol/L 枸橼酸钠)。

【标本】 静脉血。

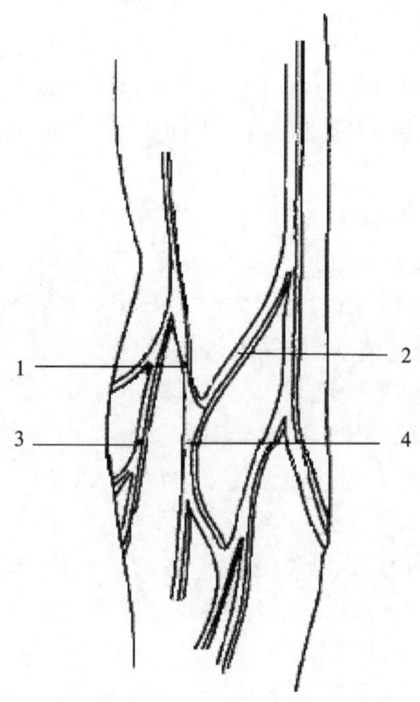

图 1-7 静脉采血部位

(1 为推荐部位，2、3、4 为替代部位)

【操作步骤】

1. 消毒双手 采血前，操作人员应用肥皂流水洗手法，或消毒液、消毒湿巾或消毒纱布擦拭消毒法进行手部消毒。

2. 准备试管 仔细阅读受检者的化验申请单，决定采血量，并准备每个实验所需的不同试管，如患者做血细胞沉降率测定，则需取含 109 mmol/L 枸橼酸钠的抗凝管 1 支，或取试管 1 支，自行加入适量抗凝剂(109 mmol/L 枸橼酸钠 0.4 mL)。在试管上贴上标签，注明患者基本信息，如姓名、项目名称、采集日期、门诊或住院号等，必要时还要注明采集时间、初步诊断等信息。试管应按一定顺序排列，患者如仅做一项凝血实验，则最初 1 mL 血液必须弃去。

3. 检查一次性注射器 将一次性注射器包装打开，左手持针头下座，右手持针筒，使针头和针筒紧密连接，将针头斜面对准针筒刻度，然后抽拉针栓检查有无漏气和阻塞。最后排尽一次性注射器内的空气，套上针头无菌帽，备用。使用前要保持针头处于无菌状态。

4. 选择静脉 受检者取坐位或卧位，一般选用明显

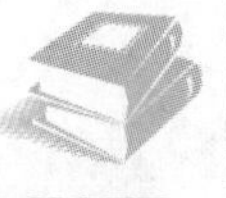

NOTE

可见和容易固定的肘正中静脉(图 1-7)。将前臂水平伸直,置于桌面枕垫上,掌心向上,暴露穿刺部位。

5. 扎压脉带 在穿刺部位上端约 6 cm 处,将压脉带(或止血带)绕手臂一圈打一活结,压脉带(或止血带)末端向上。并嘱受检者握紧和放松拳头几次后紧握拳头,使静脉充盈暴露,便于穿刺。压脉带(或止血带)应能减缓远端静脉血液的回流,但又不能紧到压迫动脉血流,因此松紧要适宜(图 1-8)。

6. 选择穿刺部位 用左手示指触摸到要穿刺进针部位的静脉。

7. 消毒皮肤 将灭菌干脱脂棉签在 75%(体积分数)乙醇或碘伏中浸湿,自所选静脉穿刺部位从内向外、顺时针方向消毒皮肤,切忌反复擦拭。待干方可穿刺皮肤。

8. 穿刺皮肤 取下针头无菌帽,以左手拇指在静脉穿刺部位下端绷紧皮肤并固定静脉穿刺部位,右手拇指和中指持一次性注射器的针筒,示指固定针头下座,使针头斜面和针筒刻度均向上,沿静脉走向使针头与皮肤成 30°角快速刺入皮肤,然后放低一次性注射器成 5°角向前穿破静脉壁进入静脉腔,见回血后,将针头沿血管方向顺势探入 10～15 mm,以免采血时针头滑出,但不可用力深刺,以免穿透血管或造成血肿。完成穿刺后,右手固定一次性注射器,左手松开压脉带(图 1-8)。

9. 抽血 右手固定一次性注射器,左手缓缓向后拉一次性注射器针栓至所需血量。

10. 止血 完成取血后,嘱受检者松拳,用灭菌干脱脂棉签压住穿刺部位,迅速向后拔出针头。嘱受检者继续紧按住灭菌干脱脂棉签约 3 min(图 1-8)。

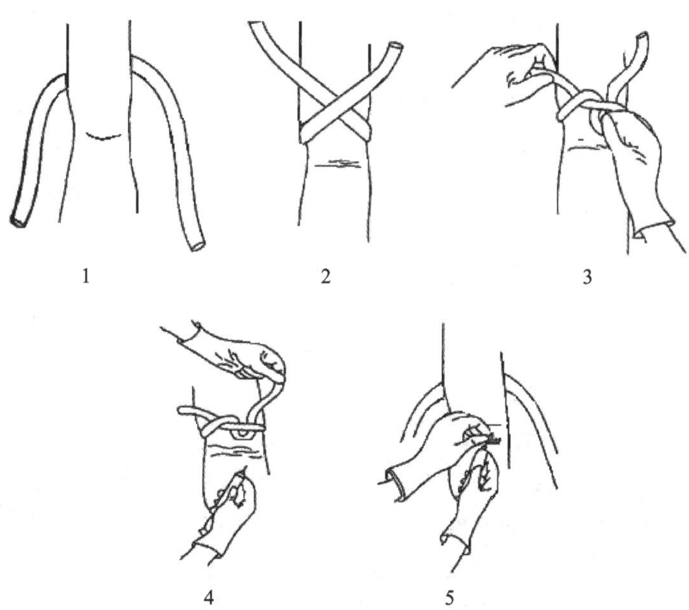

图 1-8 扎压脉带、抽血和止血过程

11. 放血 取下一次性注射器上的针头,将血液沿试管壁缓缓注入采血管(或抗凝管)中,到达标记处。含抗凝剂的试管需迅速轻轻颠倒混匀几次,切忌振荡试管。用化验单卷好试管,及时送检。

【注意事项】

1. 核对化验单 首先要认真核对受检者的化验单,住院患者还要认真核对床头卡。

2. 采血前准备 采血前应向受检者耐心解释,以消除受检者不必要的疑虑和恐惧心理。如遇个别受检者在进针时或采血后发生眩晕,则应立即拔出针头,让其平卧休息,片刻后即可恢复。必要的时候也可通过嗅吸芳香酊、针刺(或拇指压掐)人中和合谷等穴位来缓解。若因低血糖诱发眩晕,则可立即静脉注射葡萄糖或嘱受检者口服糖水,均可得到缓解。如还有其他情况,则应立即找医生协助处理。

3. 准备一次性注射器和试管 根据不同检查项目的用血量情况选择 2 mL、5 mL 或 10 mL 等

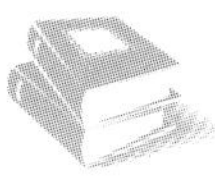

NOTE

刻度不同的一次性注射器。根据实验需要选择不同的试管、抗凝剂及抗凝剂与血液的稀释比例，如血细胞计数应选择适当的抗凝剂（如 EDTA 盐），而不能用会影响细胞计数结果的肝素作为抗凝剂。

4. 受检者体位 受检者一般取坐位或卧位。体位影响水分在血管内、外的分布，从而影响被检血液成分浓度。

5. 选择静脉 通常选择肘前静脉作为采血部位，如此处静脉不明显，也可采用手腕、手背、腘窝或外踝部静脉。幼儿可采用颈外静脉，但必须在有经验检验师的指导下进行。采血前观察欲选采血静脉附近有无皮肤破损。若患者正在进行输血、静脉输液等，不宜在同侧静脉采集。如肥胖患者静脉暴露不明显，可以在经碘伏、乙醇消毒后，用左手示指在采血部位触摸，感觉静脉走向后凭手感的方向与深度试探性穿刺。

6. 检查一次性注射器 采血前要仔细检查一次性注射器针头是否安装牢固，针筒内是否有水分或空气。针头应锐利、光滑、通气，针筒不漏气。

7. 扎压脉带 静脉采血时压脉带压迫时间不宜过长、绑扎不能过松或过紧，以免造成淤血或血液浓缩，压迫时间最好不超过 1 min，否则会影响某些实验结果，例如造成血红蛋白和血细胞比容增高。

8. 穿刺皮肤 不能从静脉侧面进针。针头进入静脉时的感觉：皮肤有一定阻力，而静脉壁的阻力较小，更富弹性。

9. 抽血 抽血时针栓只能向外抽，不能向静脉内推，以防形成空气栓塞，造成严重后果。

10. 止血 不能用灭菌干脱脂棉签揉采血部位，不能弯曲手臂，以免造成淤血或形成血肿。

11. 放血 加入抗凝管的血液要颠倒混匀几次，混匀时，切忌振荡试管，以防止溶血和泡沫产生。血液加入抗凝管后应与抗凝剂充分混匀，以达到抗凝目的；不需要抗凝的则将血液直接注入试管中即可。整个过程中要防止血液标本发生溶血，因为溶血标本不仅红细胞和血细胞比容降低，血清（浆）的化学成分也会发生变化。造成溶血的原因主要有：一次性注射器或容器不干燥、不清洁；穿刺过程中损伤组织过多；压脉带捆扎时间太久，淤血时间长；抽血速度太快；血液注入容器时未取下针头或推出时用力过大产生大量气泡；抗凝血混匀时振荡太用力；离心时速度过快等。

12. 标本送检与保存 血液标本采集后应及时送检，如遇实际情况不能及时送检，需将血液标本置于较稳定的环境，如 4 ℃冰箱中保存，但时间也不宜过长。如遇血液标本运送有一定路程，必要时需将血液标本置于装有冰块的容器中运送。

13. 检测 实验室接到血液标本后应尽快检测。抗凝静脉血一般可稳定 8～12 h，如不能及时测定，也应将血液标本置于较稳定的环境，如 4 ℃冰箱中保存。用于生物化学检查的血液标本若不能及时检测，应将血液标本离心后分离血清或血浆 4 ℃冰箱中保存，必要时冰冻保存。测定前应将血液标本从冰箱中提前取出，恢复至室温状态，混匀后方可测定。

14. 一次性器材 一次性器材只能使用一次，切忌反复使用。

15. 方法评价 静脉开放式采血法，可进行重复实验和追加其他实验；标本具有代表性，无组织液影响，且各成分相对恒定，可反映患者的整体状态。

（二）封闭式采血法

封闭式采血法即为真空采血法或称负压采血法，是利用真空采血系统对浅静脉穿刺采血的方法。

【目的】 同开放式采血法。

【原理】 负压采血器的针头刺入浅静脉后，利用负压采血管内的负压吸取所需的血量。

【器材】

(1) 灭菌干脱脂棉签。

(2) 压脉带（或止血带）。

(3) 垫枕。

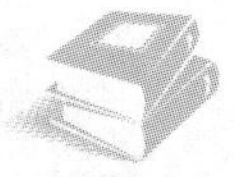

NOTE

(4) 一次性负压采血管与采血针(图 1-9)。

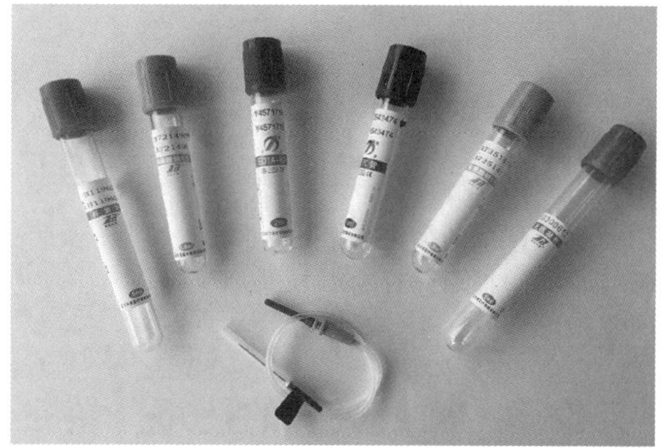

图 1-9 一次性负压采血管与采血针

【试剂】 75%(体积分数)乙醇或碘伏。

【标本】 静脉血。

【操作步骤】

1. 准备工作 阅读受检者申请单,准备消毒用品、双向采血针、所需负压采血管等。

2. 选择静脉与消毒 同开放式采血法。

3. 采血 有软接式和硬接式双向采血法两种。

(1) 软接式双向采血法:①在穿刺部位上端约 6 cm 处扎压脉带,并嘱受检者紧握拳头,使静脉充盈暴露,便于穿刺。②拔除采血穿刺针护套,左手拇指固定静脉穿刺部位,右手拇指和示指持穿刺针,沿静脉走向使针头与皮肤成 30°角快速刺入皮肤,然后针头与皮肤成 5°角向前穿破静脉壁进入静脉腔。③见回血后,将胶塞穿刺针刺入负压采血管胶塞头盖中央,血液被自动吸入采血管内,同时解开压脉带。待血液不再流入,拔下采血管。④如需多管血样,再推入新的采血管采集。⑤采毕,嘱受检者松拳,用灭菌干脱脂棉签压住穿刺部位,迅速向后拔出穿刺针。⑥嘱受检者继续按压灭菌干脱脂棉签数分钟。

(2) 硬接式双向采血法:①穿刺同上。②见回血后,将负压采血管推入采血针的刺塞针一端,血液会自动进入采血管内。③以下步骤同软接式双向采血法。

4. 混匀标本 加有抗凝剂的采血管需颠倒混匀 8 次,加分离胶或促凝剂的采血管颠倒混匀 5～8 次。

5. 处理采血针 采血针应进行销毁处理,以免误伤或污染环境。

【注意事项】

(1) 检查胶塞头盖:采血管胶塞头盖松动会改变采血管负压,使采血量不准确,因此使用前应检查是否松动。

(2) 不可取下刺塞针乳胶套:刺塞针的乳胶套能够防止拔除采血管后继续流出血液,进而封闭刺塞针,防止血液污染环境,因此采血时不可以取下此乳胶套。

(3) 先拔刺塞针:采血结束后,先拔下刺塞针端的采血管,再拔穿刺针端。

(4) 一次性多管采集顺序:①使用玻璃采血管一次性多管采集血液标本的顺序应为血培养管、无抗凝剂血清管、枸橼酸钠抗凝管、其他抗凝剂管。②使用塑料采血管采集顺序应为血培养瓶/黄头管、红头管、蓝头管、黑头管、绿头管、紫头管、灰头管、橙头管。当然,此顺序要结合受检者具体检测项目灵活应用。

(5) 防止采血量不足:不可过早拔出采血针头,以防止采血量未达到要求即结束采血。

(6) 混匀:标准混匀采血管的方法是 180°颠倒混匀,混匀时动作要轻柔,不可过分振荡或混匀次数过多,以免发生溶血。

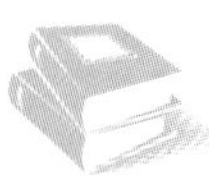

NOTE

(7) 方法评价:静脉封闭式采血法除具有开放式采血法的优点外,还具有采血量准确、封闭无尘、传送方便、标识醒目、刻度清晰、容易保存等优点。

【实验讨论】

(1) 临床常用的采血部位有哪些?

(2) 临床常用的采血方法有哪些? 各有何优缺点? 如何选择?

(3) 各种方式采血时分别应注意哪些问题?

(4) 在进行多项检查时,血液标本的采集顺序是什么?

(5) 采集血液标本时,哪些不当操作会造成溶血?

实验三　微量吸管的使用与鉴定

一、微量吸管的使用

【目的】 掌握微量吸管(micropipet)的使用方法。

【原理】 挤压乳胶吸头,使微量吸管内产生负压而吸入液体。

【器材】

(1) 微量吸管、带孔乳胶吸头。

(2) 2 mL 吸管、吸耳球。

(3) 试管、试管架、灭菌干脱脂棉签。

【试剂】

(1) 洗涤液(蒸馏水、95%(体积分数)乙醇、乙醚)。

(2) 生理盐水。

【标本】 抗凝血或末梢血。

【操作步骤】

1. 准备吸管与试管　将带孔乳胶吸头套在吸管上,注意保证二者连接处严密不漏气。将注明患者姓名或门诊/住院号的标签贴在试管上,试管置于试管架上备用。

2. 加稀释液　取生理盐水 2 mL 于试管中。

3. 持管吸血　右手拇指和中指夹住吸管与带孔乳胶吸头的交接处,示指按住带孔乳胶吸头的小孔,三指轻轻用力,排出少量的气体,使管内形成负压,将吸管尖插入抗凝血(或末梢血)标本中,三指慢慢松开,松开的过程中观察吸取抗凝血(或末梢血)到所需刻度后即刻抬起示指,吸管尖移离血液标本。注意在吸血过程中管尖始终不要离开液面,以免吸入气泡;三指松开速度一定要慢,太快则会将血液吸入带孔乳胶吸头内。

4. 拭去余血　用灭菌干脱脂棉签沿吸管方向从上向下快速拭净吸管外的余血,并将吸管内多余的血液用灭菌干脱脂棉签轻轻吸出,使吸管内血量达到所需刻度。

5. 释放血液　将取血后的吸管插入含生理盐水的试管底部(距管底约 4 mm 处),慢慢排出吸管内的血液,再吸取上清液冲洗管内余血 2～3 次。

6. 洗涤吸管　用过的吸管先用蒸馏水洗涤干净,然后用 95%(体积分数)乙醇脱水,最后用乙醚干燥。目前临床上一般是一次性微量吸管,则用后直接弃掉,可省略该步骤。

【注意事项】

1. 准备吸管　吸管应清洁干燥,吸管和带孔乳胶吸头连接处应严密不漏气,挤压带孔乳胶吸头时力度应适宜,切不可用力过大。

2. 持管吸血　吸血时动作一定要慢,以免血液被吸入带孔乳胶吸头内;吸血过程中管尖始终不离开液面,防止产生气泡;如果是皮肤采血法取血,吸血过程中吸管口不要抵住皮肤,否则血液不

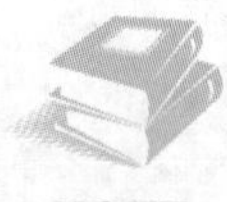

能吸入管中。

3. 拭净余血 吸血后一定要拭净吸管外余血，以保证吸血量准确。

4. 方法评价 一次性微量吸管的使用是手工法血细胞分析的第一步，分析结果的准确性和精确度受很多因素影响，如一次性微量吸管的质量和清洁度、操作者技术熟练程度等。

二、微量吸管的鉴定

【目的】 熟悉微量吸管的鉴定方法。

【原理】 依据国家相关标准关于一次性使用微量采血吸管的相关规定进行。微量吸管的容积用水银称重法测定，其原理为对充至公称容积的水银称重，根据水银的密度换算出微量吸管的容积。

【器材】

(1) 分析天平：分度值为 0.1 mg。

(2) 微型称量瓶：有盖。

(3) 注射器：1 mL。

(4) 塑料软管。

(5) 灭菌干脱脂棉签。

【试剂】 80%(体积分数)乙醇。

【标本】 微量吸管。

【操作步骤】

(1) 检查微量吸管壁，应无色、透明，内表面应清洁、无气泡，无明显可见的机械杂质。

(2) 检查微量吸管采血端，应平滑、整齐，无粗糙及缺口。

(3) 微量吸管应有公称容积标线，其标线应符合以下要求。

①标线应均匀、无间断，且垂直于吸管轴线。

②标线宽度应不大于 0.3 mm。

③标线颜色应在正常使用时易于观察，推荐用黑色。

④标线应牢固，用灭菌干脱脂棉签蘸 80%(体积分数)乙醇擦拭 3 次不脱落。

⑤在正常使用条件下，微量吸管标线以外可用于观察的长度应不小于 5 mm。

⑥按国家相关标准规定的方法检验，微量吸管应无菌。

⑦使用前需安装乳胶吸头的微量吸管，应易于区分采血端和配合端。

(4) 检查容积。

①将清洁处理过的称量瓶、微量吸管和水银放入干燥器内干燥至恒重。

②将一只称量瓶置于天平上称量。

③用塑料软管将微量吸管尾部与注射器连接起来，使注射器活塞回抽至注射器满刻度的一半处，然后将微量吸管的采血端插入水银。抽取水银，使液面至标线后，随即将水银排入称量瓶内。

④水银液面观察：使凸液面的最高点与标线下缘水平相切。

⑤微量吸管容积计算：

$$V=\frac{m}{\rho_t}\times 10^6$$

式中：V 表示微量吸管容积，μL；

m 表示水银质量，mg；

ρ_t 表示环境温度下的水银密度，kg/m^3。

在一个大气压下不同温度时的水银密度见表 1-1。

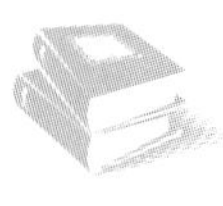
NOTE

表 1-1　一个大气压下不同温度时的水银密度

温度/℃	密度/(kg/m³)	温度/℃	密度/(kg/m³)	温度/℃	密度/(kg/m³)
0	13595.1	12	13565.4	24	13535.9
2	13590.1	14	13560.5	26	13531.0
4	13585.2	16	13555.6	28	13526.1
6	13580.2	18	13550.7	30	13521.2
8	13575.3	20	13545.7	32	13516.3
10	13570.4	22	13540.8	34	13511.4

【注意事项】

(1) 观察水银液面时,应是凸液面最高点与标线下缘水平相切。

(2) 水银密度一定要是相应温度下的水银密度值。

【实验讨论】

(1) 微量吸管在使用过程中应注意哪些问题?

(2) 微量吸管不进行鉴定即使用会给实验结果带来什么影响?

实验四　血细胞计数板的使用与校准

一、血细胞计数板的使用

【目的】 掌握血细胞计数板的构造和使用方法;熟悉血细胞计数板使用过程中的注意事项;了解影响血细胞计数的因素。

【原理】 血液(或体液)经一定倍数稀释并混匀后得血液(或体液)稀释液,也称为细胞悬液,滴入具有精密划分刻度和固定体积的血细胞计数板的计数池中,在光学显微镜下对一定区域内的细胞进行计数,换算出单位体积细胞悬液中的细胞数,再乘以稀释倍数,即可得单位体积血液(或体液)标本中的细胞数。

【器材】

(1) 血细胞计数板:血细胞计数板也称改良牛鲍计数板(improved Neubauer hemocytometer),由优质厚玻璃制成。计数板由"H"型凹槽分为 2 个相同的计数池(图 1-10)。计数池两侧各有一条玻璃凸起,称为支持柱(或支持堤),其较计数池高出平面 0.10 mm。将特制的专用血盖片覆盖其上,在血盖片与计数池之间就会形成高 0.10 mm 的半封闭的计数池。每个计数池内各划有长、宽各 3.0 mm 的方格,每个方格用双线平均划分为 9 个大方格,每个大方格的面积为 1.0 mm^2,容积则为 0.1 mm^3(μL)。在这 9 个大格中,位于四角的 4 个大方格是白细胞计数的区域,为了便于计数细胞,又将它们分别用单线划分为 16 个中方格(图 1-11)。中央大方格先用双线划分成 25 个中方格,其中位于正中央和四个角的共 5 个中方格是红细胞、血小板计数的区域,为了便于计数细胞,又将每个中方格用单线划分为 16 个小方格(图 1-11)。

(2) 血盖片。

(3) 2 mL 、0.5 mL 吸管各一支、吸耳球。

(4) 干脱脂棉签。

(5) 乳胶吸头、微量吸管、玻棒。

(6) 小试管、试管架。

(7) 光学显微镜、绸布。

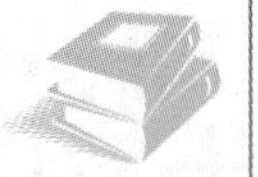
NOTE

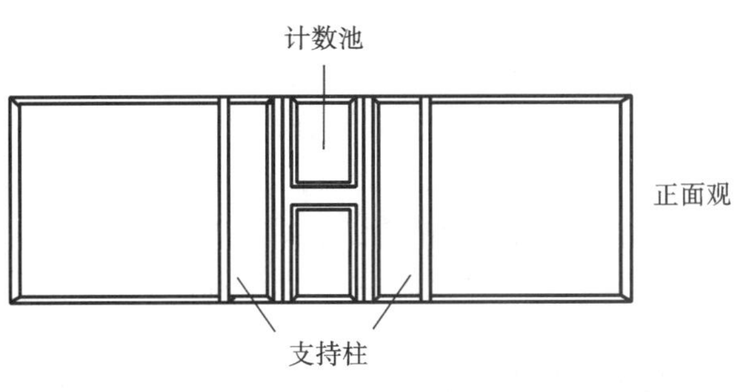

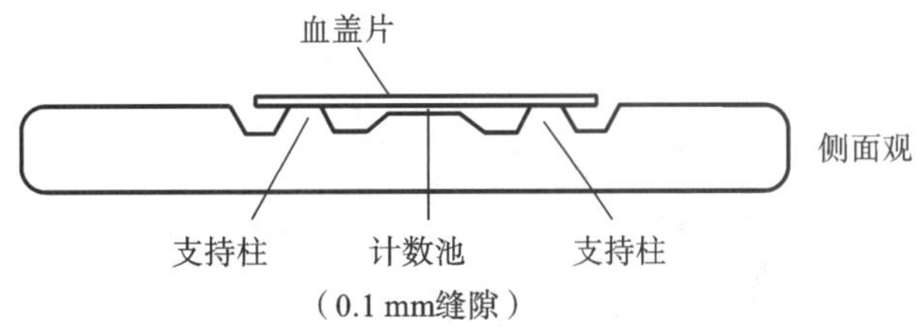

图 1-10 血细胞计数板

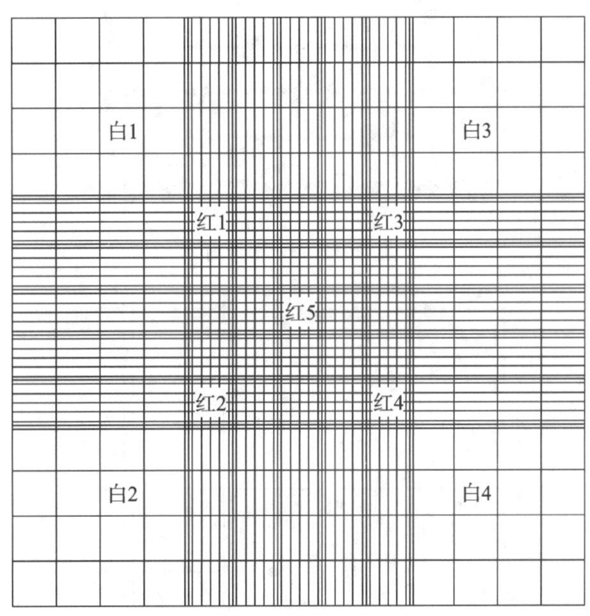

图 1-11 血细胞计数板计数池

【试剂】

(1) 红细胞稀释液。

(2) 白细胞稀释液。

【标本】 末梢血或抗凝血。

【操作步骤】

1. 准备计数板 用流水冲洗血细胞计数板和血盖片，除去上面所有的污物，然后用乙醇进一步洗涤，最后用绸布擦拭干净。

2. 加盖血盖片 采用推压法从血细胞计数板下缘向前平推血盖片，将其盖在计数池上。

3. 稀释血液 取 2 支小试管，分别标明 1 和 2，然后分别加入红细胞稀释液 2 mL、白细胞稀释液 0.38 mL，再分别加入抗凝血 10 μL 和 20 μL，混匀备用。

4. 充池 充分混匀 1、2 液，分别得到红细胞悬液和白细胞悬液，用微量吸管（或玻棒）将红细胞悬液滴入其中一个计数池上血盖片旁边的血细胞计数板空隙中央（不要贴紧血盖片），通过虹吸作用，悬液顺其间隙充满计数池；再取白细胞悬液，以同样方式充入血细胞计数板另一侧的计数

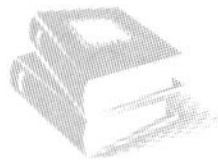

池中。

5. 静置 充池后应将血细胞计数板平置于操作台台面上静置 2～3 min，使血细胞充分下沉。

6. 计数 先用低倍镜（10 倍物镜）观察，调节光学显微镜光栅，减少光线进入量，以便更清楚地观察整个计数池的结构（尤其要搞清楚大、中、小方格）及其特点，同时观察血细胞分布是否均匀，如分布严重不均，则应重新充池。在充 1 液的计数池观察红细胞计数范围，在充 2 液的计数池观察白细胞计数范围（图 1-11），分别用高倍镜（40 倍物镜）和低倍镜计数红细胞和白细胞。

7. 计数原则 计数时需遵循一定的方向逐格进行，一般先从左向右计数，至最右边再从下一行开始从右向左计数，如此形成“弓”字形计数走向，以免重复计数或遗漏细胞。对压线的细胞则遵循数左不数右，数上不数下的原则计数（图 1-12、图 1-13）。

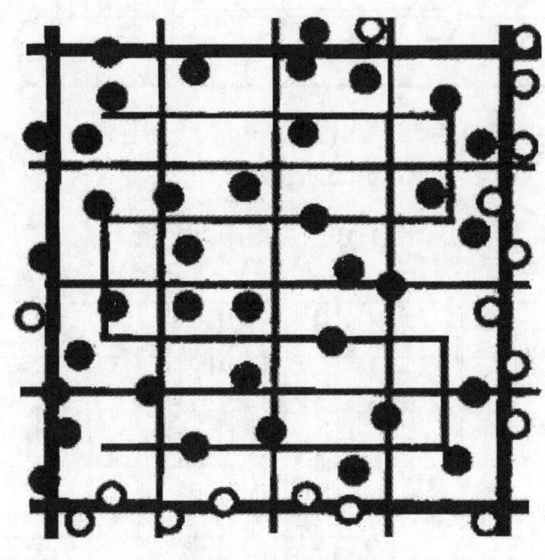

图 1-12 计数原则

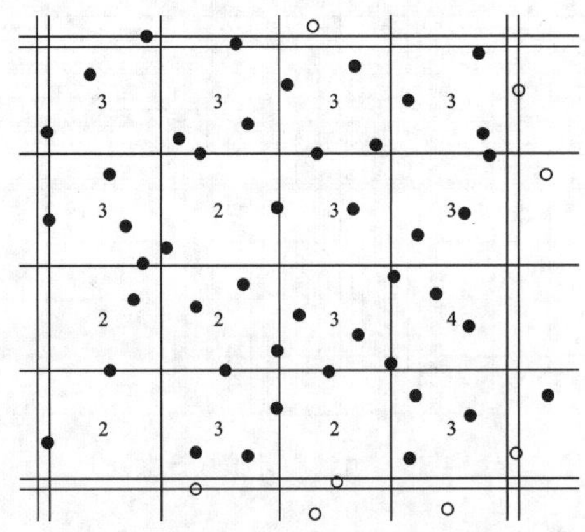

图 1-13 细胞计数结果

注：计数黑色点，不计数白色点。方格内数字为应计细胞数目。

8. 计数细胞 计数中央大方格内四角和中央共 5 个中方格中的红细胞数，计数四角 4 个大方格中的白细胞数，并记录。

9. 换算 按红细胞、白细胞计数换算公式换算后得每升血液中红细胞数和白细胞数。

【注意事项】

1. 血细胞计数板

（1）保证血细胞计数板和血盖片的清洁、干燥。操作中注意手指勿接触血细胞计数板表面，以防污染计数池，致使充池时产生气泡。血细胞计数板和血盖片使用后应依次用 95%（体积分数）乙醇、蒸馏水棉签擦拭，最后用清洁的纱布或绸布揩净。切不可用粗糙织物擦拭，以免磨损血细胞计数板上的刻度，影响计数。

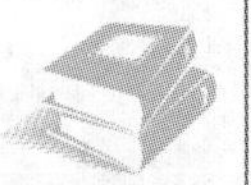

NOTE

（2）当血盖片盖在血细胞计数板上时，在两层玻璃之间应出现彩色条带（牛顿环），看到牛顿环说明血细胞计数板和血盖片清洁状况良好，否则应重新清洁血细胞计数板和血盖片。

(3) 血细胞计数板在启用前及启用后每隔 1 年均要鉴定 1 次，以防不合格或有磨损而影响计数结果的准确性。

2. 充池 尽量一次完成充池，如充池过多、过少、有气泡或出现任何碎片，应拭净血细胞计数板及血盖片后重新充池。

3. 静置血细胞计数板 充池后平放血细胞计数板，不能在充池后移动血盖片。计数白细胞和红细胞时一般需静置 2～3 min，使血细胞充分下沉，血小板计数时应静置 10～15 min 使血小板充分下沉(因血小板体积更小，所以下沉需要更长的时间)，静置过程中需注意保湿，如果静置时间过长，会因稀释液挥发影响计数，造成计数结果不准确。

4. 计数 计数红细胞和血小板时用高倍镜，但需先在低倍镜下找到相应的计数区域。计数白细胞时用低倍镜即可。计数池中的细胞如果分布严重不均，则应重新充池。

5. 计数原则 按“弓”形顺序计数，凡压线细胞均应按照数上不数下、数左不数右的原则计数，以免漏数或重复计数细胞。计数过程中要注意识别非细胞成分。

6. 方法评价 使用血细胞计数板进行细胞计数经典、可靠、实用，目前仍较广泛地应用于临床复检和科研实践中。

二、血细胞计数板的校准

【目的】 掌握血细胞计数板的校准方法。

【原理】 用微米级千分尺、平面平晶仪及目镜测微计等分别鉴定计数池的深度、血盖片的厚度、血盖片的平整度及计数池的划线等是否合格。

【器材】 微米级千分尺、平面平晶仪、目镜测微计。

【操作步骤】

1. 计数池校准

(1) 计数池玻面：需光滑、透明、划线清晰。

(2) 计数池深度：将微米级千分尺尾部垂直地架在血细胞计数板两个支持柱上，然后移动微米级千分尺尾部，多点测量计数池的高度，误差应在±2%(±2 μm)以内。

(3) 计数池划线：用严格校正过的目镜测微计测定计数池的边长，每个大方格的边长误差应小于1%。

2. 血盖片校准

(1) 血盖片厚度：用微米级千分尺对血盖片的厚度进行多点测定，至少测 9 个区，每个区测 2 个点，要求区域间厚度差应小于 2 μm。

(2) 血盖片平整度：用平面平晶仪检测血盖片两表面的干涉条纹，其干涉条纹细密均匀或仅有微量弯曲即符合要求。

合格的血盖片放置在计数池表面后，与支持柱紧密接触的地方可见彩虹。

【实验讨论】

(1) 试述血细胞计数板及其计数池的构造。

(2) 血细胞计数板的哪些不当操作会影响检验结果？是如何影响的？

(3) 试述血细胞计数板计数血细胞的原理。

(4) 计数白细胞、红细胞和血小板时血细胞计数板一般需静置多长时间？为什么静置？为什么静置时间不一样？

(5) 血细胞计数板从哪几个方面校准？

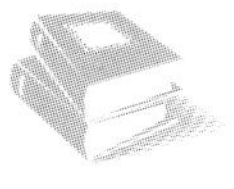
NOTE

实验五　血涂片的制备与染色

一、血涂片的制备

【目的】 掌握血涂片制备的方法；熟悉影响血涂片制备的因素；了解载玻片的清洁方法。

【原理】 将一小滴血液均匀地涂在载玻片上，使其中的血细胞呈单层均匀紧密分布，制成薄血膜涂片。

【器材】

(1) 载玻片：使用前，先仔细清洗，再用乙醇或软布清洁。新载玻片要求用酸浸泡 24 h，然后用洗涤剂洗涤，最后用清水冲洗方可使用。

(2) 推片：选择边缘光滑、整齐的载玻片，在两角分别用斜线做标记，然后用玻璃切割刀将标记的两角裁去，制成宽度约为 15 mm 的推片。

【标本】 末梢血或 EDTA 抗凝静脉血。

【操作步骤】

1. 采血　选择受检者左手无名指指腹，采血 1 滴，置于距洁净载玻片一端 1 cm 处(或整片的 1/3 端)中央，用于制备血涂片。或用玻棒、毛细吸管或注射器针头等取 EDTA-K_2抗凝 1～2 h 内的静脉血标本 1 滴，置于距洁净载玻片一端 1 cm 处中央。

2. 血涂片制作　左手平执载玻片，或放在平坦的桌子、操作台上用左手固定，右手持推片将其一端放在载玻片上血滴前方，向后方慢慢移动接近血滴，接触血滴后稍停，血液即沿推片与载玻片的接触缘散开，保持推片与载玻片成 30°～45°角，用均匀的速度平稳向前推动推片，载玻片上便留下一层厚薄适宜的薄血膜，即制成血涂片(图 1-14)。良好的血涂片应呈舌状，分头、体、尾三个部分，边缘留有空隙，厚薄适宜、分布均匀。所有血液必须在推片完成时用完。对于贫血患者，推片速度要快些。

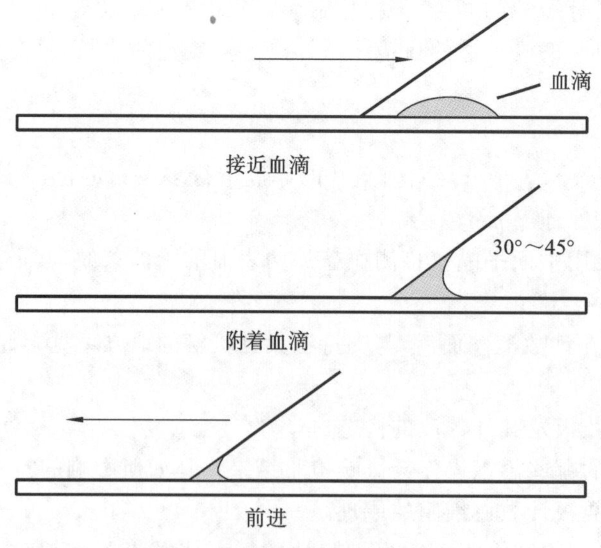

图 1-14　血涂片制备示意图

3. 血涂片干燥　血涂片制成后，握住血涂片，立即在空气中晃动，使其快速干燥，以免时间过长而引起血细胞变形、缩小。欲使干燥速度更快，可手持血涂片在距离酒精灯火焰上方约 50 mm 处的热空气中晃动，加速干燥，但不能直接对着火焰。亦可置于 37 ℃温箱中保温干燥。

4. 血涂片标记　在载玻片的一端(一般选择在血涂片头端)用记号笔编号，注明患者姓名或门

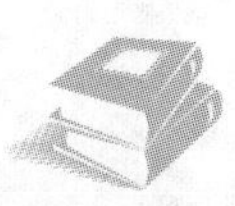

NOTE

诊/住院号，并用蜡笔在血膜两端画线，以固定染色位置并避免染色时染液外溢。

【注意事项】

1. 标本种类 既可用末梢血或非抗凝的静脉血，也可以用 EDTA 抗凝血。由于 EDTA 能够阻止血小板聚集，因此其非常适合用于血小板形态的观察。不能用肝素抗凝血标本。

2. EDTA-K_2抗凝血 用 EDTA-K_2抗凝血标本时，应充分混匀后再涂片。抗凝血标本应在采集后 4 h 内制备血涂片，时间过长可引起单核细胞、中性粒细胞和淋巴细胞的形态改变。并且制片前样本不宜冷藏。

3. 不宜采集以下部位的血液

(1) 示指或拇指的血液。

(2) 感染部位(如甲沟炎病变部位)的血液。

(3) 耳垂部位的血液，因其易受外界温度等环境因素影响，且含单核细胞太多。

4. 载玻片必须清洁、干燥

(1) 新载玻片：新购置的载玻片有游离碱质，必须用铬酸清洗液或 10%的盐酸浸泡 24 h，再用洗涤剂浸泡清洗，然后用自来水冲洗，最后用蒸馏水冲洗，擦干备用。

(2) 已用过的载玻片：先在洗涤剂水溶液或肥皂水中煮沸 20 min，用热水将血膜和肥皂水洗净，然后用自来水冲洗，最后用蒸馏水冲洗，擦干备用。

(3) 边缘破碎、表面有划痕的载玻片不宜再用。

(4) 载玻片在使用过程中，只能用手持载玻片边缘，切勿用手触及载玻片表面，以确保载玻片清洁、干燥、中性、无油腻。

5. 制备血涂片 影响血涂片厚度的因素有很多，应具体情况具体分析。一般来说，血涂片血膜的厚薄、长度与血滴的大小、推片与载玻片之间的角度、推片的速度及血细胞比容等都有关系，血滴大、角度大、速度快，则涂片血膜就厚。针对不同患者、不同情况应有的放矢，对血细胞比容高、血液黏度高的患者应采用小血滴、小角度、较慢速度推片；而对于贫血患者则应采用大血滴、大角度、较快速度推片。血涂片质量比较见图 1-15，血涂片质量不佳及其可能原因见表 1-2。

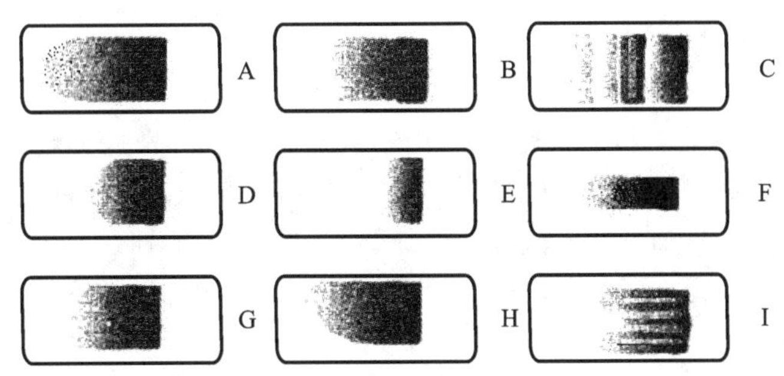

图 1-15 血涂片质量比较

注：A 为血涂片质量好，B、C、D、E、F、G、H、I 为血涂片质量差。

表 1-2 血涂片质量不佳及其可能原因

血涂片质量不佳	可能原因
尾部太长或不规则间断	推片太脏或有污染、推片时速度不均匀
有空洞	新载玻片未清洁干净或载玻片污染脂肪或油脂
白细胞和血小板在尾部分布不规则	推片技术差
血涂片太长或太短	推片角度不佳
血涂片没有尾部	血滴太大
血涂片很短	血滴太小
血涂片没有边缘空隙	推片太宽

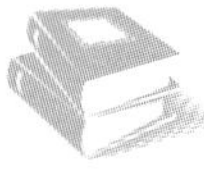

NOTE

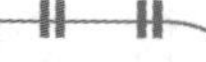

续表

血涂片质量不佳	可能原因
有细胞退变现象	固定延迟、固定时间太短、甲醇污染
血涂片厚	血滴大、血液黏度高、推片角度大、推片速度快
白细胞破损	推片时用力过猛

6. 干燥涂片 血涂片需彻底干透后方可染色，否则细胞尚未牢固地黏附在载玻片上，在染色过程中容易脱落。一般应在制片后 1 h 内染色，或在 1 h 内用无水甲醇（含水量应小于 3%）固定后染色。

二、血涂片的染色

【目的】 掌握血涂片瑞氏染色法的原理、试剂和方法；熟悉影响瑞氏染色效果的因素；了解血涂片各种染色方法的优缺点。

【原理】 血涂片的染色方法有多种，临床常用的染色方法是瑞氏染色法（Wright 染色法），其原理是用亚甲蓝和伊红染料对血涂片进行染色。细胞中的碱性物质（又称嗜酸性物质）与酸性染料伊红结合染成红色，如红细胞中的血红蛋白、嗜酸性粒细胞胞质中的嗜酸性颗粒等为碱性物质，与酸性伊红结合而染成红色；细胞中的酸性物质（又称嗜碱性物质）可与碱性染料亚甲蓝结合而染成蓝色，如嗜碱性粒细胞胞质中的嗜碱性颗粒、淋巴细胞胞质等为酸性物质，与碱性亚甲蓝结合而染成蓝色；中性颗粒呈等电状态，与酸性伊红和碱性亚甲蓝均可结合，染成淡紫红色，如中性粒细胞的中性颗粒呈等电状态，与伊红和亚甲蓝均结合，染成淡紫红色。最终使细胞的不同结构染上不同的颜色而显示各自的形态特征。

【器材】 吸耳球。

【标本】 彻底干燥的制备良好的血涂片。

【试剂】

1. 瑞氏(Wright)染色法染液

(1) Ⅰ液：亦称瑞氏(Wright)染液或甲液，由瑞氏染料 1.0 g、纯甲醇（分析纯）600 mL、甘油 15 mL 配制而成。将全部染料放入清洁干燥的乳钵中，先加少量甲醇慢慢地研磨（至少半小时），使染料充分溶解，再加少许甲醇，混匀后将溶解的部分倒入清洁干燥的棕色瓶内。再加入少许甲醇至乳钵内剩余的未溶解的染料中，细研后将溶解的部分倒入清洁干燥的棕色瓶内。如此多次研磨，直至染料全部溶解，甲醇全部用完。棕色瓶内的溶液需加 15 mL 甘油密封保存。甘油既可以防止甲醇挥发，又可以使细胞着色更清晰。

(2) Ⅱ液：即为磷酸盐缓冲液(pH 6.4～6.8)，也称乙液，由磷酸二氢钾(KH_2PO_4)0.3 g、磷酸氢二钠(Na_2HPO_4)0.2 g 加蒸馏水至 1000 mL 配制而成。配好后用磷酸盐溶液校正 pH，最后塞紧瓶口保存备用。也可以配制成 10 倍浓缩液，用时再稀释。如无磷酸盐缓冲液，也可用新鲜蒸馏水代替。

2. 吉姆萨(Giemsa)染色法染液 由吉姆萨染料 1.0 g、甘油 66 mL、甲醇 66 mL 配制而成。将 1.0 g 吉姆萨染料倒入盛有 66 mL 甘油的三角烧瓶中，置于 56 ℃的水浴中加热 90～120 min，使染料与甘油充分混匀、溶解，然后加入预热 60 ℃的甲醇中，充分混匀后置于棕色瓶中，于室温下静置 7 天，过滤后备用（也可放入含玻璃珠的棕色瓶中，每天混匀 3 次，连续 4 天，过滤后备用）。此种染液放置时间愈久，细胞着色愈佳，因此建议提前配制。

3. 瑞-吉复合染色法染液

(1) Ⅰ液：由瑞氏染料 1.0 g、吉姆萨染料 0.3 g、甲醇（分析纯）500 mL、中性甘油 10 mL 配制而成。将瑞氏染料和吉姆萨染料置于洁净干燥的乳钵中，加少量甲醇，研磨片刻，吸出上液收集于棕色玻璃瓶中。如此连续多次，共用甲醇 500 mL，全部收集于棕色玻璃瓶中，每天早、晚各摇 3 min，

NOTE

共摇5天，然后存放1周后即可使用。

（2）Ⅱ液：即为磷酸盐缓冲液（pH 6.4～6.8）。

【操作步骤】

1. 瑞氏染色法

（1）置于染色架上：待血涂片干透后，将血涂片平置于染色架上。

（2）加瑞氏染液：滴加瑞氏染液（Ⅰ液）数滴，以覆盖整个血膜为宜，固定细胞0.5～1 min。

（3）加缓冲液：滴加等量或稍多的磷酸盐缓冲液（Ⅱ液），轻轻摇动血涂片或用吸耳球将缓冲液与染液吹匀，使其充分混合，染色5～10 min。

（4）冲洗：染色完成后，用细的流水从血涂片的一端彻底冲去染液，冲洗时间为30 s以上。

（5）干燥：待血涂片自然干燥后，即可镜检。为了加快速度，也可用滤纸轻轻吸水后干燥镜检。

2. 吉姆萨染色法

（1）固定：将干透的血涂片用甲醇固定3～5 min。

（2）染色：将固定好的血涂片置于被磷酸盐缓冲液（pH 6.4～6.8）稀释10～20倍的吉姆萨染液中，浸染10～30 min。标本较少时也可用滴染法进行染色。

（3）冲洗：取出血涂片用细的流水冲洗，自然干燥（亦可用滤纸吸水后干燥）后用光学显微镜检查。

3. 瑞-吉复合染色法 操作步骤与瑞氏染色法相同，只是染色时用瑞-吉复合染液Ⅰ液和Ⅱ液代替瑞氏染液的Ⅰ液和Ⅱ液即可。

4. 结果观察

（1）肉眼观察：先肉眼观察血涂片，应呈相应良好颜色，如瑞氏染色法血涂片目测应以呈樱红色者为最佳。

（2）光学显微镜观察：将干燥后的血涂片置于光学显微镜载物台上，在低倍镜下大致观察整张血涂片的细胞分布及染色情况，最后选择血涂片体、尾交界处染色良好的区域观察血细胞。在光学显微镜下，成熟的红细胞染成粉红色，中心1/3有生理性淡染区；中性粒细胞胞质染成粉红色，内含紫红色颗粒；嗜酸性粒细胞胞质内含粗大、整齐、均匀的橘黄色颗粒；嗜碱性粒细胞胞质内含有少量大小不均、排列杂乱的深紫黑色颗粒；单核细胞胞质染成灰红色或灰蓝色，有灰尘样紫红色颗粒；淋巴细胞胞质染成淡蓝色，大淋巴细胞可有少量粗大、不均匀紫红色颗粒；血小板胞质呈淡蓝色或淡红色，中心有细小、相聚或分散的紫红色颗粒。

【注意事项】

1. 瑞氏染液 新鲜配制的染液偏碱，致使染色效果较差，需在室温下储存一段时间，亚甲蓝逐渐转变为天青B方可使用，这一过程称为染料的成熟。因此，瑞氏染液配制后放置时间越久，亚甲蓝转变为天青B越多，染色效果就越好，但放置过程中必须注意盖严瓶口，以免甲醇挥发或氧化成甲酸。甲醇必须用AR级。染液中也可加入3 mL中性甘油，以防止甲醇挥发，并使细胞着色更清晰。

2. 染色步骤

（1）操作过程中还需注意以下事项，操作不当将造成不良后果，具体见表1-3。

表1-3 染色注意事项及操作不当的后果

注意事项	操作不当的后果
滴加染液应适量	过少时染液易蒸发沉淀，使染料沉积，一旦染料沉积在血涂片上，则不易冲洗掉，使细胞深染或胞质中有大量碱性颗粒出现
冲洗时不能先倒掉染液，应直接以细流水冲洗	否则染料会沉积在血涂片上
冲洗时间不宜过久	否则会冲掉血膜或使细胞脱色
冲洗完的血涂片应立放于玻片架上	否则剩余水分会浸泡脱色

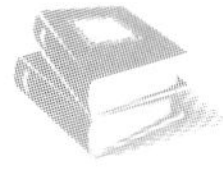
NOTE

（2）染色时间：染色时间与染液浓度、室温及血膜薄厚等因素有关。染色时间与染液浓度、室温成反比，而与细胞数量成正比。如染液浓度低、室温低、血膜厚则需要的染色时间就长；反之，需要的染色时间就短。具体染色时间应该在实践过程中不断摸索，总结出适合本实验室特点的最佳染色时间，特别是在更换染液时，要重新摸索出新的合适染色时间。每批染液和缓冲液，均需试染，掌握最佳染色时间和加缓冲液的合适比例。冲洗前，应先在低倍镜下观察有核细胞的染色情况，染色是否清楚，核质是否分明。必要的时候可以增加染液量或延长染色时间。

3. 结果观察 肉眼观察血涂片应头、尾及两侧均有一定的空隙，低倍镜下观察血涂片应厚薄适宜，细胞分布均匀，一些体积大的特殊细胞常出现在血涂片的尾部。如有条件，干燥后的血涂片先用中性树胶封片，然后再观察，这不仅能长期保存血涂片，而且会使观察效果更佳。染色常出现的问题及其可能原因见表1-4。

表1-4 染色常出现的问题及其可能原因

出现问题	可能原因	纠正措施
偏蓝	血涂片太厚、染色时间太长、冲洗用水pH偏高、冲洗时间偏短、稀释染液未用缓冲液、储存染液暴露于阳光下等	用含1%硼酸的95%乙醇溶液冲洗2次，或用中性水冲洗，待干镜检
偏红	储存染液质量欠佳、冲洗时间偏长、冲洗用水pH偏低、血涂片干燥前加封片	规范操作，新鲜配制冲洗用水，使其接近中性，保证染液质量
偏淡	染色时间偏短、冲洗时间偏长	复染，复染时应先加缓冲液，然后再加染液，或加染液与缓冲液的混合液，切不可先加染液
染料沉积	染料沉淀、染液陈旧、甲醇浓度偏低、染液未过滤、血涂片脏、温度较高	可滴加甲醇，然后立即用流水将甲醇冲洗掉，待干后复染
蓝色背景	使用肝素抗凝剂、血涂片未固定储存过久、固定不当	使用EDTA抗凝静脉血，注意血涂片的固定

4. 方法评价 瑞氏染色法对细胞质成分和中性颗粒等的染色效果较好，而吉姆萨染色法对细胞核和寄生虫染色较好，结构显示更清晰。瑞-吉复合染色法兼顾两种方法的优点，对细胞质、颗粒和细胞核等的染色效果均较好。

【实验讨论】

（1）血涂片各种染色法的试剂、原理和方法有何相同与不同之处？

（2）吉姆萨染色法有何突出优点？细胞着色效果最好的染色方法是什么？

（3）血涂片染色时应注意哪些问题？

（4）血涂片质量不佳的情况有哪些？其可能原因分别是什么？

（5）血涂片染色常出现的问题有哪些？其可能原因分别是什么？

（孙连桃）

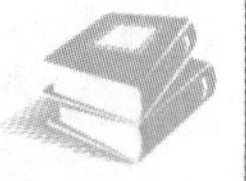

NOTE

第二章　血液一般检验

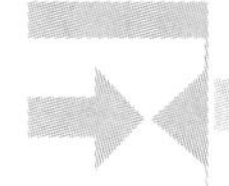

实验一　红细胞计数

【目的】 掌握显微镜法红细胞计数的原理、操作方法及注意事项。

【原理】 用等渗稀释液将血液标本稀释一定倍数，充入血细胞计数板（改良牛鲍计数板）后，在显微镜下计数一定区域内的红细胞数，经换算求出每升血液中的红细胞数量。

【器材】

（1）改良牛鲍计数板及专用盖片。

（2）2 mL 刻度吸管或加样器、吸耳球。

（3）小试管及试管架、玻璃纸。

（4）一次性采血针、微量吸管、带孔乳胶吸头、吸水纸。

（5）75%乙醇棉球、无菌干脱脂棉球。

（6）光学显微镜。

【试剂】 红细胞稀释液：常用的红细胞稀释液主要有以下几种。

（1）Hayem 液：氯化钠（NaCl）1 g，结晶硫酸钠（$Na_2SO_4 \cdot 10H_2O$）5 g 或者无水硫酸钠（Na_2SO_4）2.5 g，氯化汞（$HgCl_2$）0.5 g，加蒸馏水至 200 mL。

（2）枸橼酸钠甲醛盐水稀释液：枸橼酸钠（$2Na_3C_6H_5O_7 \cdot 2H_2O$）3 g，甲醛（36%～40%）1 mL，蒸馏水 100 mL。

（3）甲醛生理盐水：生理盐水 100 mL，加甲醛（36%～40%）1 mL。

（4）生理盐水。

【标本】 EDTA-K_2抗凝静脉血或毛细血管血。

【操作步骤】

1. 准备计数板 清洁并擦干改良牛鲍计数板及专用盖片，盖片长边与计数板短边平行、以推压式将盖片置于计数板支持架中间位置，使其覆盖上、下两计数池的面积相同，备用。

2. 加稀释液 准确吸取红细胞稀释液 2 mL，移入洁净小试管中。

3. 采血及制备血细胞悬液 采集毛细血管血或者抗凝静脉血 10 μL，擦去管外余血，缓慢释放到含红细胞稀释液的试管底部，以上部透明的稀释液洗吹、清洗微量吸管 2～3 次，至微量吸管肉眼观无色透明，以玻璃纸封闭管口，轻轻颠倒数次，直至充分混匀。

4. 充池 吸取充分混匀的血细胞悬液 15 μL 左右，在计数池未被盖片覆盖部分、靠近盖片边缘处，将血细胞悬液充入计数池，室温下水平放置 2～3 min，待红细胞沉降到计数池底部。

5. 红细胞计数 先用低倍镜找到红细胞计数的区域，然后在高倍镜下计数计数池内中央大方格四角及中央共 5 个中方格的红细胞数。

6. 计算

$$\begin{aligned}\text{红细胞数}/\text{L} &= N \times 5 \times 10 \times 200 \times 10^{6} \\ &= N \times 10^{10} \\ &= \frac{N}{100} \times 10^{12}\end{aligned}$$

式中：N 表示 5 个中方格内数得的红细胞数。

5 表示将 5 个中方格的红细胞数换算成一个大方格的红细胞数的系数。

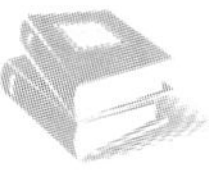

10 表示将 1 个大方格的红细胞数换算成 1 μL 红细胞悬液中的红细胞数的系数。

200 表示红细胞的稀释倍数，将 1 μL 红细胞悬液中的红细胞数换算成 1 μL 血液中的红细胞数（血液的实际稀释倍数应为 201 倍，200 是为了便于计算）。

10^6 表示将 1 μL 血液中的红细胞数换算成 1 L 血液中的红细胞数的系数。

7. 报告方式

结果报告方式：X. XX × 10^{12}/L。

8. 操作示意 红细胞计数的操作示意见图 2-1。

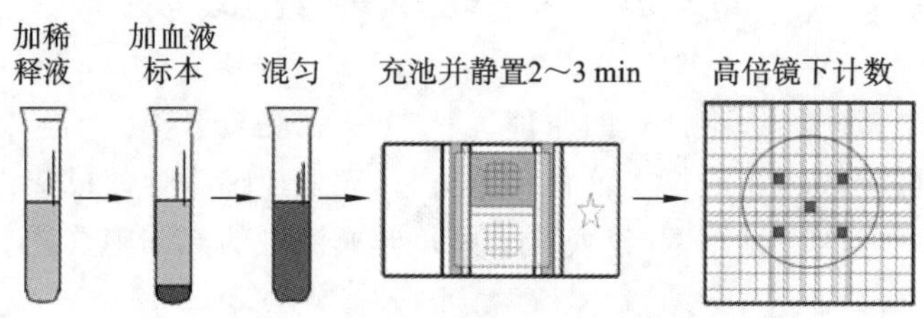

图 2-1 红细胞计数的操作示意

【参考区间】 成年人：男性(4.0～5.5)×10^{12}/L，女性(3.5～5.0)×10^{12}/L；新生儿：(6.0～7.0)×10^{12}/L。

【注意事项】

1. 器材 实验所使用器材均应清洁干燥，改良牛鲍计数板、盖片、微量吸管及刻度吸管的规格应符合质量要求或经过校正方可使用。

2. 试剂 一般临床实验室首选枸橼酸钠甲醛盐水溶液和 Hayem 液作为稀释液，生理盐水和甲醛生理盐水在急诊时使用，常用红细胞计数稀释液的作用及应用见表 2-1。红细胞稀释液应等渗，以避免红细胞破坏、变性，所以应新鲜配制，不宜放置时间过长而蒸发浓缩。红细胞稀释液配制完毕，必须要过滤，不能含有杂质，否则杂质微粒可能被误认为是细胞，造成计数结果不准。

表 2-1 常用红细胞计数稀释液的作用及应用

稀释液	作用
Hayem 液	调节渗透压、增加红细胞悬浮性和防腐。但在紫癜性高球蛋白血症时，易造成蛋白质沉淀而使红细胞凝集
枸橼酸钠甲醛盐水溶液	NaCl 维持等渗，枸橼酸钠抗凝，甲醛固定和防腐
1%甲醛生理盐水	NaCl 维持等渗，甲醛固定和防腐，急诊时使用
生理盐水	NaCl 维持等渗，急诊时使用

3. 采血 在采血过程中注意针刺深度必须适当，不能过分挤压采血部位。采血应顺利、准确，采血部位不得有水肿、发绀、冻疮及炎症等。采血速度要快，否则容易造成血凝块的形成。在用微量吸管吸取血液过程中微量吸管内不能有气泡，要擦去管外余血。

4. 稀释 红细胞数量明显增高时可适当加大稀释倍数；反之，则适当减少稀释倍数。稀释倍数可以通过改变稀释液量和血液加样量进行调节。

5. 充池 在充池前既要做到充分混匀，又要防止剧烈振荡而破坏红细胞。将细胞悬液充入计数池时要一次完成，不能产生气泡、溢出或者充池不足的现象。

6. 计数 计数前观察计数池内血细胞分布是否均匀，如严重分布不均，应重新充池。在计数过程中，对计数区域中的细胞，计数时按照弓形曲线顺序进行，不要漏数或者重复计数，对压线细胞采取“数上不数下、数左不数右”的原则。

7. 结果校正 红细胞稀释液仅对标本进行等渗稀释，因此细胞悬液中红细胞和白细胞同时存在。高倍镜下进行红细胞计数时，白细胞体积比正常红细胞大，无草黄色折光，中央无凹陷并可隐

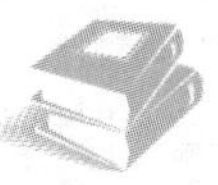
NOTE

约见到细胞核，可通过辨别不计数白细胞。若计数时不加以区分，则实际同时将白细胞计入了红细胞总数。在一般情况下，外周血中白细胞数目仅为红细胞的$\frac{1}{1000}$～$\frac{1}{500}$，白细胞在正常范围时，对红细胞计数的影响可以忽略不计。但在白细胞过高（大于 100×10^9/L）时，则应对计数结果进行校正，公式为：实际 RBC＝计数 RBC－WBC。

8. 计数板清洗 计数完毕时要及时清洁计数板及盖片，妥善保存，否则细胞悬液在计数池内干涸，不易清洁，强行擦拭容易损伤计数池画线。

【实验讨论】

（1）简述红细胞计数的操作与结果计算方法。

（2）影响红细胞显微镜计数准确性的因素有哪些？如何消除？

实验二 血红蛋白测定

一、氰化高铁血红蛋白测定法

【目的】 掌握氰化高铁血红蛋白（HiCN）测定方法的原理、操作方法及注意事项。

【原理】 血液经氰化高铁血红蛋白转化液稀释后，红细胞被破坏，释放出血红蛋白，除硫化血红蛋白（SHb）外，其余血红蛋白被高铁氰化钾氧化成高铁血红蛋白（Hi），Hi 与 CN^- 结合成稳定的棕红色复合物 HiCN。HiCN 在 540 nm 处有吸收峰，吸光度与血液中血红蛋白的浓度成正比，因此用分光光度计测定吸光度，再乘以比例常数，即可换算出血液中的血红蛋白浓度。或者，也可用不同血红蛋白浓度的 HiCN 参考液比色制作标准曲线，根据标本测得的吸光度从标准曲线上查得血红蛋白浓度。

【器材】

（1）一次性采血针、微量吸管、带孔乳胶吸头、吸水纸。

（2）中试管、试管架。

（3）5 mL 刻度吸管、吸耳球。

（4）75％乙醇棉球、无菌干脱脂棉球。

（5）分光光度计、光学显微镜。

【试剂】

（1）HiCN 转化液（改良 Van Kampen-Zijlstra 液，文齐液）：氰化钾（KCN）0.050 g，高铁氰化钾［$K_3Fe(CN)_6$］0.20 g，无水磷酸二氢钾（KH_2PO_4）0.140 g，Triton X-100 1.0 mL，加蒸馏水至 1000 mL，调节 pH 至 7.0～7.4，置于棕色玻璃试剂瓶中避光保存。

（2）标准的 HiCN 参考液（商品试剂）：血红蛋白浓度分别为 50 g/L、100 g/L、150 g/L、200 g/L。

【标本】 EDTA-K_2抗凝静脉血或毛细血管血。

【操作步骤】

1. 直接定量测定法

（1）加转化液：用吸管吸取 HiCN 转化液 5 mL 加入试管内。

（2）采血与转化：采集毛细血管血或者静脉血 20 μL，加入转化液中，封闭试管口后颠倒混匀，室温放置 5 min，使血红蛋白（Hb）全部转化为 HiCN。

（3）测定吸光度：在符合 WHO 标准的分光光度计上，使用 540 nm 波长，以 HiCN 转化液或蒸馏水空白调零后，测定标本的吸光度值（A）。

（4）计算。

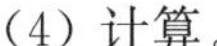

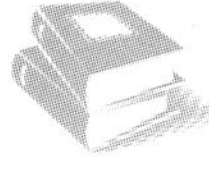

$$Hb(g/L)=A\times\frac{64458}{44000}\times251=A\times367.7$$

式中:A 表示 540 nm 处测定的标本吸光度；

64458 表示血红蛋白平均相对分子质量；

44000 表示 HiCN 的毫摩尔消光系数；

251 表示稀释倍数。

(5) 报告方式:血红蛋白 XX g/L。

(6) 操作示意:氰化高铁血红蛋白直接测定法的操作示意见图 2-2。

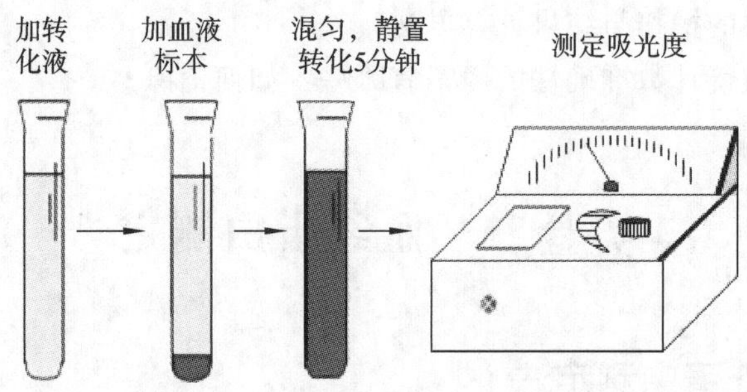

图 2-2 氰化高铁血红蛋白直接测定法的操作示意

2. 参考液比色法测定

(1) 按直接定量测定法的步骤(1)～(3),测定标本的吸光度(A)。

(2) 绘制标准曲线,查得血红蛋白浓度:将血红蛋白浓度分别为 50 g/L、100 g/L、150 g/L、200 g/L 的 HiCN 参考液,在分光光度计上,使用 540 nm 波长,以蒸馏水空白调零后,分别测定吸光度(A),每个浓度测定 3 次,取均值。以参考液 Hb(g/L)为横坐标、吸光度测定平均值为纵坐标,在坐标纸上绘制出本台特定分光光度计的"HiCN 标准工作曲线"。HiCN 标准工作曲线应是一条过原点的直线(图 2-3),根据标本的吸光度(A),即可在直线上查得血液标本的血红蛋白浓度。

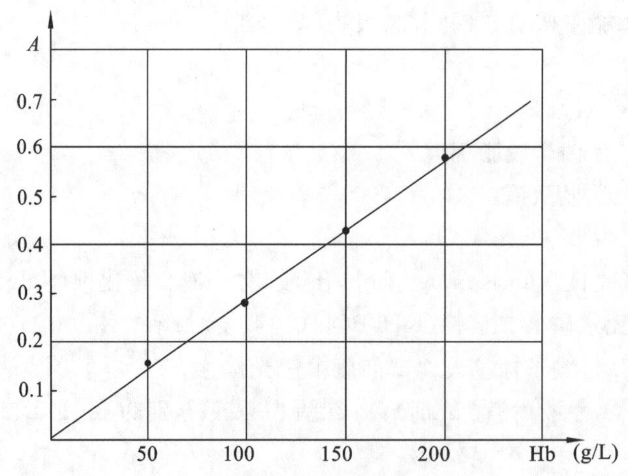

图 2-3 HiCN 标准工作曲线示意图

(3) 计算换算常数 K:在测得并计算各浓度 HiCN 参考液的吸光度均值后,也可按下列公式计算出 K 值,作为用本台特定分光光度计测定时吸光度与标本血红蛋白浓度之间的换算常数。

$$K=\frac{\sum Hb}{\sum A}=\frac{50+100+150+200}{A_1+A_2+A_3+A_4}$$

(4) 计算血红蛋白浓度:根据所测得的标本吸光度(A)及所用分光光度计的换算常数 K,通过公式 Hb(g/L) = $A\times K$ 计算出血红蛋白的浓度。

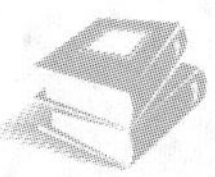
NOTE

(5) 报告方式:血红蛋白 XX g/L。

【参考区间】 成年男性:120～160 g/L,成年女性:110～150 g/L。新生儿:170～200 g/L。

【注意事项】

1. 分光光度计校正 HiCN 直接定量测定法是通过分光光度计比色直接求出血红蛋白浓度,因此分光光度计的波长和光程必须准确、灵敏度高、线性好、无杂光,否则会影响结果的准确性。故仪器的校正是测定过程中的关键。校正大致分为以下几个步骤。

(1) 波长:将血红蛋白浓度为 100～150 g/L 的 HiCN 标准液放在待检分光光度计中,从 500～600 nm 分几个波段测定 HiCN 标准液的吸光度,如所测最大吸收峰在 540 nm 处,表示分光光度计波长准确;实际工作中对波长偏差不大的分光光度计可采用将错就错的办法,即把吸收峰波长(如在 536 nm)当作 540 nm 进行测定。

(2) 杂光:HiCN 吸收光谱峰值在 540 nm 处,峰谷在 504 nm 处。杂光的增加使 HiCN 在吸收峰处吸光度下降,而对峰谷处吸光度影响不大。设 Q 为反映杂光水平的参数,$Q=A_{540}/A_{504}$,合格的分光光度计 Q 应为 1.59～1.63。杂光可使 HiCN 吸收光谱的 Q 减小。

(3) 比色杯:用 HiCN 试剂作为空白对照,在波长 710～800 nm 处,比色杯光径为 1.000 cm 时,吸光度应小于 0.002。

(4) 灵敏度和线性:检测仪器的线性可用 HiCN 参考液比色法,用 HiCN 倍比稀释后,在所用的分光光度计上 540 nm 处分别测定各稀释度的吸光度,以浓度为横坐标、吸光度为纵坐标绘制曲线,其结果应为直线。也可用直线回归法计算回归曲线($y=Kx+C$)后作图。个别点可不在直线上,将直线外点的实测吸光度与直线上理论吸光度比较,若两者相差在 5% 以内,则可认为仪器符合线性的要求。直线的最低点即为该仪器 HiCN 法的灵敏度;最低点与最高点间的范围即为仪器 HiCN 法的测定线性范围。

2. HiCN 转化液

(1) 试剂保存:试剂保存于棕色瓶内,不得使用塑料试剂瓶。可以冷藏保存,但不能冷冻,防止因丢失 CN^- 而导致血红蛋白转化不完全。

(2) 做好安全防护:HiCN 转化液试剂中含有 KCN(剧毒物品),配制转化液时要按剧毒品管理程序操作,在实验过程中严禁用嘴吸取转化液。废液不得任意倾倒,以防造成环境公害。切不可让废液与酸接触,否则会生成 HCN 气体($KCN+HCl \longrightarrow HCN\uparrow+KCl$)被人体吸入而引起中毒。废液应做无毒化处理,方法:按每升废液加入 40 mL 次氯酸钠(安替福民)溶液,充分混匀,敞开容器,室温放置 15 h 后,CN^- 被氧化成为 N_2 和 CO_2 挥发后再排入下水道。也可以用硫酸亚铁与 KCN 在碱性溶液中反应,生成无毒的亚铁氰化钾,取硫酸亚铁($FeSO_4 \cdot 7H_2O$)50 g,氢氧化钠 50 g,加水至 1000 mL,搅拌制成悬液。每升 HiCN 废液加上述碱性硫酸亚铁悬液 40 mL,不时搅拌,静置 3 h 后排入下水道。

(3) 消除异常标本的干扰:HiCN 是一种低离子强度而 pH 又近中性的溶液,遇到白细胞过多或异常球蛋白增高的血液标本可出现混浊。若白细胞过多引起混浊,可离心后取上清液比色;若球蛋白异常增高引起混浊,可改用高 NaCl 的转化液(按 NaCl 15～50 g/L 的比例增加)后重新测定。

3. HiCN 参考液的纯度检查 可采用下列三种方法。

(1) 从波长 450～470 nm 吸收曲线的形状判断。最高吸收峰在 540 nm 处,最低吸收峰在 504 nm 处。

(2) A_{540}/A_{504} 的比值应为 1.59～1.63。

(3) 在近红外波长(710～800 nm)测定,比色杯光径为 1.000 cm 时,吸光度应小于 0.002。

4. 其他

(1) 计算结果:采用直接定量测定法的先决条件是分光光度计必须符合标准,在没有符合 WHO 标准的分光光度计的情况下,可用 HiCN 参考液绘制标准工作曲线,间接查出 Hb(g/L),或求出换算常数(K),间接计算出 Hb(g/L)。

(2) 常数 K:定期检查 HiCN 标准工作曲线和换算常数 K,并与所用的分光光度计相配。每更

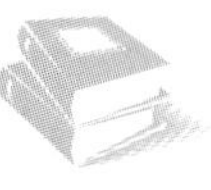
NOTE

换一次 HiCN 转化液，或仪器使用一段时间后都应重新标定 K。理论上，吸光度与血红蛋白浓度呈线性关系，故 HiCN 标准工作曲线应该为从坐标原点出发的一条直线。

(3) 方法选择：血红蛋白浓度的测定方法很多，但无论采用何种方法，都必须溯源至直接定量测定法的结果。

二、十二烷基硫酸钠血红蛋白测定法

【目的】 了解十二烷基硫酸钠血红蛋白(sodium dodecyl sulfate hemoglobin，SDS-Hb)测定法的原理及操作。

【原理】 SDS 作为一种阴离子表面活性剂，具有轻度氧化作用。血液中除 SHb 以外的所有血红蛋白均可与低浓度的 SDS 作用，亚铁血红素被氧化成稳定的棕红色高铁血红素样复合物(SDS-Hb)。由于 SDS-Hb 的毫摩尔消光系数尚未确定，故不能根据标本吸光度直接计算结果；需用 HiCN 法及本法分别测定多份不同浓度抗凝血或溶血标本的血红蛋白浓度和吸光度，以此绘制标准曲线，计算血红蛋白浓度。

【器材】 同氰化高铁血红蛋白法。

【试剂】

(1) 60 g/L 十二烷基硫酸钠磷酸盐缓冲液：称取 60.0 g 十二烷基硫酸钠溶解于 33.3 mmol/L 磷酸盐缓冲液中，加 Triton X-100 70 mL 于溶液中混匀，再加磷酸盐缓冲液至 1000 mL，混匀。

(2) SDS 应用液：用蒸馏水将原液稀释 100 倍。

【标本】 EDTA-K_2抗凝静脉血或毛细血管血。

【操作步骤】

1. 制备标准曲线 取 4 份不同浓度的抗凝血分别用 HiCN 法及本法测定每份血液的血红蛋白浓度和吸光度，然后以 HiCN 法测定的血红蛋白浓度为横坐标，SDS 法测得的吸光度为纵坐标，绘制标准曲线或计算 K。

2. 测定 取 SDS 应用液 5 mL 置于试管中，加入全血 20 μL 充分混匀。5 min 后用分光光度计测定 540 nm 处的吸光度，查标准曲线或通过 K 即可得出血红蛋白浓度。

3. 报告方式 结果报告方式：XX g/L。

【参考区间】 同氰化高铁血红蛋白法。

【注意事项】

1. SDS 质量 SDS-Hb 的毫摩尔消光系数未确定，不同厂家和不同批次的 SDS 质量差异性大，因此在使用 SDS 测定血红蛋白浓度时必须使用 HiCN 法绘制标准曲线。另外 SDS 液可破坏白细胞，因此不适用于同时进行白细胞计数的自动化分析。

2. 表面活性剂 如果没有 Triton X-100，可用国产乳化剂 OP 或其他非离子表面活性剂代替。

【实验讨论】

(1) HiCN 法中的参考液比色法可以通过哪两种途径得出血液标本的血红蛋白浓度？对于同一份标本，这两种途径得出的测定结果数值会很接近吗？如果相差较远，问题可能出在哪里？

(2) HiCN 和 SDS-Hb 两种血红蛋白测定法都不能测量血液中的 SHb，请查阅资料找出 SHb 的测定方法。

(3) HiCN 转化液在使用过程中应该注意哪些问题？

实验三 血细胞比容测定

一、微量法

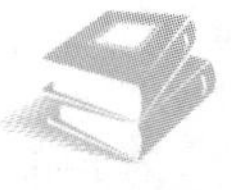

NOTE

【目的】 掌握血细胞比容(hematocrit，Hct)微量测定法(microhematocrit method)的原理、操

作方法及注意事项。

【原理】 以不改变红细胞体积和血容量的抗凝剂处理的全血，在一定的相对离心力(relative centrifugal force，RCF)和离心时间离心后，血浆与血细胞分离，计算压实红细胞占全血体积的比值为血细胞比容。

【器材】

(1) 专用毛细管：普通毛细管或者市售肝素化毛细管，长度为(75±0.5) mm；内径为(1.155±0.085) mm；管壁厚度为 0.20 mm，允许范围为 0.18～0.23 mm。肝素化毛细管的制备方法：以重铬酸钾-硫酸清洗液浸泡过夜，自来水、蒸馏水冲洗干净、烘干；借虹吸现象吸入肝素钠溶液(150000 U/L)，然后甩去多余的肝素溶液，仅留毛细管内壁附着的一层肝素溶液。再垂直置于 50 ℃烤箱烘干备用。如果采用抗凝静脉血测定，也可使用普通毛细管或一次性微量吸管，将后者用砂轮分割长度为 75 mm，两端磨平。直接吸取抗凝血。

(2) 毛细管密封胶：应使用黏土样密封胶或其他符合要求的商品。

(3) 微量血液高速离心机：离心半径应大于 8.0 cm，能在 30 s 内加速到最大转速，在转动圆周边的相对离心力为 10000～15000 *g* 时，转动 5 min，转盘的温度不超过 45 ℃。

(4) 专用读数尺。

(5) 一次性采血针、微量吸管、75%(体积分数)乙醇棉球。

【标本】 EDTA-K_2或肝素抗凝静脉血、毛细血管血。

【操作步骤】

1. 吸取血液 用虹吸法将抗凝静脉血充入专用毛细管中，至 2/3(50 mm)处，避免气泡产生。如为毛细血管血，管内应预先涂布肝素抗凝剂。

2. 封端口 把专用毛细管未吸血的一端垂直插入密封胶，封口。密封胶柱应为 4～6 mm。

3. 离心 把专用毛细管(封端向外)放入专用高速离心机，对称置于微量血液高速离心机标本槽内，记住标本槽编号，拧紧槽盘上的封盖，以相对离心力 12500 *g* 离心 5 min。

4. 读数 取出离心后的专用毛细管，置于专用读数板的凹槽中，移动滑尺刻度至还原红细胞层表层，读出相对应的数值。或者用刻度尺分别测量红细胞层和全血层长度，计算其比值，即为 Hct。

5. 报告方式 血细胞比容：0.XXX。

6. 操作示意 微量法血细胞比容测定操作示意见图 2-4。

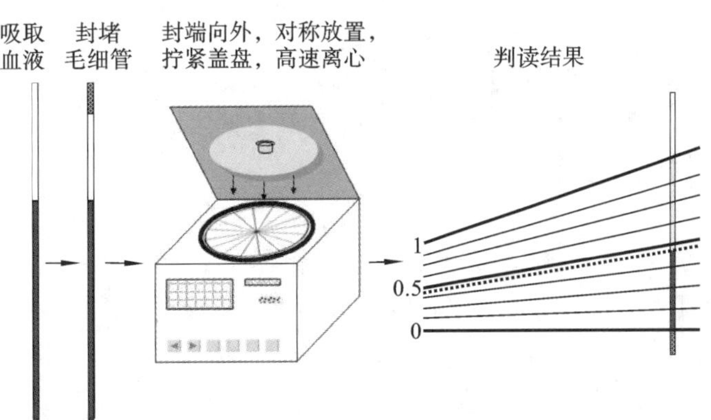

图 2-4 微量法血细胞比容测定操作示意

【参考区间】 成年男性：0.467±0.039；成年女性：0.421±0.054。

【注意事项】

1. 器材 所用器材必须清洁干燥，防止溶血。

2. 抗凝剂 抗凝剂的量要准确并与血液充分混匀。特别应防止血液稀释、凝固。

3. 封口 确保封管牢固、严密，且达到一定深度。为防破坏红细胞，毛细管的密封不能采用烧

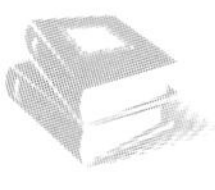
NOTE

熔的方法。

4. 离心 离心速度直接影响 Hct，相对离心力以 10000～15000 *g* 为宜，当 Hct > 0.5 时，应再离心 5 min。放置毛细管的沟槽应平坦，胶垫富有弹性，防止离心时血液漏出；一旦发生漏血，应清洁离心盘后重新测定。

5. 读数

(1) 离心后血液分为 5 层，自上而下分别为血浆层、血小板层、白细胞层和有核红细胞层、还原红细胞层(紫黑红色)、氧合红细胞层(鲜红色)。读数以还原红细胞层表面为准。

(2) 红细胞异常(如小红细胞、大红细胞、椭圆形红细胞或镰形红细胞)时，因变形程度减小使血浆残留量增加，结果假性增高；而体外溶血和自身凝集会使结果假性降低。

(3) 由于本法采用高速离心，红细胞中残存的血浆量较少，因而结果较温氏法偏低(平均低 0.01～0.02)。

(4) 同一标本的两次测量结果之差不可大于 0.015。

二、温氏法

【目的】 掌握血细胞比容温氏法(Wintrobe method)的原理、操作方法及注意事项。

【原理】 将定量的抗凝血液在一定的速度和时间离心后，血液中的各种不同成分互相分离，计算压实红细胞占全血体积的比值为血细胞比容。微量法用高速离心，温氏法则用常量、中速离心。

【器材】

(1) 温氏血细胞比容管：管长度为 110 mm，内径为 3 mm，平底厚壁玻管，自下而上刻度范围为 0～100 mm，分度值为 1 mm。

(2) 细长毛细吸管或者 2.0 mL 注射器(附有腰穿针头)：细长毛细吸管下端细长(细长部分长度大于 110 mm，内径小于 3 mm)，上部稍膨大。

(3) 离心机：相对离心力为 2264 *g* 以上。

(4) 抗凝管：以 1.0 mL 刻度吸管吸取配好的抗凝剂，加入试管内，每管 0.2 mL，轻轻摇动，使管壁附着抗凝剂，80 ℃以下烘干备用(如用肝素抗凝剂，烘干温度在 50 ℃以下，避免肝素失活)，这样的抗凝管每管可抗凝血液 2.0 mL。

(5) 5 mL 一次性注射器、止血带、灭菌干脱脂棉签。

(6) 试管、1.0 mL 刻度吸管、天平。

【试剂】

(1) 抗凝剂：40.3 mmol/L 的 EDTA-Na_2或者 EDTA-K_2溶液(取 15.0 g EDTA-Na_2或者 16.3 g EDTA-K_2溶于 1000 mL 蒸馏水中)，或 150000U/L 肝素钠溶液。

(2) 75%(体积分数)乙醇、碘伏。

【标本】 静脉血。

【操作步骤】

1. 采血及加血液标本 抽取静脉血 2.0 mL，立即加入抗凝管反复混匀。用细长毛细吸管吸取混匀的抗凝血，插入温氏血细胞比容管(简称温氏管)底部，然后将血液缓慢注入至刻度"10"处，并用小橡皮塞塞紧管口。注意防止气泡产生。

2. 离心 另取试管与加好标本的温氏管配平，对称置于离心机内，以相对离心力 2264 *g* 离心 30 min(一般采用有效半径 22.5 cm 的离心机以 3000 r/min 离心 30 min)，读取压实红细胞层柱的高度，再离心 10 min，直至红细胞层不再下降为止。

3. 读数 离心后血液分为 5 层，自上而下分别为血浆层、血小板层、白细胞层和有核红细胞层、还原红细胞层(紫黑红色)及氧合红细胞层。结果读取应以还原红细胞层为准，将读取的压实红细胞层柱高度数值乘以 0.01 即为血细胞比容。

NOTE

4. 报告方式 同微量法。

5. 操作示意 温氏法血细胞比容测定操作示意见图 2-5。

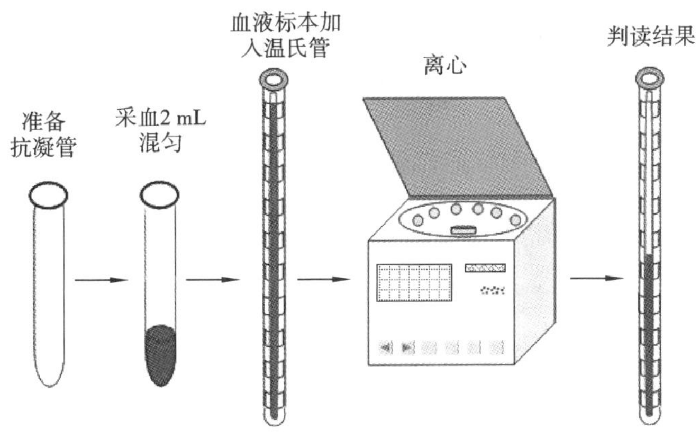

图 2-5 温氏法血细胞比容测定操作示意

【参考区间】 成年男性：0.42～0.49；成年女性：0.37～0.48；初生儿：0.47～0.67。

【注意事项】

1. 抗凝剂选用及用量 所选用的抗凝剂不得改变红细胞体积，一般采用肝素和 EDTA 盐作为抗凝剂，原则上不采用双草酸盐。抗凝剂应严格控制加入量，用量过大可使红细胞皱缩。将 3.5 mg EDTA-K_2或 0.2 mg 肝素钠装入小试管内烘干，可抗凝 2 mL 血液。

2. 采血 采血时当针刺入血管后应立即除去止血带再采血，以防止血液淤积而导致 Hct 增加。标本及时测定，采血后不超过 3 h。

3. 加标本 抗凝血在注入温氏管前应反复轻微振荡，使血红蛋白与氧充分接触，注入温氏管时要避免产生气泡。

4. 离心 Hct 测定时受相对离心力大小和离心时间的影响比较大，因此实验中要确保离心条件，要求相对离心力为 2264 g，离心时间为 30 min。如有效离心半径不足或者转速不足均可使相对离心力降低，必须适当延长离心时间或提高离心速度加以纠正。温氏法离心力不足以排除红细胞之间的残留血浆，因此测定值比微量法要高。温氏法用血量较大，现在已逐渐被微量法所取代。

5. 结果报告 如上层血浆有黄疸及溶血现象应予注明，供临床医师参考。

【思考题】

(1) Hct 测定有几种方法？每种方法各有什么优、缺点？

(2) 在微量离心法测定 Hct 过程中有哪些注意事项？

(温晓艳)

实验四 红细胞平均指数计算

【目的】 掌握红细胞平均指数计算的方法和临床意义。

【原理】 利用 RBC、Hb、Hct 三个参数，计算出平均红细胞体积(mean corpuscular volume, MCV)、平均红细胞血红蛋白含量(mean corpuscular hemoglobin, MCH)和平均红细胞血红蛋白浓度(mean corpuscular hemoglobin concentration, MCHC)三个指标，可用于贫血的鉴别诊断。

【计算方法】

(1) MCV：指的是红细胞的平均大小，单位为飞升(fL)，1 fL＝10^{-15} L。

$$\mathrm{MCV(fL)}=\frac{\mathrm{Hct}}{\mathrm{RBC}}\times 10^{15}$$

如：RBC＝3.50×10^{12}/L，Hct＝0.36，则

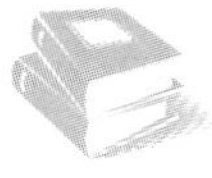

NOTE

$$MCV=\frac{0.36}{3.5\times10^{12}}\times10^{15}=103\ fL$$

(2) MCH:指的是单个红细胞血红蛋白含量的平均值,单位为皮克(pg),1 $pg=10^{-12}$ g。

$$MCH=\frac{Hb}{RBC}(pg)$$

如:$RBC=3.50\times10^{12}/L$,$Hb=100\ g/L$,则

$$MCH=\frac{100}{3.50\times10^{12}}\times10^{12}=28.6(pg)$$

(3) MCHC:每升红细胞中血红蛋白的量。

$$MCHC=\frac{Hb}{Hct}(g/L)$$

如:Hct=0.36,Hb=120 g/L,则

$$MCHC=\frac{120}{0.36}=333(g/L)$$

【参考区间】

MCV:成年人,80～100 fL;新生儿,86～120 fL;1～3 岁儿童,79～104 fL。

MCH:成年人,26～34 pg;新生儿,27～36 pg;1～3 岁儿童,25～32 pg。

MCHC:成年人,320～360 g/L;新生儿,250～370 g/L;1～3 岁儿童,280～350 g/L。

【注意事项】

(1) MCV、MCH 和 MCHC 是贫血鉴别诊断的重要指标,保证这三个平均指数准确性的首要问题是 RBC、Hct 和 Hb 测量结果的准确性。

(2) MCV 只能反映红细胞的平均大小,但不能显示红细胞彼此之间的大小差异。

【实验讨论】 简述红细胞平均指数在贫血形态学分类中的应用。

实验五　红细胞平均直径测量

【目的】 掌握目镜测微器和镜台测微器的应用以及红细胞直径的测量方法。

【原理】 血涂片经过染色后,用测微器在显微镜下测量一定数量的红细胞直径,并求出其平均直径以及绘制红细胞直径曲线。

【器材】

(1) 目镜测微器:目镜测微器为一置于接目镜中的圆形玻片,直径为 20～21 mm,目镜测微器上有直线式或者网格式标尺。测量长度的标尺多为直线式,分成 5～6 个大格,每一大格的长度又分成 10 个小格。标尺中每一格的长度依当时所用显微镜镜筒长度、目镜、物镜的放大倍数而定(图 2-6)。

(2) 镜台测微器:镜台测微器为一用于校正目镜测微器特制的载玻片,是显微镜下微型标准长度量具。镜台测微器载玻片正中有一总长度为 1.0 mm 的标准尺,共分成 10 个大格,每一大格又分成 10 个小格,共分成 100 个小格,即每格的长度为 10 μm(图 2-7)。

(3) 显微镜、香柏油、擦镜纸、清洁液。

【标本】 血液标本制备血涂片,并经瑞氏染色。

【操作步骤】

1. 目镜测微器校正 取下显微镜接目镜,将目镜测微器放于接目镜内,镜台测微器放在显微镜载物台上。首先于低倍镜下找到标尺,将其移至视野中央,换用油镜。移动载物台旋转显微镜目镜,使镜台测微器标尺与目镜测微器的刻度平行重合,于左侧端对零,观察并记录目镜测微器刻度与标尺重合的格数,如目镜测微器 20 格与标尺 4 格重合,然后如下计算出目镜测微器上每格的长度。

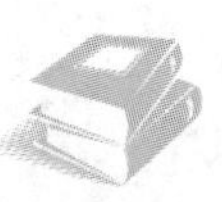
NOTE

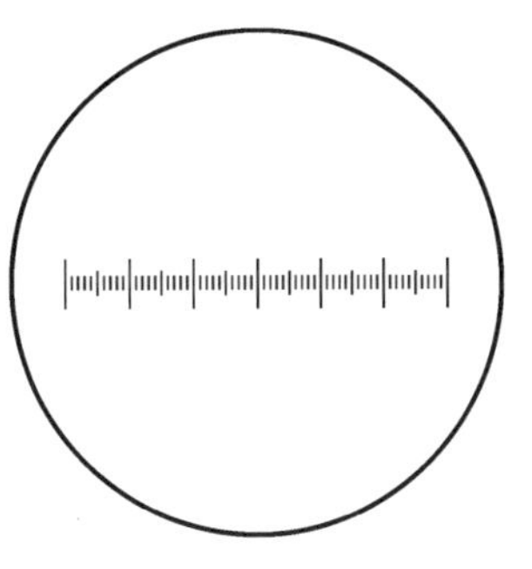
图 2-6 目镜测微器示意图

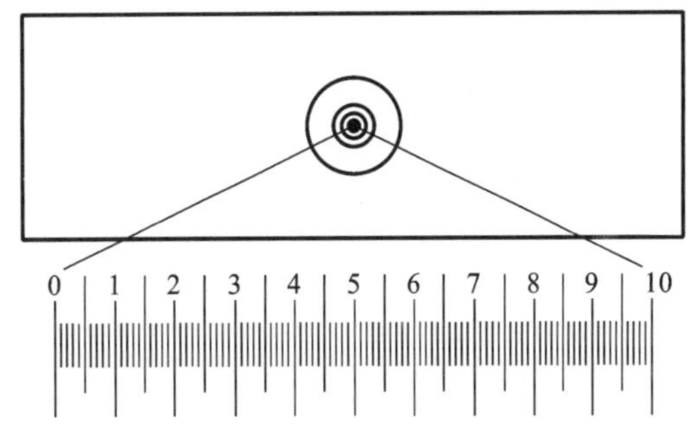

图 2-7 镜台测微器示意图

$$目镜测微器每格相当于长度=\frac{4\times10}{20}\ \mu m=2.0\ \mu m$$

2. 测量 将镜台测微器从载物台上取下，换上经瑞氏染色的血涂片。选择细胞分布均匀的区域，油镜下用目镜测微器直接测量出每个红细胞直径，因为每个红细胞的直径不完全相同，故须测量 500 个红细胞的直径，按红细胞直径大小分组记录，每组相隔 0.5 μm。将各种直径相同的红细胞乘积之和除以红细胞总数可以得到红细胞平均直径。计算时取测得红细胞直径的最大值，如 6.0～6.5 μm 组，计算时取 6.5 μm。例如 6.5 μm 50 个，7.0 μm 300 个，7.5 μm 100 个，8.0 μm 50 个，则平均红细胞直径＝(6.5×50＋7.0×300＋7.5×100＋8.0×50)/(50＋300＋100＋50)＝7.15 μm。

3. 红细胞直径曲线(Price-Jones curve)绘制 以红细胞直径的长度(微米)为横坐标，红细胞百分率(某一相同直径的红细胞个数在 500 个红细胞中所占百分率)为纵坐标，将不同直径的红细胞百分率连接即绘出红细胞直径曲线。

4. 报告方式 平均红细胞直径 X.X μm。

【参考区间】 6.7～7.7 μm。

【注意事项】

(1) 目镜测微器校正后，物镜、目镜以及显微镜镜筒长度均不得更换，以免改变放大倍数，否则须重新校正。

(2) 血涂片要薄并选择细胞分布均匀的区域顺序进行测量。

(3) 按测量所得的结果绘制曲线，即红细胞直径曲线。但这种方法存在不少问题。除了方法本身比较粗糙外，由于使用的是干血膜，红细胞已干燥皱缩，所以测得的直径比其真正直径要小 8%～16%。同一血膜不同部位细胞的直径也不尽相同。在贫血时红细胞形态变异，不呈正圆形时更难测其直径。

【实验讨论】

(1) 目前还有哪些技术用于测量细胞大小，细胞测微技术可以用于哪些细胞学研究中？

(2) 你认为在红细胞平均直径测量过程中哪些因素容易造成测量误差？

实验六 红细胞形态检查

【目的】

(1) 掌握外周血红细胞形态(erythrocyte morphology)检查的操作方法。

(2) 熟悉正常红细胞的形态特点和异常红细胞的形态变化。

【原理】 外周血制备血涂片并经瑞氏染色后，血涂片中各种细胞由于化学成分和性质的不同以及对染料的亲和作用和吸附作用的差异，而呈现出不同的形态和染色特点，红细胞在大小、形状、染色性和结构等方面均与其他细胞(白细胞、血小板等)存在显著差异，同时红细胞在病理情况下可出现相应特征性的异常变化，据此可在光学显微镜下观察正常红细胞的形态，并识别异常红细胞的形态变化。

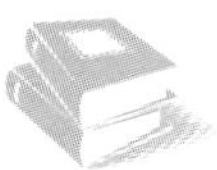
NOTE

【器材】 显微镜、拭镜纸。

【试剂】 香柏油、清洁液(乙醚与无水乙醇比例为 3∶7)。

【标本】 制备良好的瑞氏染色血涂片。

【操作步骤】

1. 低倍镜观察 低倍镜下观察血涂片中红细胞的染色和分布情况,浏览全片是否存在其他异常细胞。

2. 选择区域 低倍镜下选择细胞染色良好、分布均匀(红细胞紧密排列但不重叠)区域,一般在血涂片的体尾交界处。

3. 油镜观察 在血涂片选定区域滴加香柏油 1 滴,油镜下仔细观察红细胞的形态。

4. 清洁 观察完毕后,用拭镜纸、清洁液认真擦拭油镜头和血涂片。

5. 报告方式 描述不同标本中正常红细胞的形态特点和异常红细胞的形态变化。异常红细胞的形态变化主要包括大小异常、形状异常、染色异常和结构异常等。

6. 操作示意 红细胞形态检查操作见图 2-8。

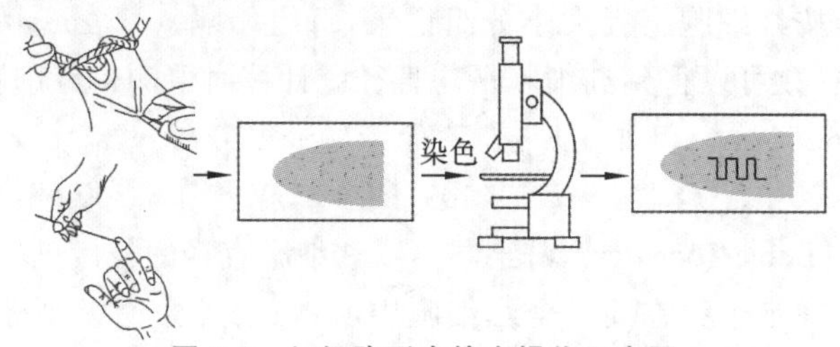

图 2-8 红细胞形态检查操作示意图

【参考区间】 正常的成熟红细胞呈双凹圆盘状,直径为 6.7~7.7 μm(平均为 7.2 μm),细胞间形态相似,大小均一性好,染淡红色,中央 1/3 为生理性淡染区,胞内无异常结构。偶见变形或破碎的细胞,分布极为局限。

【注意事项】

1. 标本制备 在制片和染色过程中的人为因素可造成红细胞形态变化,如涂片不当,玻片不符合要求,抗凝剂浓度过高,血液长时间放置,涂片干燥过慢,染液浓度、染色时间不当,涂片末端可见与长轴方向一致的假椭圆形红细胞等。应认真浏览全片,一般真性异常红细胞全片都可见,而假性异常红细胞只局限于个别区域。

2. 选择观察区域 红细胞在血涂片上呈现从密集(头部)到疏散(尾部)的渐变分布,应首先在低倍镜下观察细胞的分布和染色情况,选择红细胞紧密排列但不重叠的区域(体尾交界处)进行形态观察。

3. 浏览全片 异常细胞或成分常集中在血涂片的边缘,容易漏检,因此要注意浏览全片是否存在其他异常细胞或成分。

【实验讨论】

(1) 哪些人为因素可导致红细胞形态变化?

(2) 如何鉴别红细胞缗钱状排列和红细胞聚集?

(3) 异常红细胞形态变化包含哪些情况?

实验七 网织红细胞计数

一、试管法

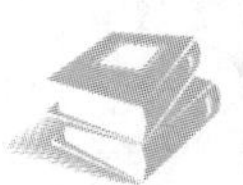

【目的】

NOTE

(1) 掌握网织红细胞(reticulocyte,Ret)试管法计数的原理及操作方法。

(2) 熟悉网织红细胞在煌焦油蓝或新亚甲蓝染色情况下的形态特征。

(3) 熟悉 Miller 窥盘的结构和使用方法。

【原理】 网织红细胞胞质内残存少量核蛋白体和核糖核酸(RNA)等嗜碱性物质,经煌焦油蓝或新亚甲蓝等染液活体染色后呈灰蓝色网状或点粒状,可与完全成熟的红细胞区别。取少量外周血染色并制成涂片后,在显微镜下计数一定数量红细胞中的网织红细胞,得到网织红细胞百分数。

【器材】

(1) 显微镜、拭镜纸。

(2) 试管、试管架。

(3) 载玻片、推片。

(4) Miller 窥盘。

【试剂】

(1) 香柏油、清洁液。

(2) 新亚甲蓝 N(new methylene blue N)溶液 新亚甲蓝 0.5 g,草酸钾 1.4 g,氯化钠 0.8 g,加蒸馏水至 100 mL,混匀,过滤后储存于棕色试剂瓶中备用。

(3) 10 g/L 煌焦油蓝(brilliant cresyl blue)生理盐水溶液 煌焦油蓝 1.0 g,柠檬酸三钠 0.4 g,氯化钠 0.85 g,溶于 100 mL 双蒸水中,混匀,过滤后储存于棕色试剂瓶中备用。

【标本】 EDTA 抗凝血。

【操作步骤】

1. 加染液 于小试管中加入网织红细胞染液 2 滴,做好标记。

2. 加血 在已加入染液的小试管内加血 2 滴,立即混匀。

3. 染色 室温下放置 15～20 min 进行染色。

4. 制备涂片 取混匀染色血液 1 小滴制成薄血涂片,自然干燥。

5. 低倍镜观察 低倍镜下观察红细胞的分布和染色情况,并选择红细胞分布均匀、着色好的部位。

6. 油镜观察 在油镜下观察所选部位网织红细胞的形态特点,外周血网织红细胞主要为Ⅳ型,凡含有 2 个或 2 个以上颗粒的红细胞均为网织红细胞。

7. 计数

(1) 常规法:在连续油镜视野中计数至少 1000 个红细胞中的网织红细胞。

(2) Miller 窥盘计数法:为了提高网织红细胞计数的精度和速度,国际血液学标准化委员会(ICSH)和我国卫健委临床检验中心推荐使用 Miller 窥盘。

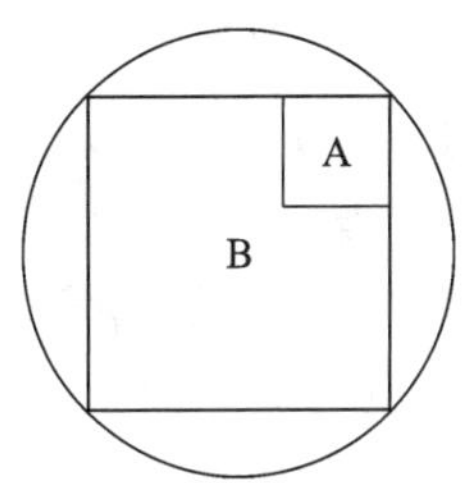

图 2-9 Miller 窥盘

Miller 窥盘是厚度为 1 mm、直径为 19 mm 的圆形玻片,刻有大小两个正方形格子(图 2-9),大方格 B 面积为小方格 A 面积的 9 倍。将 Miller 窥盘置于显微镜的接目镜内,于小方格 A 内计数所有 RBC,在大方格 B 内(含小方格 A)计数网织红细胞数。

为控制 CV(CV 为变异系数)水平在 10%以内,ICSH 建议应根据网织红细胞数量,决定在连续视野中小方格内实际需要计数的红细胞数量(表 2-2)。

表 2-2 网织红细胞计数 CV≤10%应计数的红细胞数量

Ret/(%)	小方格内需要计数的红细胞数量	需要计数的红细胞数量
1	1100	9900
2	544	4900
5	211	1900

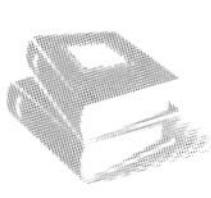
NOTE

续表

Ret/(%)	小方格内需要计数的红细胞数量	需要计数的红细胞数量
10	100	900
20	44	400
50	11	100

8. 计算

(1) 网织红细胞百分数。

①常规法：

$$网织红细胞百分数=\frac{计数1000个红细胞中的网织红细胞数}{1000}\times 100\%$$

②Miller 窥盘计数法：

$$网织红细胞百分数=\frac{大方格\ B\ 内的网织红细胞数}{小方格\ A\ 内的红细胞数\times 9}\times 100\%$$

(2) 网织红细胞绝对数。

$$网织红细胞数/L=红细胞数/L\times 网织红细胞百分数$$

9. 报告方式

网织红细胞百分数：X.X%。

网织红细胞绝对数：XX×10^9/L。

10. 操作示意 网织红细胞试管法操作见图 2-10。

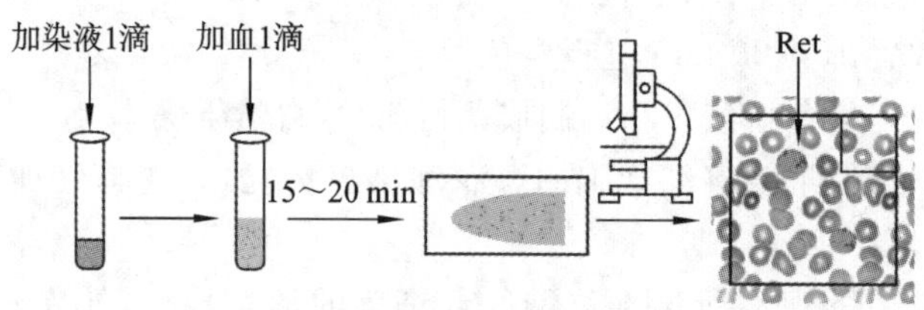

图 2-10 网织红细胞试管法操作示意图

【参考区间】 成人、儿童：0.5%～1.5%；新生儿：2.0%～6.0%；成人绝对值：(24～84)×10^9/L。

【注意事项】

1. 染液 煌焦油蓝染液溶解度低，易形成沉渣吸附于红细胞表面；新亚甲蓝对网织红细胞染色力强且稳定，是 WHO 推荐使用的染液。试剂应定期配制，以免变质而发生沉淀，新配制染液应做过滤处理。

2. 染色 染色时间不能太短，室温低时可置于 37 ℃温箱或适当延长染色时间。染液与血液的比例以 1∶1 为宜。

3. 标本 网织红细胞离体后仍可继续成熟，其数量随着保存时间的延长而减少，因此标本采集后应及时处理；标本染色后也应及时测定，因染料吸附可人为增大网织红细胞计数值。

4. 观察 熟悉网织红细胞的形态特点，注意与其他红细胞颗粒或包涵体鉴别(表 2-3)。

表 2-3 各种红细胞颗粒或包涵体的鉴别

颗粒或包涵体	成 分	特 点
网织红细胞颗粒	RNA	网状物或散在的细小颗粒，分布不均
Pappenheimer 小体	铁颗粒(含铁血黄素颗粒)	细胞质周围有 1 个或多个颗粒，较 Ret 染色深
Heinz 小体	变性血红蛋白	较 Pappenheimer 小体大，不规则，凸起状，淡蓝色
Howell-Jolly 小体	DNA	较 Pappenheimer 小体大，规则，淡蓝色

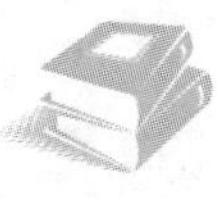
NOTE

续表

颗粒或包涵体	成　分	特　点
HbH 包涵体	变性 HbH	多个球形、淡蓝绿色小体，似高尔夫球样，均匀分布

5. 计数 选择红细胞分布均匀、网织红细胞着色好的部位计数，由于网织红细胞体积较大，故应兼顾血涂片边缘和尾部。计数时要有秩序，遵循一定方向顺序，以“横弓形”连续进行，既不重复又不遗漏，避免主观选择视野。

6. 结果评价

(1) 95%可信限法：网织红细胞的 95%可信区间是 $R \pm 2s\bar{x}_p$，用于判断网织红细胞计数的精密度。

$$s\bar{x}_p = \sqrt{\frac{R(1-R)}{N}}$$

式中：$s\bar{x}_p$ 表示标准误差；R 表示网织红细胞百分数；N 表示所计数的红细胞数。例如计数 1000 个红细胞，网织红细胞百分数为 4%，则

$$s\bar{x}_p = \sqrt{\frac{R(1-R)}{N}} = \sqrt{\frac{0.04(1-0.04)}{1000}} = 0.006$$

$$95\% \text{ 可信区间} = R \pm 2s\bar{x}_p = 0.04 \pm 2 \times 0.006 = 0.04 \pm 0.012$$

本例中网织红细胞计数的 95%可信区间为 0.028～0.052，对标本再计数 1 次，若计数结果落入此范围内，说明两次计数无显著性差异；否则应进行第 3 次计数。

(2) 比值法：

$$r = \frac{|R_1 - R_2|}{\sqrt{\frac{R_1(1-R_1) + R_2(1-R_2)}{N}}}$$

式中：R_1、R_2 分别表示 2 次计数结果；N 表示所计数的红细胞数。r 值小于 2 时结果可靠。

二、玻片法

【目的】 掌握网织红细胞玻片法计数的原理及操作方法。

【原理】 同试管法。

【器材】 同试管法。

【试剂】 10 g/L 煌焦油蓝乙醇溶液：煌焦油蓝 1.0 g(置于乳钵中研磨)，溶于 95%(体积分数)乙醇 100 mL，过滤后储存于棕色试剂瓶中备用。

【标本】 EDTA 抗凝血。

【操作步骤】

1. 加染液 于载玻片的一端滴加 10 g/L 煌焦油蓝乙醇溶液 1 滴，待其自然干燥后备用。

2. 加血液 取血 1 滴，滴在干燥的染料上，用推片角轻轻将血液与染料混匀，然后用另一载玻片盖在此载玻片上，使两玻片黏合，以免血液和染料干燥。

3. 染色 室温下放置 5～10 min 进行染色。

4. 制备涂片 移开上层玻片，取 1 小滴推制成血涂片，自然干燥。

5. 观察 同试管法。

6. 计数 同试管法。

7. 计算 同试管法。

8. 报告方式 同试管法。

9. 操作示意 网织红细胞玻片法操作见图 2-11。

【参考区间】 同试管法。

【注意事项】 同试管法。

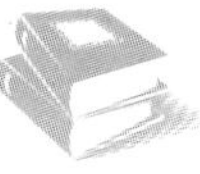

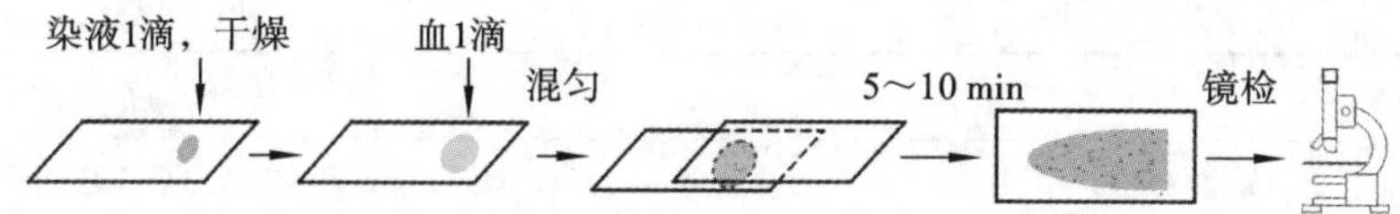

图 2-11 网织红细胞玻片法操作示意图

【实验讨论】

(1) 网织红细胞计数的影响因素有哪些？如何控制？

(2) 对常规法和 Miller 窥盘法网织红细胞计数进行方法学评价，分组设计实验并完成。

(3) 网织红细胞计数可用哪些染液？各有何优缺点？

实验八 嗜碱性点彩红细胞计数

【目的】

(1) 掌握嗜碱性点彩红细胞(basophilic stippling cell)计数的原理和方法。

(2) 熟悉嗜碱性点彩红细胞的形态特点。

【原理】 嗜碱性点彩红细胞是不完全成熟的红细胞，胞质内残存的核酸变性、聚集形成颗粒，经碱性染料(如亚甲蓝)染色后，细胞内可见到大量粗细不等的深染颗粒，借此与完全成熟的红细胞相区别，又简称点彩红细胞。取少量外周血染色并制成涂片后，在显微镜下计数一定数量红细胞中的嗜碱性点彩红细胞，得到嗜碱性点彩红细胞百分数。

【器材】

(1) 显微镜、拭镜纸。

(2) 试管、试管架。

(3) 载玻片、推片。

【试剂】

(1) 香柏油、清洁液。

(2) 甲醇。

(3) 0.5 g/L 碱性亚甲蓝溶液 亚甲蓝 0.5 g，碳酸氢钠 3.0 g，加蒸馏水至 1000 mL。

【标本】 EDTA 抗凝血或末梢血。

【操作步骤】

1. 制备涂片 取血 1 滴推制血涂片 1 张，干燥。

2. 固定 使用甲醇固定血涂片 3 min。

3. 染色 用碱性亚甲蓝溶液染色 1~2 min，用水冲洗后晾干。

4. 低倍镜观察 低倍镜下观察红细胞的分布和染色情况，并选择红细胞分布均匀、着色好的部位。

5. 油镜观察 在油镜下观察所选部位嗜碱性点彩红细胞的形态特点。

6. 计数 油镜下计数 1000 个红细胞中嗜碱性点彩红细胞的数量，或计数 50 个油镜视野中的嗜碱性点彩红细胞，同时计数 5 个视野中的红细胞数量。

7. 计算

$$\text{嗜碱性点彩红细胞百分数} = \frac{\text{50 个视野内的嗜碱性点彩红细胞数量}}{\text{5 个视野内的红细胞数量} \times 10} \times 100\%$$

【参考区间】 <0.03%。

【注意事项】

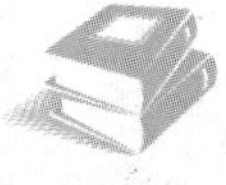

1. 染液 染色试剂应定期配制，以免变质沉淀。

2. 染色 染色后血涂片的干燥速度可适当减慢，使之聚集形成较大的点彩颗粒。

NOTE

3. 计数 计数时要有秩序，遵循一定方向顺序并以“横弓形”连续进行，既不重复又不遗漏，避免主观选择视野。

【实验讨论】

(1) 嗜碱性点彩红细胞计数的影响因素有哪些？如何控制？

(2) 嗜碱性点彩红细胞计数有哪些临床应用价值？

实验九 红细胞沉降率测定

一、魏氏法

【目的】 掌握魏氏法(Westergren method)测定红细胞沉降率(erythrocyte sedimentation rate，ESR)的原理及操作方法。

【原理】 用特制血沉管吸取一定量的枸橼酸钠抗凝全血，将血沉管直立于血沉架上。红细胞比重大于血浆，在离体抗凝血中能克服血浆阻力而下沉。1 h后读取上层血浆高度的毫米数值，即为红细胞沉降率，简称血沉。

【器材】

(1) Westergren 血沉管 全长为(300±1.5) mm，两端相通，表面有规范的200 mm刻度的无色、平头、正圆柱形玻璃或塑料制品，管内径为2.55 mm，管内均匀误差小于5%，外径为(5.5±0.5) mm，管壁刻度为200 mm，误差为±0.35 mm，最小分度值为1 mm，误差小于0.2 mm。

(2) 血沉架。

(3) 0.5 mL吸管、吸耳球、纱布。

(4) 试管、试管架。

【试剂】 109 mmol/L 枸橼酸钠溶液：枸橼酸钠($Na_3C_6H_5O_7 \cdot 2H_2O$)32 g，溶于1000 mL蒸馏水中。

【标本】 静脉血。

【操作步骤】

1. 加抗凝剂 吸取109 mmol/L 枸橼酸钠溶液0.4 mL于试管中。

2. 加血 采静脉血1.6 mL加入含抗凝剂的试管中，混匀。使用枸橼酸钠抗凝的真空采血管采集全血标本时，操作1、2可省略。

3. 吸血 混匀全血吸入血沉管内至刻度“0”处，拭去管外残留余血。

4. 直立血沉管 将血沉管直立于血沉架上，放置平稳，并开始计时。

5. 读数 1 h末准确读取红细胞下沉后露出的血浆段高度。

6. 报告方式 结果报告方式：XX mm/h。

7. 操作示意 血沉测定操作见图2-12。

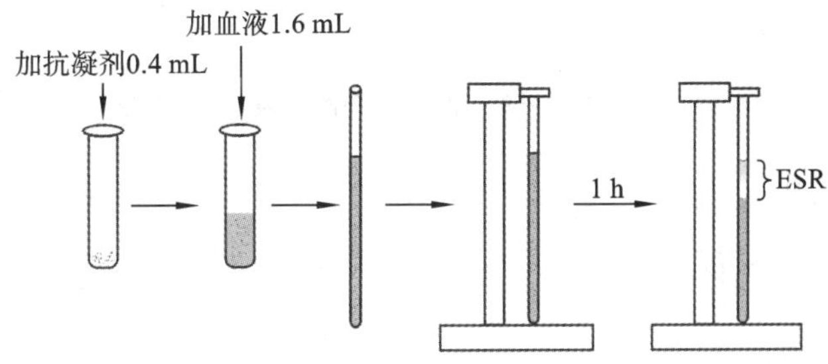

图 2-12 血沉测定操作示意图

【参考区间】 男性：0～15 mm/h，女性：0～20 mm/h。

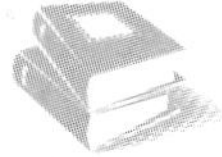

【注意事项】

1. 器材 魏氏血沉管应符合ICSH标定规格，垂直放置，直立于血沉架上不漏血，避免直接光照、移动和振动。血沉管、注射器、试管均应保持清洁干燥，以免溶血。

2. 抗凝剂

(1) 使用分析纯(AR)枸橼酸钠抗凝剂，配制时浓度应准确，不混浊、无沉淀，4 ℃保存可用1周。

(2) 抗凝剂增多，血沉速度加快；反之，血沉速度减慢。故应严格控制抗凝剂用量和采血量，使抗凝剂与血液比例为1∶4。

(3) 目前全血细胞分析均采用EDTA盐抗凝血，可将EDTA盐抗凝血用生理盐水或109 mmol/L枸橼酸钠溶液以1∶4稀释，然后进行测定。

3. 标本

(1) 静脉采血应在30 s内完成，不能混入消毒剂，避免溶血、气泡或形成凝块。

(2) 血沉管吸血时避免产生气泡。

(3) 要求在采血后3 h内完成实验。如置于4 ℃冰箱冷藏，可延至6 h内测定完毕，但测定时应将标本恢复至18～25 ℃。

4. 直立血沉管 血沉管应严格垂直放置，防止血液外漏或形成气溶胶影响测定结果。如果血沉管倾斜，红细胞将沿一侧管壁下沉，血浆则沿另一侧管壁上升，红细胞下降时受到的阻力减小，沉降速度可大大加快(血沉管倾斜3°时，沉降率可增加30%)。

5. 测定时间 严格控制在(60±1) min。血沉测定过程中红细胞并不是匀速沉降的，因此绝不能只观察30 min的沉降率，而将结果乘以2作为1 h的血沉结果。

6. 测定温度 测定温度要求18～25 ℃，且稳定在±1 ℃。室温过高时，血沉加快，应查血沉温度校正表(图2-13)进行温度校正后报告结果。例如，某受检者在室温31 ℃时，测得血沉为46 mm/h，经查表校正后其血沉值应为26 mm/h。室温过低时血沉减慢，测定时应将标本恢复至18～25 ℃。

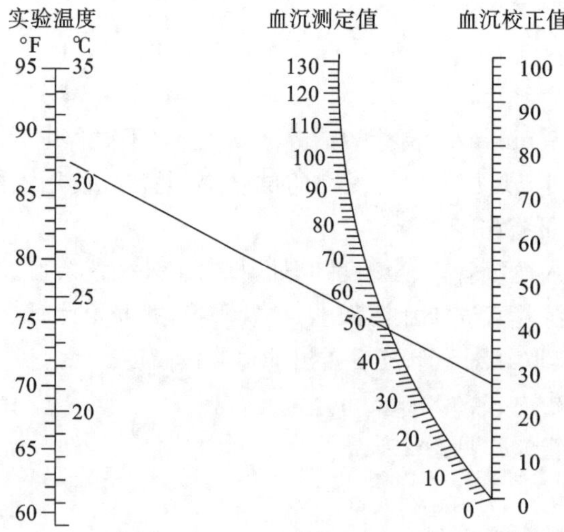

图2-13 血沉温度校正表

二、自动血沉仪法

【目的】 掌握自动血沉仪(automated ESR analyzer)测定红细胞沉降率的原理，了解操作方法。

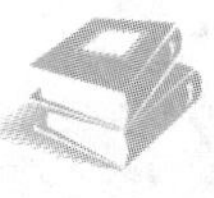

【原理】 动态红细胞下沉分为3个阶段：红细胞缗钱状聚集期，约10 min；红细胞快速沉降期，聚集逐渐减弱，细胞以恒定速度下沉，约40 min；红细胞堆积期，约10 min，红细胞缓慢下沉，逐步向试管底部聚集。自动血沉仪采用光电比浊法、红外线扫描法或摄影法，动态分析红细胞沉降各个时

段血浆的透光度，记录血沉全过程，数据经计算机处理后得出结果。

【器材】

(1) 自动血沉仪：根据型号不同，可对5～100个样本同时检测，多数具备恒温装置。

(2) 专用血沉管：应使用与仪器匹配的一次性血沉管。

【试剂】 109 mmol/L 枸橼酸钠溶液或EDTA盐。

【标本】 新鲜全血。

【操作步骤】 仔细阅读仪器使用手册，严格按仪器操作规程操作。

【参考区间】 同魏氏法。

【实验讨论】

(1) 血沉测定的影响因素有哪些？如何控制？

(2) 分组设计实验，比较方法1(109 mmol/L 枸橼酸钠抗凝全血进行血沉测定)与方法2(将EDTA盐抗凝血用生理盐水或109 mmol/L 枸橼酸钠溶液以1∶4稀释，然后进行血沉测定)的血沉检测结果，分析讨论抗凝剂在血沉测定中的应用情况。

(张继瑜)

实验十　白细胞计数

【目的】 掌握白细胞显微镜计数原理、操作及注意事项。

【原理】 血液用白细胞稀释液稀释一定倍数并破坏成熟红细胞，混匀后充入血细胞计数板，在显微镜下计数一定范围内的白细胞数，通过换算可得到单位体积即每升血液中的白细胞总数。

【器材】

(1) 光学显微镜、血细胞计数板及专用血盖片。

(2) 小试管、1.0 mL 刻度吸管、吸耳球、一次性微量吸管、乳胶吸头。

(3) 医用棉签或优质卫生纸。

【试剂】 白细胞稀释液：冰乙酸2.0 mL，10 g/L 亚甲蓝(或结晶紫)3滴，加蒸馏水至100 mL。

冰乙酸可溶解破坏红细胞，亚甲蓝或结晶紫可使白细胞核略微着色，易于辨认，并区别于红细胞稀释液。试剂配制后混匀过滤，密封室温保存。

【标本】 EDTA盐抗凝静脉血或末梢血。

【操作步骤】

1. 加稀释液 取小试管1支，加入白细胞稀释液0.38 mL。

2. 采血 用75%(体积分数)乙醇将左手无名指指端皮肤消毒，待乙醇挥发干燥后，用一次性采血针穿刺，使血液自然流出，弃去第一滴血，再用一次性微量吸管准确吸取毛细血管血液20 μL。或直接用EDTA盐抗凝血。

3. 稀释血液 用棉签或软卫生纸擦去一次性微量吸管管外余血，将其插入稀释液底部，缓缓放出血液，再吸取上层稀释液吸洗一次性微量吸管2～3次；混匀细胞悬液，室温静置。待液体变为棕褐色时红细胞即被完全破坏。

4. 充池 轻微振荡试管，将细胞悬液充分混匀，用一次性微量吸管吸取细胞悬液15 μL左右，充入清洁而干燥的计数池内，静置2～3 min，待白细胞完全下沉到计数池的底面时，于显微镜下进行计数。

5. 计数 低倍镜(10倍物镜)下计数四角4个大方格内白细胞总数。对压线细胞按“数上不数下、数左不数右”的原则进行计数。操作示意图见图2-14。

NOTE

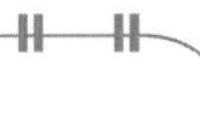

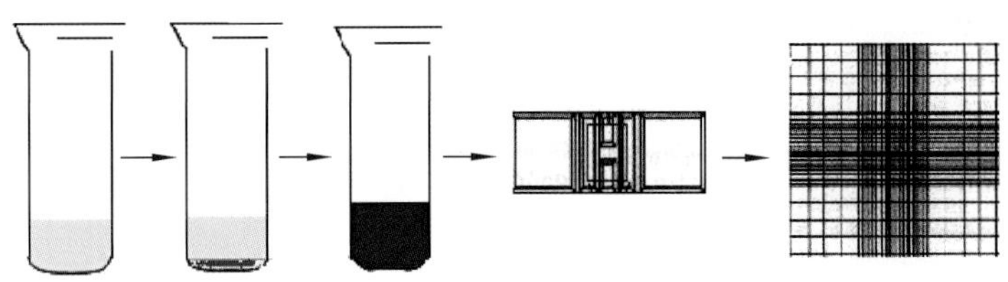

图 2-14　白细胞计数示意图

6．计算

$$白细胞数/L=\frac{N}{4}\times 10\times 20\times 10^{6}=\frac{N}{20}\times 10^{9}$$

式中：N 表示 4 个大方格内白细胞总数；

$\frac{N}{4}$表示每个大方格(即 0.1 μL)内白细胞平均数；

10 表示将容积为 0.1 μL(1 个大方格)白细胞数换算成 1.0 μL 细胞悬液内白细胞数的系数；

20 表示血液稀释倍数；

10^6表示由 1 μL 换算成 1 L 的系数。

7．结果报告　WBC：X. XX×10^9/L。

【参考区间】　成人：(4～10)×10^9/L；新生儿：(15～20)×10^9/L；6 个月～2 岁婴幼儿：(11～12)×10^9/L。

【注意事项】

(1) 所用器材必须经过校正符合标准要求且清洁干燥。

(2) 白细胞稀释液应过滤，避免长菌、混浊。

(3) 采血时不能用力挤压，因此针刺深度必须适当。

(4) 用稀释液冲洗微量吸管时，注意每次不能冲混稀释液且每次吸入量以刚刚超过 20 μL 刻度线为宜。

(5) 充池时尽量使细胞在计数池内均匀分布。一般说来，白细胞总数在参考范围内时，4 个大方格间的白细胞数不得相差 8 个以上，否则应重新充池计数。

(6) 同一份稀释血液计数时两次重复计数误差不得超过 10%。

(7) 白细胞数太低(一般小于 3×10^9/L)，可增加计数范围(数 8 个大方格内的白细胞数)或缩小稀释倍数(吸取 40 μL 血)；白细胞数太高(大于 15×10^9/L)，可适当增加稀释倍数。

(8) 纠正有核红细胞的影响。

当血液中出现较多的有核红细胞时，必须按下列公式校正，将有核红细胞数扣除。校正公式如下：

$$校正后白细胞数/L=X\times\frac{100}{100+Y}$$

式中：X 表示未校正前白细胞数；

Y 表示在进行白细胞分类计数时，计数 100 个白细胞的同时计数到的有核红细胞数。

(9) 质量考核与评价。

①常规考核标准(routine checking standard，RCS)：本法是根据白细胞在血细胞计数池内四角四个大方格的分布情况而规定的。如果超过下述标准者，应重新混匀悬液，滴入另一计数池中进行计数，直至符合下述标准才能报告。

$$RCS=\frac{四个大方格白细胞计数最大值-最小值}{四大格白细胞平均值}\times 100\%$$

评价：白细胞小于或等于 4×10^9/L 者，RCS<30%；白细胞在(4.1～14.9)×10^9/L 者，RCS<20%；白细胞≥15×10^9/L 者，RCS<15%。超过上述标准者为不合格。

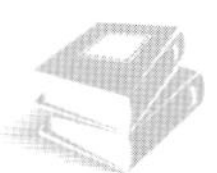
NOTE

②变异百分数评价法　适用于人数较多时(>30 人)的技术考核。

$$V=\frac{|\overline{X}_m - X|}{\overline{X}_m}\times 100\%$$

式中:V 为变异百分率;

X 为被考核者计数值;

$\overline{X}_m$ 为靶值,一般来自卫健委临检中心的标准物均有参考靶值,或同一标本由多位技术熟练的专业人员(如 30 人以上)计数的均值或合格标准物的参考值。

$$\text{计分:质量得分}=100-(V\times 2)$$

式中:2 为失分系数。根据经验 $V=20\%$ 为及格分(即 60 分),则失分系数=(100-60)/20=2。

评价:90 分以上为 A 级(优);80～89 分为 B 级(良);70～79 分为 C 级(中);60～69 分为 D 级(及格);<60 分为 E 级(不及格)。本法适用于人数较多(如 30 人以上)的技术考核,或市、区集体考核。

③两差比值评价法:所谓"两差"比值即同一标本或同一患者在短时间内两次细胞计数之差和两次细胞计数的标准差之比。计算公式及评价方法同红细胞计数。

④经验控制:用血涂片中所见白细胞的多少粗略估计白细胞数的结果,大致核对白细胞计数结果有无大的误差。血涂片要求厚薄适宜。血涂片所见白细胞的多少与白细胞总数的大致关系如表 2-4 所示,如不符,则需要复查计数结果。

表 2-4　血涂片中白细胞数与白细胞总数的关系

血涂片中白细胞数/HP	白细胞总数/($\times 10^9$ / L)
2～4	4～7
4～6	7～9
6～10	10～12
10～12	13～18

【思考题】

(1) 白细胞显微镜计数法的技术误差和固有误差有哪些?如何控制?

(2) 简述白细胞显微镜计数法的优缺点。

实验十一　白细胞分类计数和形态检查

【目的】

(1) 掌握显微镜白细胞分类计数(differential count,DC)的方法、注意事项。

(2) 掌握各种正常白细胞形态特点;掌握中性粒细胞的毒性变化和核象变化。

(3) 掌握异常淋巴细胞的形态特点。

【原理】　将血液涂成细胞分布均匀的血涂片,经瑞氏染色或瑞-吉染色后在显微镜下观察,根据白细胞的大小、细胞核和细胞质的染色特征与颜色的差异,鉴别各种正常或异常的白细胞,通常分类计数 100 个白细胞,计算得出各种白细胞的相对比值或所占的百分率。

【器材】

(1) 普通光学显微镜、白细胞分类计数器。

(2) 血涂片制备与染色所用器材。

【试剂】　香柏油、擦镜液(30%无水乙醇、70%乙醚混合液或二甲苯)。

【标本】　EDTA 盐抗凝静脉血或末梢血。

NOTE

【操作步骤】

(1) 血涂片的制备及瑞氏染色或瑞-吉染色：具体操作见第一章实验五。

(2) 先在低倍镜下浏览全片，了解染色好坏和细胞分布情况，观察有无异常细胞。

(3) 选择细胞分布均匀、着色良好的区域，一般在体尾交界处，滴加香柏油一滴，转油镜(100 倍物镜)下进行分类计数。分类计数时要按照一定的顺序例如“弓”字形进行(图 2-15)，避免重复计数或人为主观地选择视野。

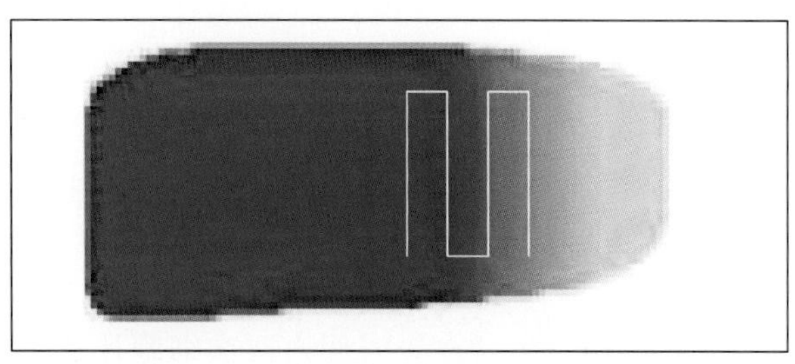

图 2-15　白细胞分类计数区域模式图

(4) 白细胞分类计数的同时也要观察红细胞有无大小、形态、染色的变化，有无异常结构，观察血小板形态和分布有无异常，同时还应注意有无异常细胞或寄生虫(如疟原虫等)。

(5) 结合白细胞计数结果，可间接计算出每升血液中各种白细胞的数量即各种白细胞的绝对值。

(6) 结果报告

①直接报告各类白细胞所占的比值或百分率，用小数或百分数表示。

②通过计算报告各类白细胞的绝对值。用 X. XX$\times 10^9$/L 表示。

计算方法：

$$各类白细胞绝对值=每种白细胞所占百分率\times 白细胞总数计数$$

③幼稚或异常白细胞：如发现幼稚或异常白细胞，应进行分类报告，并包括在白细胞分类比值或百分率中。

④有核红细胞：血涂片中如见到有核红细胞，要逐个计数，但不列入白细胞分类计数总数之内，报告方式为分类计数 100 个白细胞的同时见到的有核红细胞数。

⑤红细胞、血小板的形态：如有异常改变应在结果中描述。

⑥发现其他异常如见到寄生虫(如疟原虫等)均应在报告中描述。

(7) 血涂片中各种正常白细胞形态见图 2-16。

①中性粒细胞(neutrophil，N)：中性粒细胞分为中性杆状核和中性分叶核粒细胞两种。细胞体呈圆形，直径为 10～15 μm，约为红细胞的 2 倍。细胞核染深紫红色，染色质致密成块，粗糙不均。细胞质丰富，呈粉红色，含较多细小均匀的淡粉红色中性颗粒。中性杆状核粒细胞核型多样，可呈 C 形、S 形或不规则形；分叶核粒细胞核分为 2～5 叶，甚至可见 5 叶以上，各叶大小、形状和排列各不相同。核径最窄处小于最宽处$\frac{1}{3}$划分为分叶核。

②嗜酸性粒细胞(eosinophil，E)：细胞呈圆形，直径为 13～15 μm，略大于中性粒细胞。胞核多为两叶，呈眼镜状，也可偶见 3～4 叶，染色质粗糙染紫红色。胞质内充满粗大、大小一致、均匀分布且折光性强的橘红色或橘黄色嗜酸性颗粒。嗜酸性粒细胞易破碎，颗粒可分散于细胞核周围。

③嗜碱性粒细胞(basophil，B)：胞体呈圆形，直径为 10～12 μm，略小于中性粒细胞。核分叶不明显，形态不规则。胞质中含有少量粗大但大小不一、分布不均的紫黑色嗜碱性颗粒，颗粒不仅存在于胞质中，而且常覆盖于核上，致使核的分叶与结构模糊不清。

④淋巴细胞(lymphocyte，L)：光镜下可分为小淋巴细胞和大淋巴细胞。小淋巴细胞直径为 6～10 μm，占 90%；大淋巴细胞直径为 10～15 μm，占 10%。小淋巴细胞胞体呈圆形或椭圆形，胞核呈圆形或椭圆形，偶见凹陷，染色质粗糙致密，有成块现象，染深紫红色；胞质很少，仅在核的一侧见到少量淡蓝色胞质，有时几乎不见而似裸核，胞质内一般无颗粒；大淋巴细胞呈圆形，胞核呈圆形或椭圆形，常偏于一侧，染色质常致密成块状，染深紫红色；胞质丰富，呈透明天蓝色，可有少量大而稀疏的紫红色嗜天青颗粒。

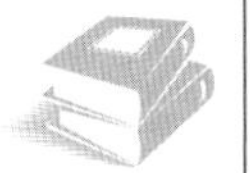

NOTE

⑤单核细胞(monocyte，M)：胞体呈圆形或不规则形，直径为 14～20 μm。细胞核型多样，可呈

肾形、马蹄形或不规则分叶,染淡紫红色,常折叠扭曲,染色质细致,疏松如网状。胞质丰富,染淡灰蓝色或淡粉红色,内含大量细小、弥散分布的灰尘样淡紫红色嗜天青颗粒。

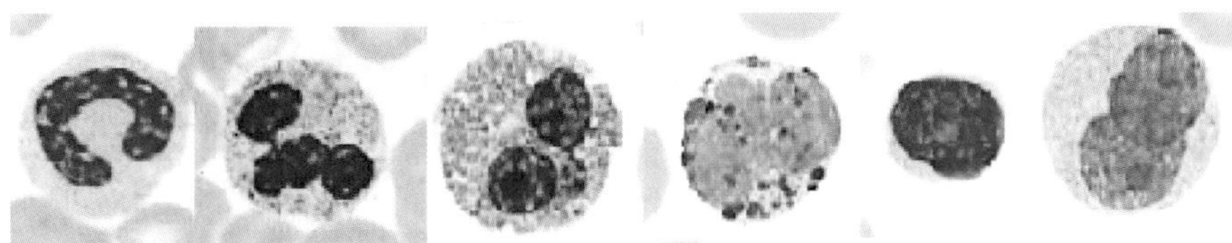

图 2-16 各种正常白细胞形态

(8) 各种异常中性粒细胞的形态见图 2-17。

①中性粒细胞的毒性变化:大小不一、中毒颗粒(严重感染及大面积烧伤等情况下,中性粒细胞的胞质中出现比正常中性颗粒粗大、大小不一、随机分布的紫黑色或深紫褐色颗粒,称为中毒颗粒)、空泡变性(中性粒细胞的胞质内出现 1 个或数个空泡,也可在细胞核上出现。空泡是细胞发生脂肪变性的结果,常见于严重感染,如败血症等)、杜勒小体(Döhle body)、退行性变和核变性。

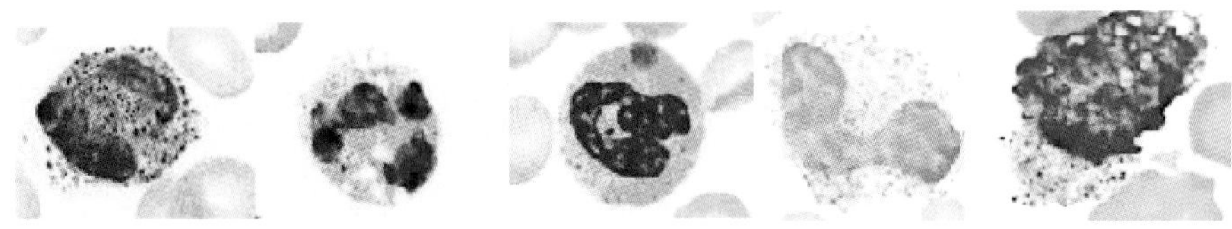

图 2-17 异常中性粒细胞形态

②中性粒细胞的核象变化:正常情况下,外周血液的中性粒细胞以分叶核为主,细胞核常分为 2～5 叶,且以 2～3 叶多见。杆状核较少,两者比值为 13∶1;外周血液中的中性杆状核粒细胞增多(大于 5%)或(和)出现晚幼粒、中幼粒甚至早幼粒细胞的现象称为核左移(shift to the left)。外周血液中中性分叶核粒细胞增多,并且 5 叶核以上的中性粒细胞大于 3%时称为核右移(shift to the right)如图 2-18、图 2-19 所示。

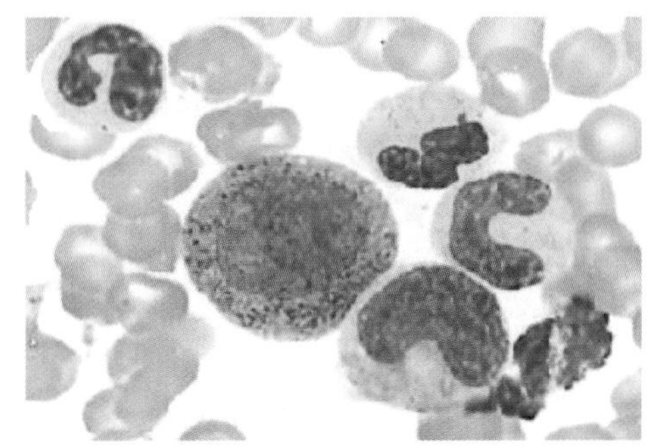

图 2-18 中性粒细胞核左移

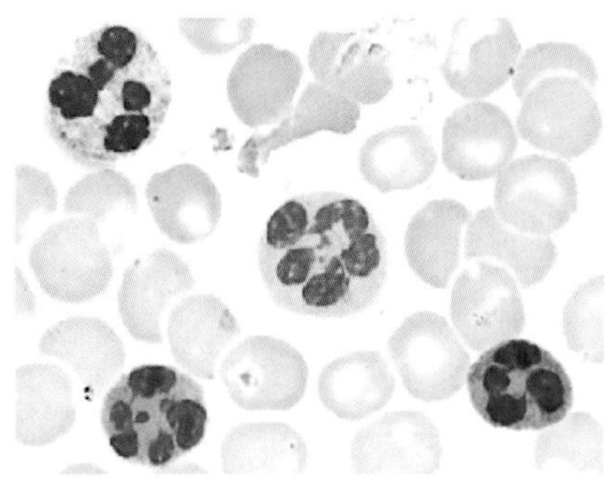

图 2-19 中性粒细胞核右移

③中性粒细胞胞核形态异常:包括巨多核中性粒细胞、巨杆状核中性粒细胞和过分叶核中性粒细胞、双核和环形杆状核中性粒细胞、鼓槌小体、核出芽、中性粒细胞胞质颗粒减少或消失等异常形态。

(9) 淋巴细胞的形态异常见图 2-20。

①异型淋巴细胞(atypical lymphocyte):在病毒或过敏原等因素刺激下,淋巴细胞增生并发生形态变化,表现为胞体增大、胞质量增多、嗜碱性增强、细胞核母细胞化,称为异型淋巴细胞或反应性淋巴细胞。异型淋巴细胞按形态特征分为三型。

Ⅰ型(空泡型):又称为泡沫型或浆细胞型,其胞体较正常淋巴细胞稍大,多为圆形;核呈圆形、椭圆形、肾形或不规则形,染色质呈粗网状或不规则聚集成粗糙的块状;胞质较丰富,深蓝色,无颗粒,含大小不等的空泡或呈泡沫状。

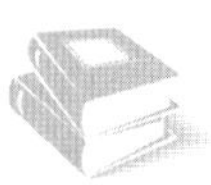

NOTE

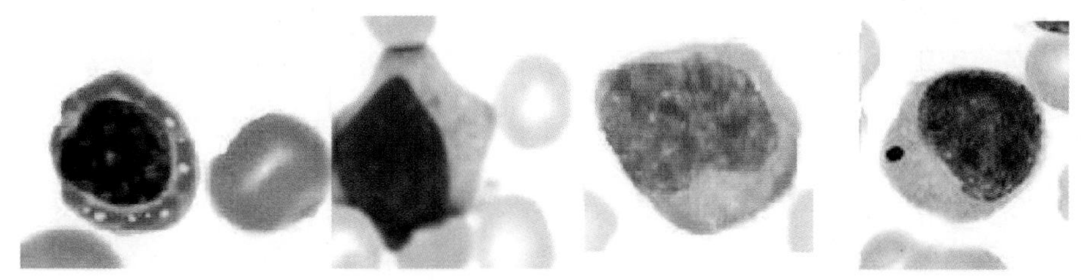

图 2-20　淋巴细胞形态异常

Ⅱ型(不规则型):又称为单核细胞型。胞体较Ⅰ型细胞明显增大,外形不规则,似单核细胞;核圆形或不规则,染色质较Ⅰ型细致;胞质丰富,淡蓝色或蓝色,有透明感,着色不均匀,边缘蓝色较深,呈裙边样,可有少许嗜天青颗粒,一般无空泡。

Ⅲ型(幼稚型):又称为未成熟细胞型或幼淋巴细胞样型。胞体较大,核大,呈圆形或椭圆形,染色质呈细致网状,可有1～2个核仁;胞质量较少,呈深蓝色,多无颗粒,偶有小空泡。

正常人外周血液偶见异型淋巴细胞。病毒和微生物感染,如:E-B病毒、巨细胞病毒、梅毒螺旋体和接种疫苗等都可引起外周血液中异型淋巴细胞增多。

②卫星核(satellite nucleus)的淋巴细胞:淋巴细胞的主核旁边有一个游离的小核。常见于接受较大剂量的电离辐射、核辐射之后或其他理化因素、抗癌药物等对细胞造成损伤时,常作为致畸、致突变的客观指标之一。

【参考区间】　白细胞分类计数参考区间见表2-5。

表 2-5　白细胞分类计数参考区间

白　细　胞	百分率/(%)	绝对值/($\times10^9$ / L)
中性杆状核粒细胞(Nst)	1～5	0.04～0.5
中性分叶核粒细胞(Nsg)	50～70	2～7
嗜酸性粒细胞(E)	0.5～5	0.02～0.5
嗜碱性粒细胞(B)	0～1	0～0.1
淋巴细胞(L)	20～40	0.8～4
单核细胞(M)	3～8	0.12～0.8

【注意事项】

(1) 保证制片质量:制备厚薄适宜,头体尾分明,细胞分布均匀,四周留有空隙且染色良好的血涂片,是保障白细胞分类结果可靠性的关键。血膜过厚,则细胞重叠、细胞缩小;血膜太薄,白细胞多集中于边缘;血膜在载玻片的两侧如不留余地,则影响某些异常细胞(大或成堆)的观察。另外染色偏碱或偏酸,均可使细胞形态或染色反应异常。识别形态时要随时旋转调焦细螺旋(微调),注意全面观察细胞核染色质、细胞质颗粒大小、染色及分布等特点。

(2) 注意全片观察,特别要留意血涂片尾部和两端体积较大细胞的情况。体积较小的淋巴细胞在血涂片头、体部分布较多,体积较大的中性粒细胞和单核细胞多分布在尾部和两侧,异常大的细胞常出现在血涂片尾部,因此分类计数时最好选择体尾交界处,且必须按照一定方式有规律地移动视野,逐个计数不同区域的白细胞,切忌根据自己的主观意愿任意取舍随机视野内的白细胞,以免重复计数或漏计。

(3) 白细胞分类计数的数量应根据白细胞总数而定。一般要求在油镜下分类计数100个白细胞;当白细胞总数超过15×10^9 / L时,应分类计数200个白细胞;当白细胞数量低于3×10^9/L时,为了降低误差,最好可多检查几张血涂片,分类计数50～100个白细胞。

(4) 如发现幼稚或异常白细胞,应进行分类报告,并包括在白细胞分类比值或百分率中。

NOTE

(5) 血涂片中如见到有核红细胞,要逐个计数,但不列入白细胞分类计数总数之内,报告方式为分类计数 100 个白细胞的同时见到的有核红细胞数。

(6) 如发现幼稚细胞或红细胞、血小板形态异常时一定要在结果报告中加以描述。

(7) 发现其他异常如见到寄生虫(如疟原虫等)均应在报告中描述。

(8) 不被识别的破碎细胞数量不宜太多,一般不能超过白细胞总数的 2%。若破碎细胞仍能鉴别其种类,如破碎的嗜酸性粒细胞等,仍将其计在分类计数总数中。

(9) 注意染色的影响:染色偏碱或染色时间过长时,可将中性颗粒误认为中毒颗粒,应注意全片各种细胞的染色情况。

(10) 中毒颗粒易与嗜碱性粒细胞胞质内颗粒混淆,嗜碱性粒细胞核分叶较少,颗粒大而不均,染色更深,可分布在胞核上而使胞核分叶不清。血涂片染色偏碱或染色时间过长,会使中性粒细胞颗粒染色过深,应与中毒颗粒辨别。

(11) 白细胞分类计数必须在油镜下进行,禁止在高倍镜下进行白细胞分类计数。

【思考题】

(1) 白细胞分类计数中发现幼稚或异常白细胞、有核红细胞时如何报告结果?

(2) 如何利用血涂片上白细胞密度评估血液中白细胞总数?应注意哪些问题?

(3) 白细胞在病毒性感染和急性细菌性感染时形态学变化各有何特点?

实验十二　嗜酸性粒细胞直接计数

【目的】 掌握嗜酸性粒细胞直接计数的原理、操作步骤和注意事项。

【原理】 用嗜酸性粒细胞稀释液将全血稀释一定倍数,并破坏红细胞和大部分其他白细胞,使嗜酸性粒细胞颗粒着色,混匀后滴入血细胞计数板内,计数一定范围内嗜酸性粒细胞数,可换算为单位体积即每升血液中嗜酸性粒细胞数。

【器材】

(1) 普通光学显微镜、血细胞计数板及专用血盖片。

(2) 试管、1.0 mL 刻度吸管、吸耳球、一次性 20 μL 微量吸管、乳胶吸头。

(3) 医用棉签或优质卫生纸。

【试剂】

常用的嗜酸性粒细胞计数稀释液有以下几种。

(1) Hinkelman 稀释液:伊红 0.2 g,95%苯酚 0.5 mL,40%甲醛 0.5 mL,加蒸馏水至 100 mL。

(2) 溴甲酚紫稀释液:溴甲酚紫 25.0 mg,磷酸盐缓冲液(0.1 mol/L,pH 7.4) 1.0 mL,加蒸馏水至 50.0 mL。

该稀释液为低渗溶液,能使红细胞和其他白细胞溶解。嗜酸性颗粒为非水溶性,因此不被溶解。溴甲酚紫为指示剂,使嗜酸性颗粒显紫色,便于识别。少量磷酸盐缓冲液可缓冲溴甲酚紫中的游离酸。

(3) 乙醇-伊红稀释液:95%乙醇 30 mL,甘油 10 mL,碳酸钾 1.0 g,枸橼酸钠 0.5 g,20 g/L 伊红液 10 mL。

乙醇为嗜酸性粒细胞保护剂,甘油可防止乙醇挥发,碳酸钾促使红细胞和其他白细胞溶解破坏,并增强嗜酸性粒细胞着色。枸橼酸钠是抗凝剂。伊红是嗜酸性染料,可使嗜酸颗粒着红色。本配方嗜酸性粒细胞着色鲜明,缺点是稀释液中含有较黏稠的甘油,细胞不易混匀,故在计数前必须充分振摇。

【标本】 EDTA 盐抗凝静脉血或末梢血。

【操作步骤】

1. 加稀释液 取小试管 1 支,加入嗜酸性粒细胞稀释液 0.38 mL。

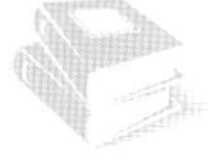
NOTE

2. 采血 用75%(体积分数)乙醇将左手无名指指端皮肤消毒，待乙醇挥发干燥后，用一次性采血针穿刺，使血液自然流出，弃去第一滴血，再用一次性微量吸管准确吸取血液20 μL。或直接用EDTA盐抗凝血。

3. 稀释血液 用棉签或软卫生纸擦去微量吸管管外余血，将其插入稀释液底部，缓缓放出血液，再吸取上层稀释液吸洗微量吸管2～3次；混匀细胞悬液，室温静置。待红细胞被完全溶解。

4. 充池 轻微振荡试管，将细胞悬液充分混匀，用微量吸管吸取细胞悬液约15 μL，充入清洁而干燥的计数池内，静置2～3 min，待细胞完全下沉到计数池底部时，于显微镜下进行计数。

5. 计数 低倍镜下(必要时用高倍镜)计数两个计数池中(中央及四角5个大方格)10个大方格内嗜酸性粒细胞数，计数原则同红细胞计数。根据所用稀释液不同，嗜酸性粒细胞颗粒可染成不同颜色，计数示意图见图2-21。三种稀释液处理血标本后，高倍镜下(40倍物镜)嗜酸性粒细胞的形态特征见图2-22。

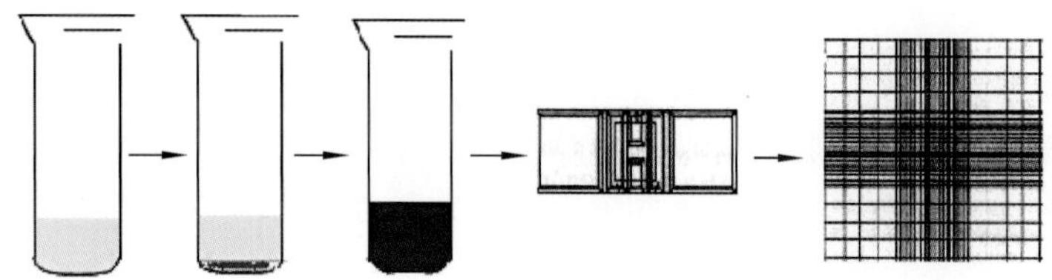

0.38 mL嗜酸性粒细胞稀释液+20 μL血液→充分混匀→充池，静置→显微镜下计数

图2-21 嗜酸性粒细胞计数示意图

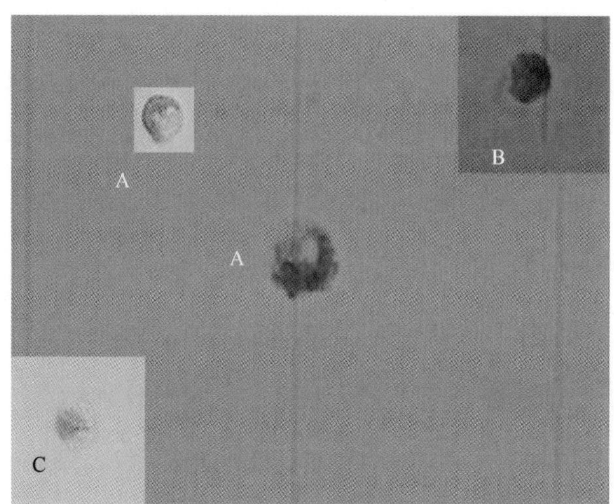

图2-22 高倍镜下嗜酸性粒细胞的形态特征

A. Hinkelman法嗜酸性粒细胞；B. 溴甲酚紫法嗜酸性粒细胞；C. 乙醇-伊红法嗜酸性粒细胞

6. 计算

嗜酸性粒细胞计数(/L)＝计得10个大方格嗜酸性粒细胞数(N)×20×10^6

7. 结果报告 嗜酸性粒细胞计数：X. XX×10^9/L。

【参考区间】 (0.05～0.5)×10^9/L。

【注意事项】

(1) 本实验要求各种用具清洁，否则将影响嗜酸性粒细胞的着色和计数。

(2) 嗜酸性粒细胞直接计数法中所用稀释液种类繁多，虽配方不同，但作用大同小异，分为保护嗜酸性粒细胞而破坏其他细胞的物质(如乙醇、丙酮等)和使嗜酸性粒细胞颗粒着色的物质(如溴甲酚紫、伊红、石楠红等)。Hinkelman液是较为理想的稀释液，它可以在室温中保存较长时间。其他配方中凡含有挥发性药物如乙醇、丙酮等试剂者，其保存时间均不宜太长，并注意密封。而乙醇、丙酮具有挥发性，如用此配方最好新鲜配制，每周配一次。试剂应在操作前加入试管并及时测定，

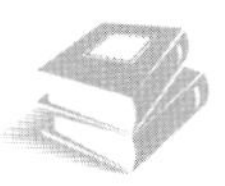

NOTE

否则也会因挥发而影响结果。

(3) 若嗜酸性粒细胞被破坏,可在稀释液中适当增加乙醇、丙酮等保护剂的用量,相反,若中性粒细胞破坏不全,可适当减少保护剂的量,调整后重新采血计数。

(4) 观察嗜酸性粒细胞计数的变化,采集血液标本时间应力求统一,以免受日间生理变化的影响。

(5) 血液稀释后应及时混匀,因嗜酸性粒细胞在稀释液中容易发生聚集,但不宜用力振荡,以免嗜酸性粒细胞破碎。

(6) 血液稀释后应在 30～60 min 内计数完毕,否则嗜酸性粒细胞会逐渐溶解破坏,使计数结果偏低,且不易识别。

(7) 注意与残留的中性粒细胞区别,以免认错后使结果偏高。中性粒细胞一般不着色,但也有着浅红色的,但其颗粒较小。

【思考题】

(1) 嗜酸性粒细胞稀释液中乙醇、丙酮等试剂的作用是什么?如何调整其用量?

(2) 影响嗜酸性粒细胞直接计数的因素有哪些?与前述细胞计数有何不同?如何控制?

(3) 嗜酸性粒细胞直接计数法的优缺点?

实验十三 红斑狼疮细胞检查

【目的】 掌握红斑狼疮细胞检查去纤维蛋白法和血块法的原理、操作步骤和注意事项。

【原理】 系统性红斑狼疮患者的血清中存在红斑狼疮(LE)因子,在体外被活化后,作用于受累的白细胞,使其 DNA 解聚,形成肿胀的"游离均匀体",在正常白细胞的趋化作用及补体作用下,该均匀体被正常白细胞吞噬而形成红斑狼疮细胞,涂片后经瑞氏染色或瑞-吉染色后镜检。

【器材】

(1) 37 ℃恒温水浴箱、离心机。

(2) 一次性注射器(5 mL)、压脉带。

(3) 盛有玻璃珠的三角烧瓶、三角烧瓶洗净后连同玻璃珠一起烤干备用。

(4) 13×100 mm 试管 3 支、玻棒 1 支。

(5) 载玻片及推片。

(6) 消毒用棉球。

【试剂】 瑞氏或瑞-吉染液。

【标本】 静脉血标本。

【操作步骤】

1. 去纤维蛋白法

(1) 静脉采血 5 mL,放入含有几颗洁净小玻璃珠的三角烧瓶中,摇动约 15 min,直至纤维蛋白完全绕拌在玻璃珠上为止。

(2) 静置于 37 ℃恒温箱中孵育 2 h。

(3) 将血标本移入小试管中,以 1000 r/min 离心 5 min,使白细胞适当集中,吸取白细胞层移入细口径的小试管中,以 2000 r/min 离心沉淀 10 min。

(4) 取白细胞层涂片 3～5 张,瑞氏或瑞-吉染色后镜检。

(5) 若未找到典型的红斑狼疮细胞,而仅见游离的均匀体或花形细胞簇,应多次反复观察,必须找到典型的红斑狼疮细胞,才能报告"查到红斑狼疮细胞"。

红斑狼疮细胞的识别:在显微镜下可以观察到三种形态:①游离均匀体。②花形细胞簇。③吞噬体(典型红斑狼疮细胞形成体)。典型红斑狼疮细胞的形态特点:中性粒细胞吞噬一个或多个染

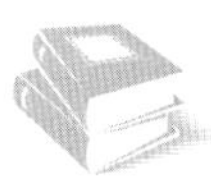
NOTE

淡红色的均匀体,吞噬细胞本身的核被挤到一边,但仍保持正常染色质结构。红斑狼疮细胞的形态如图 2-23 所示。

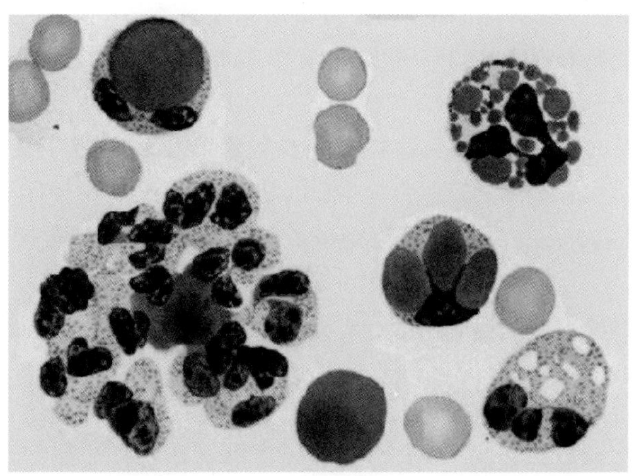

图 2-23　红斑狼疮细胞的形态特征

识别红斑狼疮细胞时注意与果馅细胞(Tart's 细胞)的鉴别。果馅细胞的特点为中性粒细胞或单核细胞吞噬衰老退行性变的细胞核而形成的,被吞噬的细胞核深染,仍保持有核的结构,且无明显肿胀核均匀感。吞噬细胞本身的核无明显被挤到一边的现象,胞质较丰富。果馅细胞在骨髓涂片和血涂片中偶可见到,无临床诊断意义。

2. 血块法

(1) 采集患者静脉血 5 mL,置于小试管内,使其凝固成血块。

(2) 待其凝固成血块后,用玻棒捣碎血块,然后移入小口径试管中,以 1000 r/min 离心 5 min,使白细胞适当集中,吸取富含白细胞的上层血液,置于 37 ℃恒温箱中孵育 2 h。

(3) 以 2000 r/min 离心 10 min,吸取白细胞层涂片 3～5 张,瑞氏或瑞-吉染色后镜检。

(4) 其他操作同去纤维蛋白法。

(5) 报告方式　找到红斑狼疮细胞或未找到红斑狼疮细胞。

【参考区间】 阴性。

【注意事项】

(1) 血液标本采集后应立即检查,不能放置过久,否则游离均匀体或典型的红斑狼疮细胞退化可致假阴性结果。

(2) 孵育温度和时间要适当,一般在 37 ℃下 2 h 为宜,时间过短,红斑狼疮细胞均匀体未能形成,染色不佳,检出率低,易造成假阴性结果;时间过长,则由于细胞退化,溶解而消失或识别困难也会出现假阴性结果。

(3) 为提高阳性率,至少需检查 3 张血涂片,并特别注意血涂片的尾部和边缘,最好先用低倍镜或高倍镜寻找,再用油镜鉴定。若发现游离的均匀体或花形细胞簇,应继续仔细观察,往往能找到典型的红斑狼疮细胞。

(4) 注意与果馅细胞区别。

(5) 红斑狼疮细胞的检查方法除了去纤维蛋白法、血块法,还有血浆法、滴血法等。

【思考题】

(1) 简述红斑狼疮细胞形成的机制及检查的注意事项。

(2) 简单评价红斑狼疮细胞检查方法的优缺点。

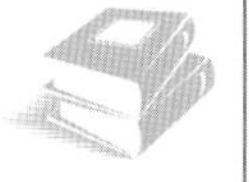

NOTE

实验十四　血小板计数

【目的】 掌握血小板计数(blood platelet count,BPC 或 PLT)显微镜法的原理、操作步骤、注意事项。

【原理】 血液经草酸铵稀释液按一定比例稀释和溶解红细胞后,将其混匀并充入血细胞计数板内,在显微镜下计数一定范围内的血小板数,通过换算得到每升血液中的血小板数。

【器材】

(1) 光学显微镜、血细胞计数板及专用血盖片。

(2) 试管、1.0 mL 刻度吸管、吸耳球、一次性微量吸管、乳胶吸头。

(3) 医用棉球或优质卫生纸。

【试剂】

(1) 草酸铵稀释液:草酸铵(分析纯)10.0 g,EDTA-Na_2 0.12 g,40%甲醛 1.0 mL,加蒸馏水至 1.0 L;用玻砂漏斗或数层滤纸过滤后,保存于 4 ℃冰箱中备用。该稀释液对无核红细胞的破坏力较强,血小板形态清楚。草酸铵起溶血作用,EDTA-Na_2 起抗凝作用,可螯合 Ca^{2+} 防止生成草酸钙沉淀而影响血小板的辨认。甲醛起防腐作用,并可固定血小板。可于稀释液中滴加结晶紫溶液数滴,使稀释液呈浅紫蓝色。

(2) 复方尿素稀释液:尿素(优级纯或分析纯)10.0 g,枸橼酸钠 0.5 g,40%甲醛 0.1 mL,加蒸馏水至 100 mL。枸橼酸钠用于抗凝,尿素可溶解红细胞,甲醛既可固定血小板又可防腐。其中尿素易分解,试剂因温度升高和保存时间延长而失效。故一次应少量配制或先配好不加尿素的原液,每天临用前按比例加入尿素,溶解后过滤备用。

【标本】 EDTA 盐抗凝静脉血或末梢血。

【操作步骤】

1. 加稀释液 取小试管 1 支,加入血小板稀释液 0.38 mL。

2. 采血 用 75%乙醇将左手无名指指端皮肤消毒,待乙醇挥发干燥后,用一次性采血针穿刺,使血液自然流出,用一次性微量吸管准确吸取毛细血管血液 20 μL。或直接用 EDTA 盐抗凝血。

3. 稀释血液 用棉球或软卫生纸擦去一次性微量吸管管外余血,将其插入稀释液底部,缓缓放出血液,再吸取上层稀释液清洗一次性微量吸管 2～3 次;轻轻混匀细胞悬液约 1 min,室温下静置 10 min 左右。

4. 充池 轻微振荡试管,将细胞悬液充分混匀,用一次性微量吸管吸取细胞悬液 15 μL 左右,充入清洁而干燥的计数池内,静置 10～15 min(空气干燥季节应将血细胞计数板置于湿盒内),待血小板完全下沉到计数池的底面时,于显微镜下进行计数。

5. 计数 以低倍(10 倍)物镜找到计数板上中央大方格后,改用高倍(40 倍)物镜,在大方格内计数 4 角和中央共 5 个中方格的血小板数。血小板计数操作示意图见图 2-24。

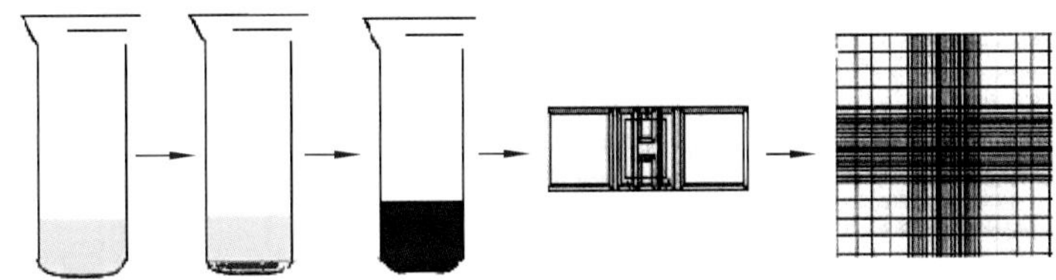

0.38 mL血小板稀释液+20 μL血液→充分混匀→充池,湿盒内静置10～15 min→显微镜下计数

图 2-24　血小板计数示意图

6. 计算

$$血小板计数(/L)=5个中方格内计得血小板数(N)\times 5\times 20\times 10\times 10^6=N\times 10^9$$

式中:5 表示将 5 个中方格内的血小板数换算成一个大方格(0.1 μL)稀释后血液中的血小板数的系

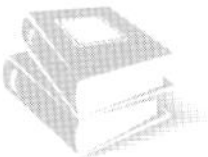

NOTE

数；

10 表示将一个大方格的容积即 0.1 μL 换算成 1 μL 稀释后血液中的血小板数的系数；

20 表示血液的稀释倍数；

10^6 表示将 1 μL 换算为 1 L 的系数。

7. 结果报告 血小板：XXX×10^9/L。

【参考区间】 (100～300)×10^9/L。

【注意事项】

血小板较其他血细胞脆性大、易碎裂，操作稍有不慎即可导致计数结果偏低；血小板体积小，易与细胞碎屑、尘埃、细菌等混淆而使计数结果偏高。所以，影响显微镜下血小板直接计数准确性的因素很多，除一般血细胞计数的注意事项适用于血小板计数外，还应注意以下几点。

(1) 检查前，患者应避免服用阿司匹林及其他抗血小板药物。

(2) 所用全部器材必须校准、洁净、干燥。

(3) 使用符合要求的优质血小板稀释液。稀释液应无细菌、尘埃等污染，存放时间较长时应过滤。优质的血小板稀释液应具备的条件：①能有效地阻止凝血；②很快将血小板固定，防止血小板聚集和形态改变；③溶血稀释液要求红细胞破坏完全；④组成简单，易于保存，不生长细菌；⑤血小板稀释液空白计数值应为 0。

(4) 采血时，针刺深度一定要足够(深 3 mm 左右)，使血液流畅，避免用力挤压。拭去第一滴血后立即采血，以防血小板聚集和破坏。如果同时做白细胞和血小板计数时，应先采血做血小板计数。静脉采血时，避免反复握拳、拍打采血部位、扎止血带的时间过长(应小于 1 min)。

(5) 血液离体后血小板更易发生聚集，所以各操作步骤均应迅速而适度。操作不敏捷、混合力度不适会使血小板发生聚集或导致血小板被破坏。注意在充池前，必须充分摇匀。

(6) 血小板小而轻，在液体中下沉很慢。血小板混悬液滴入计数池后至少静置 15 min (空气干燥季节应将血细胞计数板置于湿盒内)，待血小板完全下沉时才能计数。

(7) 计数时光线要适中，不可太强，应随时旋转显微镜微调，注意与细胞碎片、微生物、结晶等杂物鉴别。血小板大小较一致，圆形或椭圆形，细胞内质地一致，显微镜调好焦距后，再以显微镜的细螺旋上下轻轻调动焦点时，血小板会闪现均匀一致的绿黄色光点，而杂质、尘埃则大小悬殊、形态无规律，调动焦点时出现，为一团黑或较亮的一点。

(8) 标本采集后应在 60 min 内计数完毕，如放置时间过长，会导致血小板被破坏，计数结果偏低。

【思考题】

(1) 影响血小板显微镜计数的因素有哪些？如何控制？

(2) 比较血小板显微镜计数法和血细胞分析仪法的优缺点。

(3) 比较皮肤采血和静脉采血法对血小板显微镜计数法结果的影响。

实验十五 血小板形态检查

【目的】 掌握正常及各种异常血小板的形态学特点及血小板的分布特点。

【原理】 用显微镜直接观察经瑞氏或瑞-吉染色后血涂片上的血小板，并根据血小板的大小、形态特征进行鉴别。

【器材】 显微镜、同血涂片制备与染色所用器材。

【试剂】 香柏油、擦镜液(30%无水乙醇、70%乙醚混合液或二甲苯)。

【标本】 EDTA 盐抗凝静脉血或末梢血。

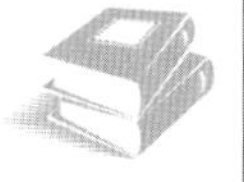

NOTE

【操作步骤】

(1) 具体操作见“白细胞分类计数和形态检查”。

(2) 在油镜下观察血小板形态和分布有无异常。

(3) 正常血小板形态,见图 2-25。

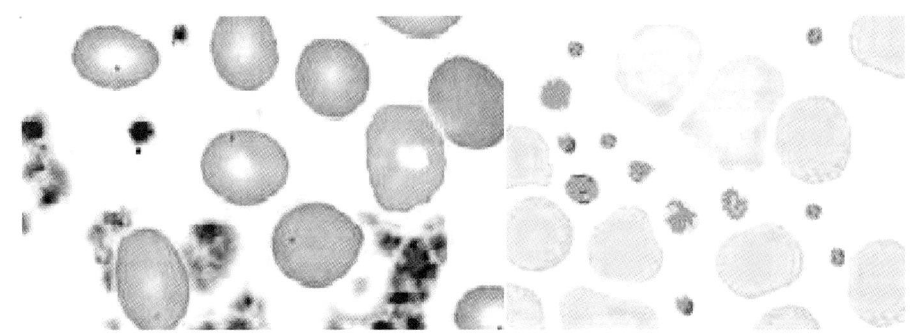

图 2-25 正常血小板

正常血小板呈两面微凸的圆盘状,直径为 2～4 μm,新生血小板体积大,成熟者体积小。在血涂片上往往成簇分布,其形态多数为圆形、椭圆形或略欠规则;胞质呈淡灰蓝色或淡红色,中心部位有细小、分布均匀的紫红色颗粒。外周血巨型血小板占 0.7%～2.0%,大型血小板占 8.0%～16.0%,中型血小板占 44.0%～49.0%,小型血小板占 33.0%～44.0%,以中、小型居多。

(4) 异常血小板形态

①大小异常:病理情况下血小板可出现明显的大小不均变化。巨型血小板直径甚至大于 20 μm,主要见于巨大血小板综合征、脾切除后等。小型血小板直径小于 2 μm,主要见于缺铁性贫血、再生障碍性贫血等,见图 2-26。

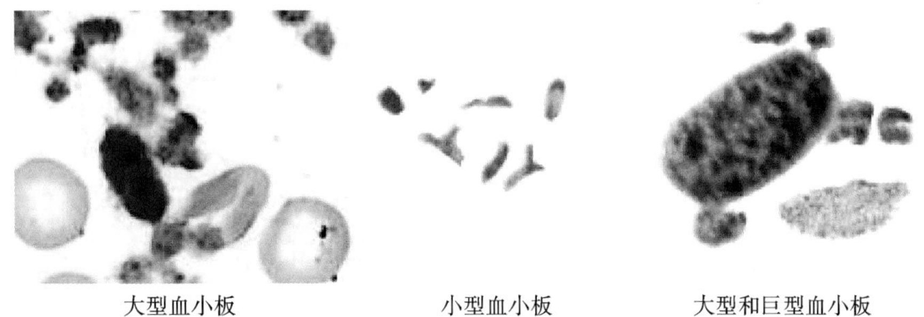

图 2-26 大小异常的血小板

②形态异常:血小板可以出现杆状、逗点状、蝌蚪状、蛇形和丝状凸起血小板等不规则和畸形血小板。幼稚型血小板的出现是多种原因造成的提前释放,其形态表现如下:体积偏大,边缘清晰,胞质呈淡蓝色或灰蓝色,颗粒少。正常人外周血血小板为成熟型,偶见异常形态血小板,一般小于 2%。影响血小板形态的因素很多,不规则和畸形的血小板占比超过 10%时才有临床意义,见图 2-27。

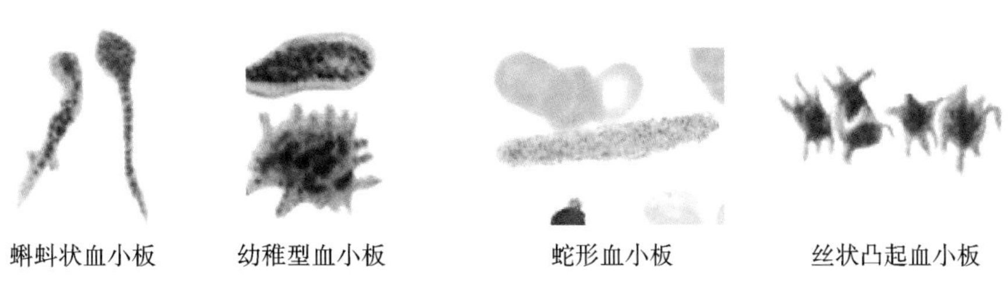

图 2-27 形态异常的血小板

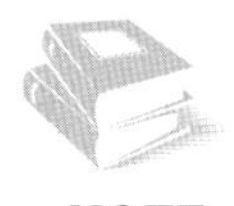

③聚集、分布异常：血小板聚集、分布状态可间接反映其功能。聚集功能正常的血小板在不抗凝血涂片中常聚集成簇或成团，聚集与散在血小板之比为 20∶1。用 EDTA 抗凝血制作的血涂片，血小板呈散在分布状态，见图 2-28。

④血小板卫星现象：血小板围绕着中性粒细胞的现象，偶见于 EDTA 抗凝血，与患者血清内存在某种能与 EDTA 反应的因子有关，在计数时会引起结果假性偏低，见图 2-26。

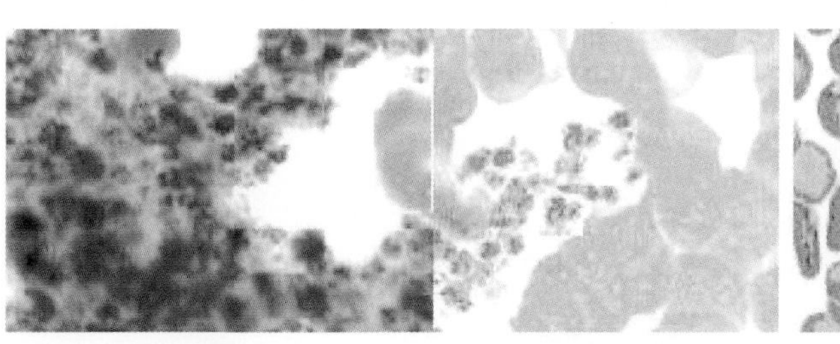

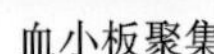

血小板聚集　　血小板聚集　　血小板卫星现象

图 2-28　血小板分布图

【注意事项】

(1) 制备一张合格的血涂片和良好的染色效果是保证识别血小板形态可靠性的前提。

(2) 注意全片观察，不仅要仔细观察体尾交界处血小板的形态和分布，还要留意血涂片尾部和两端是否有大型血小板、巨型血小板或血小板聚集等情况。

【思考题】

(1) 简述正常血小板形态学特点，异常血小板形态特点。

(2) 血涂片中血小板分布情况在自我质控评价中起到什么作用？

（李　萍）

实验十六　血细胞分析仪的使用

一、三分群血细胞分析仪的使用

【目的】 掌握三分群血细胞分析仪的基本原理、操作方法、注意事项、结果分析及参数的临床应用。

【原理】

1. 细胞计数原理　定量血液经等渗电解质溶液（稀释液）按一定比例稀释，悬浮在电解质溶液中的血细胞是直流或低频电流的不良导体，当其依次通过检测器微孔的孔径感应区时，引起内外电极之间的电阻瞬间增大，产生脉冲信号，脉冲信号的数量反映了细胞的数量，脉冲信号的强弱反映了细胞体积的大小，数据经计算机处理分析后，得出各类血细胞相应的参数和体积分布直方图（图 2-29）。

2. 血红蛋白测定原理　被稀释的血液加入溶血剂后，红细胞溶解释放出血红蛋白，后者与溶血剂相关成分结合转化成为血红蛋白衍生物，在仪器设定波长下进行比色，吸光度变化和血红蛋白含量成正比，经仪器计算得出血红蛋白浓度。

3. 白细胞分群原理　样本加入溶血剂处理后，红细胞被溶解，同时白细胞膜表面产生小孔使白细胞失水而皱缩，皱缩后的白细胞大小与细胞核及胞质内颗粒成分相关，血细胞分析仪根据溶血剂处理后白细胞体积的大小，将其分为大、中、小三个体积群体并显示其直方图（图 2-30）。小体积细胞群分布在 35～90 fL 之间，主要为淋巴细胞；中间体积细胞群分布在 90～180 fL 之间，主要为单核、嗜酸、嗜碱性粒细胞；大体积细胞群分布在 180～450 fL 之间，主要为中性粒细胞。根据各群

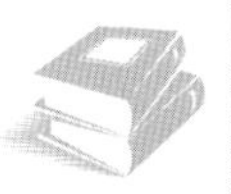

NOTE

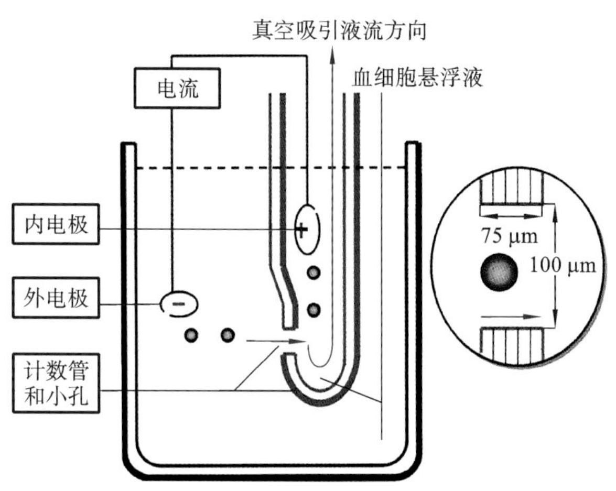

图 2-29　电阻抗法血细胞计数示意图

面积占总面积的比例，计算白细胞亚群的百分率和绝对值。

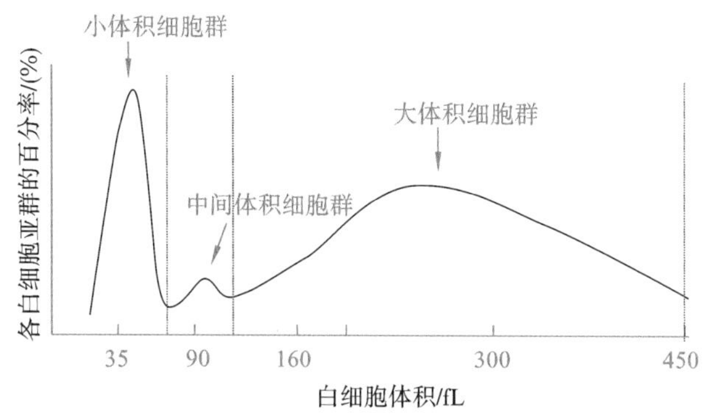

图 2-30　三分群血细胞分析仪白细胞分布直方图

【器材】　三分群血细胞分析仪及采血相关器材。

【试剂】

(1) 仪器配套试剂(溶血剂、稀释液、清洗液)。

(2) 全血质控品。

【标本】　末梢血或 EDTA-K_2 抗凝静脉血。

【操作步骤】

1. 标本准备

(1) 采集静脉全血：使用 EDTA-K_2 抗凝剂，血液与抗凝剂之间必须充分颠倒混匀，防止出现凝集。

(2) 采集末梢血：适用于有预稀释功能的血细胞分析仪或婴幼儿、大面积烧伤的患者，血液和稀释液严格按照要求的比例混匀。同时准备一至两张血涂片用于形态学观察。

2. 仪器准备

(1) 开机前准备：检查电源、试剂、管道连接和通信接口。

(2) 按照实验室 SOP 文件，计算机和主机按先后顺序打开，需建立数据通信。

(3) 仪器自动冲洗、开始自检程序，本底计数达到仪器规定允许的范围内，自检通过后可进行下一步操作。

3. 检测质控品

(1) 从冰箱中取出仪器配套的各个不同浓度水平的质控品，确认该质控品在有效期内，室温下放置 15～30 min，轻轻颠倒充分混匀，上机检测。

(2) 各项参数需在规定的误差范围内，确认无失控，记录质控数据并绘制质控图。

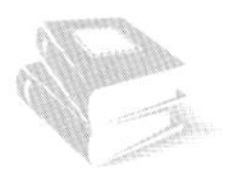
NOTE

4. 样本检测

(1) 确认患者信息和检测目的,查看血量多少、有无凝块。

(2) 输入样本号,进行手动或自动上机检测。

5. 结果分析 血细胞分析仪的检测结果,通常以 3 类形式显示:数据、图形(直方图或散点图)和报警(符号、图形或文字)。

(1) 红细胞结果分析:红细胞检测结果用于临床红细胞相关疾病的诊断和鉴别诊断。①RBC、Hb 和 Hct:作为各类贫血和红细胞增多症的诊断依据。②红细胞分布宽度(RDW)和 MCV:根据两个参数的不同组合,可将贫血分为 6 种类型(表 2-6)。③MCV、MCH、MCHC:用于贫血类型的鉴别诊断。④红细胞直方图:提示不同类型的贫血(如巨幼细胞贫血、缺铁性贫血和铁粒幼细胞贫血)及贫血的疗效观察(图 2-31);红细胞直方图峰的位置、峰底开口宽度、峰顶形状及有无双峰等现象的变化,分别提示不同类型的疾病。⑤分析红细胞数据和直方图能帮助诊断相关疾病,但对于红细胞各种形态学异常变化或者细胞内容物的观察还无法完全取代显微镜。

表 2-6 贫血的 MCV 和 RDW 分类

MCV	RDW	贫血类型	临床意义
降低	正常	小细胞均一性	轻型 β-珠蛋白生成障碍性贫血
降低	增高	小细胞不均一性	缺铁性贫血、HbH 病
正常	正常	正细胞均一性	慢性病性贫血、再生障碍性贫血、白血病
正常	增高	正细胞不均一性	骨髓纤维化、铁粒幼细胞贫血
增高	正常	大细胞均一性	骨髓增生异常综合征、再生障碍性贫血
增高	增高	大细胞不均一性	巨幼细胞贫血、恶性贫血

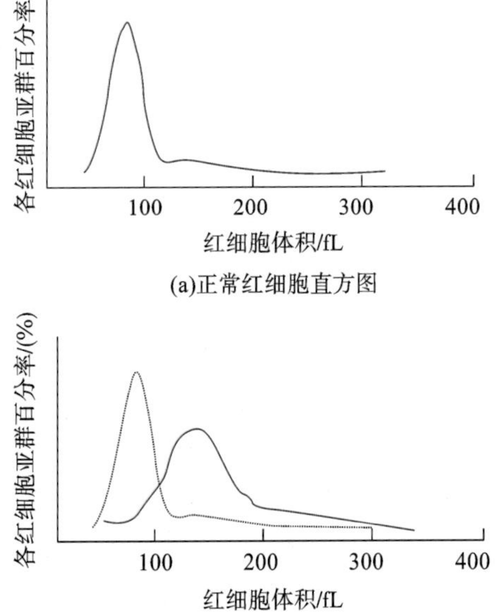

(a)正常红细胞直方图

(c)巨红细胞且大小不均直方图

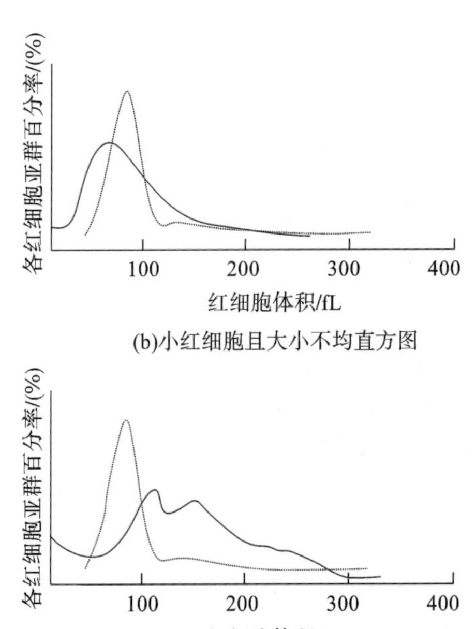

(b)小红细胞且大小不均直方图

(d)巨幼细胞贫血治疗有效直方图(呈双峰)

图 2-31 几种红细胞直方图

(2) 白细胞结果分析:白细胞计数及分群对于各类感染、血液病等有明确的诊断意义。①白细胞计数:当检测结果超出参考范围或受到其他干扰因素时,仪器会以特定符号或颜色给予标示。②白细胞直方图:三分群血细胞分析仪采用电阻抗原理,把白细胞按照体积分为大、中、小三群,因此其仅能用于疾病的初筛和提示(图 2-32),细胞分群结果不能完全等同于真正的白细胞分类,对于有异常提示或报警的白细胞分群必须在显微镜下进行人工复检。

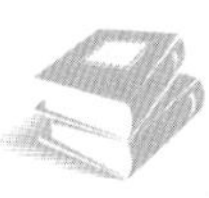

NOTE

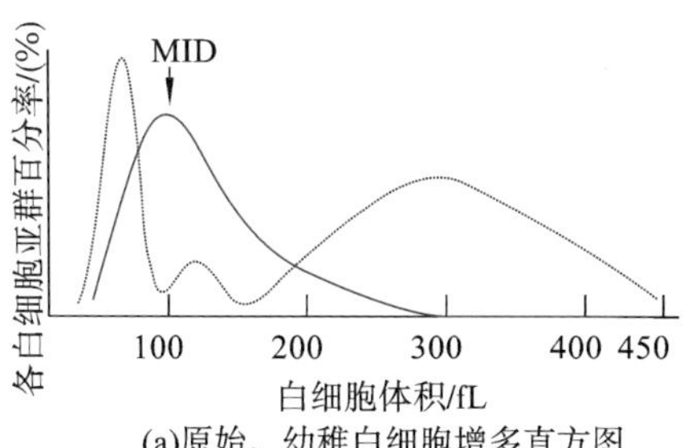

(a)原始、幼稚白细胞增多直方图

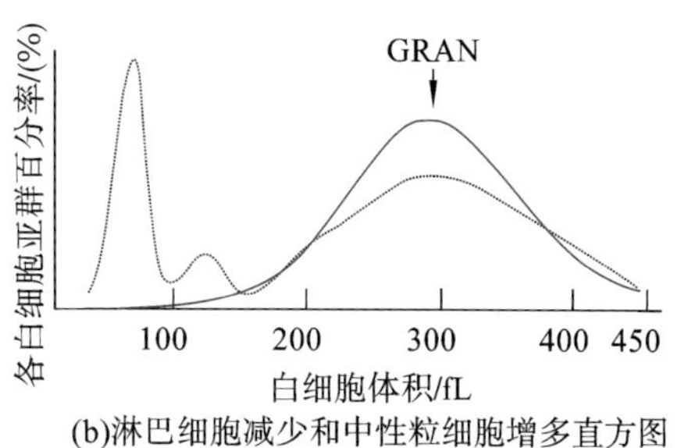

(b)淋巴细胞减少和中性粒细胞增多直方图

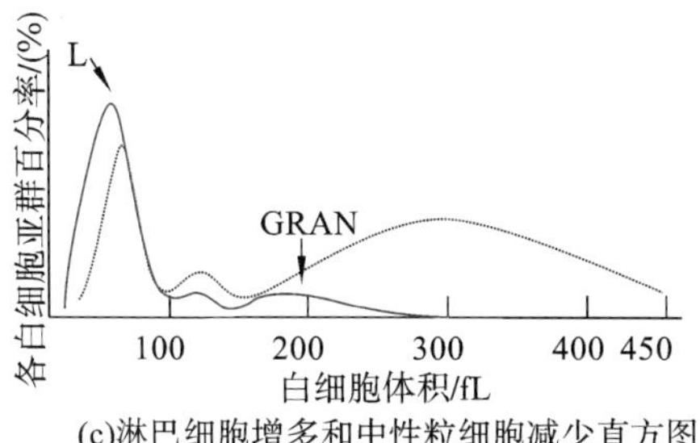

(c)淋巴细胞增多和中性粒细胞减少直方图

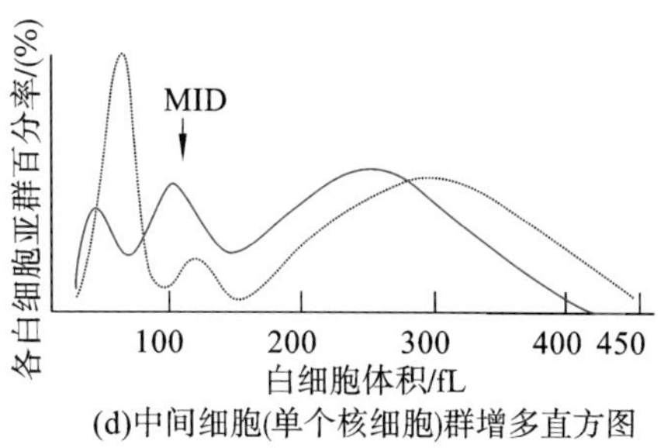

(d)中间细胞(单个核细胞)群增多直方图

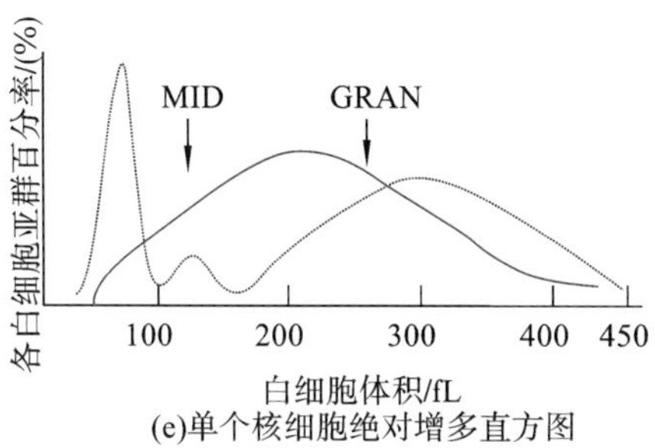

白细胞体积/fL
(e)单个核细胞绝对增多直方图

图 2-32　白细胞直方图的提示作用

注：MID 为中间细胞；GRAN 为中性粒细胞；L 为淋巴细胞。

（3）血小板结果分析：血小板参数对血小板相关疾病、血小板成熟度和骨髓功能恢复的诊断及评价有一定帮助。①平均血小板体积（MPV）：MPV 大小与血小板数量多少呈非线性负相关，其参考范围要结合血小板数量来考虑，即不同数量血小板有不同的 MPV 参考范围。由于 MPV 参考区间不固定，血小板压积的参考范围也需结合血小板数量考虑。MPV 与 PDW 组合变化分别提示不同的临床意义（表 2-7）。②血小板直方图：正常血小板直方图呈左偏态分布，主要集中在 2～15 fL 范围内，在 20～30 fL 范围内的曲线逐渐接近横坐标。对于与正常血小板直方图不能拟合的样本，一定要显微镜镜检，分析原因。如因采血不当或抗凝剂原因引起的血小板聚集、小红细胞及细胞碎片的干扰等（图 2-33）。

表 2-7　MPV 与 PDW 的临床意义

PDW	MPV	临床意义
增高	正常	原发性血小板增多症、反应性血小板增多症
减低	减低	巨幼细胞贫血
增高	增高	粒细胞白血病、特发性血小板减少性紫癜
减低	正常或减低	再生障碍性贫血

6. 打印报告　向临床出具包括血细胞相关参数、直方图以及异常结果的复检报告。

7. 仪器维护和关机　严格按照仪器操作规程，进行日常清洗和保养，执行关机程序。

【注意事项】

1. 仪器环境要求　仪器安装时，一定要按照仪器的使用说明，保证温度、湿度、防尘、防电磁、电压、接地装置等符合要求。

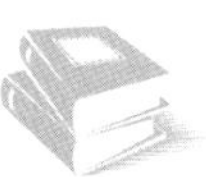
NOTE

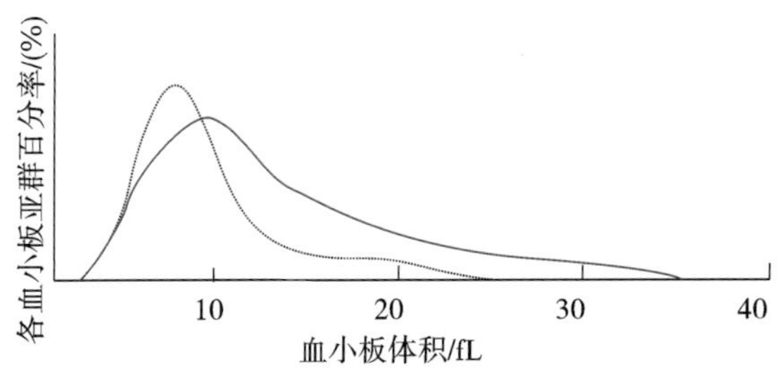

图 2-33 大血小板增多直方图

2. 人员培训 仪器安装到位后，对于操作人员须进行必要的培训和指导，使其熟悉仪器的基本原理、操作流程、参数分析、图形意义、干扰因素的排除、基本调试、日常保养和维护等。

3. 试剂要求 使用在有效期内的同型号仪器配套试剂，且试剂不可混合使用；如使用非配套试剂，实验室需进行比对实验，验证通过后方可使用。

4. 质量控制要求 每天进行至少一次室内质控，包括高、中、低不同浓度质控品，注意质控品需在有效期内使用。定期参加室间质评并且对实验室不同型号血细胞分析仪进行比对。

5. 标本要求 采血过程顺利，使用 EDTA-K_2抗凝剂，充分混匀样本无凝集。样本必须在室温下放置。对于 EDTA-K_2抗凝剂引起的假性血小板减少样本，可更换枸橼酸盐抗凝剂或采血后立即上机检测；有冷凝集的样本，需置于 37 ℃水浴箱中 30 min，混匀后立即上机检测。对于一些特殊的白细胞不分类样本，可稀释后重新检测。

6. 测试要求 严格按照实验室的操作规程进行检测，注意观察仪器图形变化或报警信息，及时进行处理或与工程师沟通。

7. 结果报告要求 必须由具备资质的人员进行审核后，才能发出检验报告。针对不同临床科室制定的相应危急值，对于符合危急值上报要求的结果，须及时向临床回报。有异常提示信息或符合本实验室复检规则的所有样本，必须进行复查或人工镜检后方可发出报告。

8. 仪器保养 定期进行主动维护保养，而非仪器出现故障后被动维修。使用配套试剂进行保养，尽可能不要拆卸管路系统，以防影响整机性能。操作人员在使用仪器时应该严格按照操作规程进行，做到规范、熟练，减少故障发生。

9. 生物安全和环境安全 应重视对操作人员的生物安全意识、应急处置等方面的培训学习，每日对实验室内部环境、仪器等进行清洁消毒处理，严格按照规定执行医疗废弃物的处理。

二、五分类血细胞分析仪的使用

【目的】 掌握五分类血细胞分析仪的基本原理、操作方法、结果分析和注意事项。

【原理】

1. 血细胞计数原理 同三分群血细胞分析仪。

2. 血红蛋白测定原理 同三分群血细胞分析仪。

3. 白细胞五分类原理 白细胞五分类原理相对三分群较为复杂，综合应用了电学、光学、细胞化学和射频等技术(表 2-8)。

表 2-8 白细胞五分类原理

方 法	原 理
多角度激光散射法	前向散射光：反映细胞体积大小(WBC/BASO 通道) 侧向散射光：反映细胞内容物的多少和性质，特别是细胞核/质复杂程度和颗粒(DIFF 及 WBC/BASO 通道) 侧向荧光强度：与细胞内 DNA 和 RNA 的含量有关(DIFF 通道)

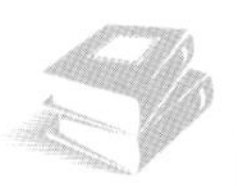

NOTE

续表

方 法	原 理
容量、电导、光散射(VCS)分类法	V:利用电阻抗法测量细胞体积 C:电导性测量细胞核、核质比、细胞内颗粒大小和密度 S:光散射区别细胞颗粒的构型和颗粒质量
阻抗和射频法	①中性粒细胞:溶解、萎缩中性粒细胞以外的所有细胞,然后计数 ②嗜碱性粒细胞:溶解、萎缩其他细胞得到嗜碱性粒细胞数量 ③淋巴细胞、单核细胞、粒细胞(包括中性粒细胞、嗜酸性粒细胞、嗜碱性粒细胞):采用电阻抗和射频联合检测 ④幼稚细胞:基于幼稚细胞膜上脂质比成熟细胞少的特性检测
多角度偏振光散射分类法(MAPSS)	①0°前角光散射,粗略测定细胞大小 ②10°狭角光散射,测细胞结构及其复杂性相对指征 ③90°垂直光散射,主要对细胞内部颗粒和细胞分叶进行测量 ④90°偏振光散射,将嗜酸性粒细胞从中性粒细胞和其他细胞中分离出来
光散射与细胞化学联合分类法	①过氧化物酶染色:过氧化物酶活性依次为:嗜酸性粒细胞＞中性粒细胞＞单核细胞＞淋巴细胞、嗜碱性粒细胞(无酶活性) ②光散射:细胞体积大小 ③特殊的嗜碱性粒细胞稀释液处理,计数嗜碱性粒细胞

4. 网织红细胞计数与分类 网织红细胞内 RNA 与荧光染料(或新亚甲蓝)结合,经特定波长的激光束激发,根据发荧光细胞的数量进行网织红细胞计数,同时测量荧光强度和前向散射光强度,分别反映细胞内 RNA 的多少和细胞体积大小,将网织红细胞分成弱荧光强度(low fluorescent reticulocyte,LFR)、中等荧光强度(middle fluorescent reticulocyte,MFR)和强荧光强度网织红细胞(high fluorescent reticulocyte,HFR)三类(图 2-34)。

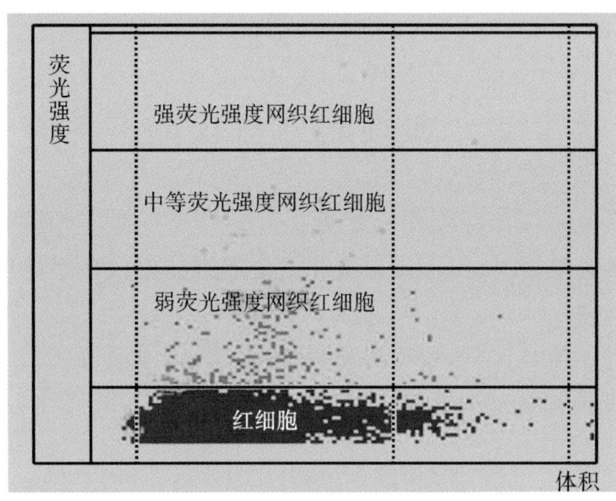

图 2-34 网织红细胞分类散点图

【器材】 全自动五分类血细胞分析仪。

【试剂】 血细胞分析仪配套试剂:稀释液、溶血剂、染液、清洗液等。

【标本】 EDTA-K_2抗凝静脉全血。

【操作步骤】 开机准备、标本准备、质控品测定、样本测定的操作基本同三分群血细胞分析仪,五分类血细胞分析仪提供更多的检测模式,同时报告内容也更加丰富,白细胞分类图形显示为散点图(图 2-35)。

【注意事项】

1. 结果分析

(1) 白细胞:①白细胞分类较三分群仪器更为精确,散点图显示也较直方图更为直观,但对有

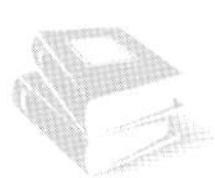

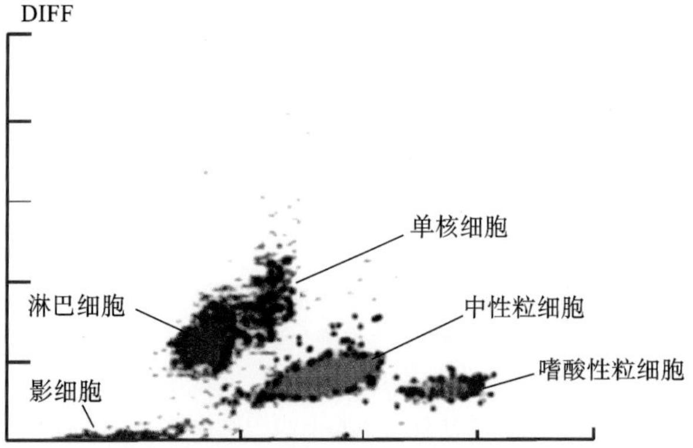

DIFF

单核细胞

淋巴细胞

中性粒细胞

嗜酸性粒细胞

影细胞

图 2-35　五分类血细胞分析仪几种散点图类型

异常提示或与临床不符的结果，必须根据各实验室制定的复检规则，进行复查或人工镜检。②检测时温度低于 20 ℃时，可导致白细胞无法分类，需提前开机预热或加热分类试剂包。

(2) 网织红细胞：采用荧光染色和激光测量的原理，除了能客观地进行高通量的细胞计数外，还能将网织红细胞分为弱荧光强度、中等荧光强度、强荧光强度三类，这对评估放疗和化疗后对骨髓造血功能的影响及监测骨髓移植后造血功能的恢复等方面有重要的临床参考价值。

(3) 红细胞、血小板：直方图同三分群血细胞分析仪。

2. 其他注意事项　同三分群血细胞分析仪。

【思考题】

(1) 三分群与五分类血细胞分析仪的白细胞分类的异同点有哪些？

(2) 血细胞分析仪白细胞光散射分类的原理是什么？

(3) 网织红细胞计数仪器法的原理是什么？

(4) 试总结血细胞分析仪分析前、分析中、分析后的质量控制。

实验十七　血细胞分析仪的性能评价

【目的】　掌握血细胞分析仪的性能评价方法。

【原理】　国际血液学标准委员会(ICSH)推荐的血细胞分析仪性能评价方法。

【器材】　血细胞分析仪。

【试剂】　血细胞分析仪配套试剂，包括稀释液、溶血剂、清洗液等。

【标本】　EDTA-K_2抗凝新鲜全血。

【评价方法】

1. 本底计数　本底即空白检测限，指空白试剂或电子噪音干扰导致仪器检测结果假性增高。采用稀释液作为样本在血细胞分析仪上连续检测 3 次，3 次检测的结果均不应超过允许范围。

2. 精密度　精密度评价包括批内精密度、批间精密度及总精密度评价。不同批次的样本应包括低值、中值、高值三个不同浓度。选取低值、中值、高值样本各 10 份，进行常规方法测定，每份样本连续检测 3 次，室温放置 2 h，重复以上检测。将检测结果进行统计学处理，得到不同浓度样本的批内和批间重复实验 CV(%)。

3. 线性验证　评价血细胞分析仪测定值与稀释倍数是否成比例关系。收集临床各参数的高值样本(也可用商业线性品替代)，高值越接近仪器线性检测上限越好，用同源乏血小板血浆稀释浓缩细胞，分别得到不同浓度的稀释样本，每个浓度测试 3 次，取测试均值，将测试均值与理论值进行比较，统计其间的相关性，见图 2-36。

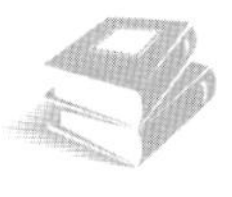

NOTE

4. 携带污染　携带污染是指连续检测过程中前一样本对后一样本结果产生的影响。通常采

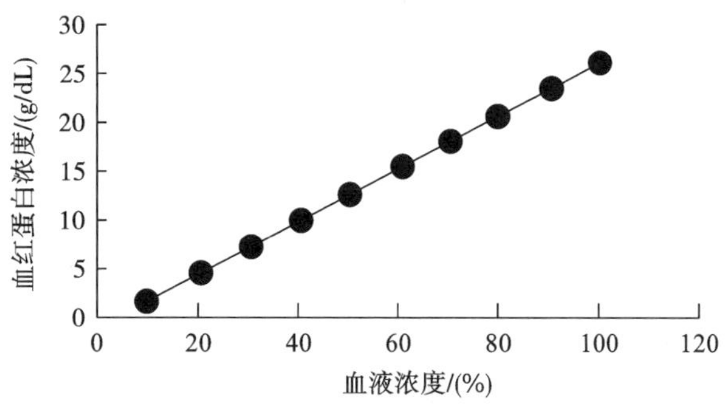

图 2-36 某血细胞分析仪血红蛋白线性图

用携带污染率(%)表示。选取高值、低值样本各一份，待血细胞分析仪工作稳定后，连续测定高值样本 3 次(记录为 h_1、h_2、h_3)，随后立即测定低值样本 3 次(记录为 l_1、l_2、l_3)，用下述公式计算携带污染率，携带污染率一般应低于 3%。用于评价携带污染的样本具体浓度要求见表 2-9。

$$\text{携带污染率}(\%)=\frac{l_1-l_3}{h_3-l_3}\times 100\%$$

表 2-9 携带污染率评价的样本浓度要求

检测项目	WBC/(×10^9/L)	RBC/(×10^{12}/L)	Hb/(g/L)	PLT/(×10^9/L)
高值	>90	>6.2	>220	>900
低值	>0 且<3	>0 且<1.50	>0 且<50	>0 且<30

5. 可比性 可比性是指血细胞分析仪和常规方法检测结果的一致性对比。选取至少 20 份低值、中值、高值不同浓度的样本，用血细胞分析仪和常规方法检测各项参数。采用配对 t 检验线性回归分析血细胞分析仪和常规方法间检测结果的一致性。一般情况下，检测结果的差值应在表 2-10 的范围内。

表 2-10 检测结果最大允许偏差

比对项目	WBC/(×10^9/L)	RBC/(×10^{12}/L)	Hb/(g/L)	PLT/(×10^9/L)	Hct
最大偏差(±)	0.3	0.15	2	15	0.013

6. 抗干扰性评价 分析异常样本或已知干扰物质对血细胞分析仪检测结果的影响。采用引起仪器报警的异常样本(如冷凝集、高胆红素血症等)，分析其检测结果变化，评价仪器的抗干扰性能。

7. 白细胞分类计数评价 2010 年，CLSI 发布 CLSI-H20A2“白细胞分类计数(百分率)参考方法和仪器评价方法”，文件建议采用已知精密度和偏倚的白细胞分类计数参考方法，评价血细胞分析仪的白细胞分类计数性能。白细胞分类计数评价内容见表 2-11。

表 2-11 白细胞分类计数评价内容

项　目	评价内容
细胞类型	外周血有核细胞：中性粒细胞减少(杆状、分叶核)、淋巴细胞(正常淋巴细胞、异型淋巴细胞)、单核细胞、嗜酸性粒细胞、嗜碱性粒细胞、少见类型有核细胞(破碎细胞、篮细胞和形态分类不明的细胞)
计数方法	每张血涂片计数 200 个白细胞，如白细胞减少，应同时增加血涂片数量
血涂片检查限定量	检验人员每天按每张血涂片分类计数 200 个细胞，不超过 25 张
考核用血涂片	样本 1：含中性分叶核粒细胞、中性杆状核粒细胞、正常淋巴细胞、异型淋巴细胞、单核细胞、嗜酸性粒细胞、嗜碱性粒细胞 样本 2：含少量有核红细胞 样本 3：含少量未成熟白细胞
评价方案	样本制备，比较分类计数不准确度和不精密度、临床灵敏度、统计学方法

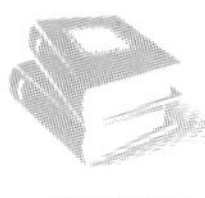

NOTE

【注意事项】 对仪器进行携带污染评价时，不可用稀释液或空气替代低值样本上机检测，可采用同源血浆稀释后的正常样本。

【思考题】

(1) 根据实验所用仪器，试制订一份血细胞分析仪的性能评价方案。

(2) 在实际性能评价方案过程中，总结出有哪些需要注意的问题？

实验十八　血细胞分析仪的校准

【目的】 掌握血细胞分析仪的校准方法。

【原理】 在确认仪器本底计数和精密度符合要求的情况下，使用配套的校准品或新鲜全血对仪器进行校正，保证检测结果和定值之间的差异在允许的范围内。

【器材】 血细胞分析仪。

【试剂】

(1) 血细胞分析仪配套试剂。

(2) 血细胞分析仪配套的全血校准品。

【操作步骤】

1. 血细胞分析仪的准备 按照操作规程开机，仪器完成自检程序，确认本底计数和精密度在设备允许范围内，方可进行校准。

2. 校准品的准备

(1) 将校准品从冰箱内取出，室温下水平放置 15～30 min，使其恢复至室温。

(2) 查看校准品批号及有效期，确认其在有效期内，且无污染或变质。

(3) 轻轻颠倒充分混匀，置于手掌间搓动，使校准品充分混匀，无气泡产生。

(4) 打开瓶盖，用无屑纸巾或纱布擦去瓶口多余血液。

3. 校准品的检测 在校准物测定之前，先测定 2 份正常新鲜血。之后连续对校准品进行 11 次检测，为防止携带污染去掉第 1 次检测结果，记录第 2～11 次检测结果，计算均值，均值的小数点后保留位数较正常报告多一位。如仪器有自动校准功能，可直接计算出均值。

4. 校准结果评价

(1) 用下述计算公式来计算各项参数的均值和靶值(校准物定值结果)之间的差值：差值百分率(%)$=\frac{均值-靶值}{靶值}\times 100\%$，与表 2-12 标准进行比较。

表 2-12　血细胞分析仪全血校准品判断标准表

检测参数	差值百分率/(%)	
	第一列	第二列
WBC	1.5	10
RBC	1.0	10
Hb	1.0	10
Hct	2.0	10
MCV	1.0	10
PLT	3.0	15

(2) 如检测参数的差值百分率等于或小于表 2-12 的第一列数值时，仪器不需要进行校准；如检测参数的差值百分率大于表 2-12 的第二列数值时，需仪器工程师检查原因并进行处理后再校准；如检测参数的差值百分率在表 2-12 的第一列和第二列数值之间，则需采用新校准系数对仪器进行校准。某血细胞分析仪校准记录和计算结果见表 2-13。

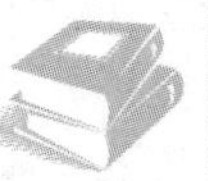

NOTE

表 2-13　某血细胞分析仪校准记录及计算结果

测定次数	WBC /(×10⁹/L)	RBC /(×10¹²/L)	Hb /(g/L)	MCV /fL	PLT /(×10⁹/L)
2	4.87	3.849	12.05	99.01	212.0
3	4.81	3.841	12.24	99.32	221.7
4	4.71	3.846	12.17	99.22	215.9
5	4.70	3.843	12.16	98.84	221.4
6	4.76	3.850	12.17	99.05	213.0
7	4.77	3.861	12.14	99.36	217.7
8	4.67	3.851	12.19	99.03	216.8
9	4.80	3.857	12.15	99.71	219.4
10	4.77	3.865	12.21	99.20	219.1
11	4.41	3.850	12.16	99.37	216.5
平均值	4.73	3.85	12.13	99.21	217.35
校准品靶值*	4.66	3.846	12.13	99.85	214.0
差值百分率/(%)	+1.50	+1.00	+0.25	−0.64	+1.6
原校准系数	1.118	1.085	1.208	0.93	0.909
新校准系数#	1.103	1.084	1.205	0.936	0.895

* 按全血校准品提供的定值结果为校准品靶值。

\# 新校准系数=校准品靶值/平均值×原校准系数。

5. 校准结果验证　新取 1 支校准品重复操作步骤 2 和操作步骤 3，计算新的差值百分率，再次与表 2-12 中的数值进行比较，如各参数的差值百分率全部小于或等于第一列数值，说明仪器校准合格，否则需仪器工程师检查原因并进行处理后再行校准。

【注意事项】

(1) 仪器环境要求：室温为 20～25 ℃，湿度<80%。

(2) 仪器保养：校准前对仪器进行保养，计数孔灼烧、流路清洁、执行关机程序浸泡至少 30 min。仪器的本底计数、携带污染率和重复性均符合说明书要求。

【思考题】

(1) 对于无配套校准品的血细胞分析仪，如何进行校准？

(2) 新校准系数如何计算，影响校准系数的因素有哪些？

(3) 简述血细胞分析仪校准、性能评价的意义。

(4) 如何对血细胞分析仪进行性能评价与验证？

（黎安玲）

综合训练一　营养性贫血诊断的设计性实验

【实验目的】　掌握营养性贫血诊断和鉴别诊断的基本程序和基本实验方法，熟悉红细胞平均指数、红细胞直方图、RDW 及异常红细胞形态的临床意义。

【学习内容】

营养性贫血的诊断思路如下。

(1) 判断患者是否贫血。

(2) 进行贫血的形态学分类。

(3) 综合各方面资料推测病因，做出初步诊断。

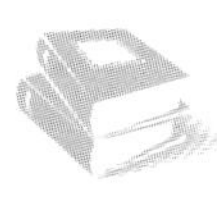

NOTE

(4) 通过实验室检测确诊(三种方法):①补充营养物质、观察 Ret 变化;②血清中相应营养物质的检测;③骨髓细胞形态学检查(结合细胞化学染色)。

【背景资料】 (选择其中之一使用)

(1) 患者,女,45 岁,患子宫肌瘤 3 年。近 2 个月来自觉头晕、乏力、心慌。月经量一直较多,经期持续时间较长,有血块。

(2) 患者,男,63 岁,因信仰佛教,已纯素食(不进食任何肉、蛋类食物)3 年余。近一年来精神抑郁,饮食量也日渐减少。入院查体:中度贫血貌;舌质红、无苔,舌面光滑,舌乳头萎缩消失;双下肢感觉减退,肌力 4 级(减弱);其他均未见异常。

【器材】 血细胞分析仪、普通光学显微镜、载玻片、推片等。

【试剂】

(1) 瑞-吉染液。

(2) 磷酸盐缓冲液。

【实验标本】 (选择与背景资料病例一致者使用)

(1) 缺铁性贫血患者血液标本。

(2) 巨幼细胞贫血患者血液标本。

【实验要求】 实验要求 4~5 名同学为一组,学习营养性贫血的诊断思路,分析给出的病例资料,设计该病例的诊断方案,进行临床检验基础范畴内相应的实验室项目检测,并通过分析检测结果得出初步诊断结论。

(温晓艳)

综合训练二 感染性疾病诊断的设计性实验

白细胞检查是血液一般检验的重要组成部分,主要包括白细胞计数、分类计数和形态学检验等内容。白细胞检查在临床医疗实践中应用广泛,特别在感染(细菌感染和病毒感染)的诊断和鉴别诊断中作为初步筛查实验发挥重要的辅助诊断作用。

【实验目的】 掌握白细胞检查项目的具体内容和方法及其综合应用,熟悉白细胞检查在疾病诊断和鉴别诊断中的重要应用价值。

【背景资料】

患者,男,50 岁。咳嗽、咳痰 15 年,痰多为白色泡沫样,每遇冬季或受凉加重,入春转暖后缓解。近 2 年自觉气短,活动后更加明显。5 天前因受凉,发热咽痛、咳嗽频繁、痰多、色黄、气喘加重。否认有肺结核接触史,吸烟 20 余年。

实验室检查:RBC 6.0×10^{12}/L,Hb 168 g/L,Hct 0.52,MCV 87 fL,MCH 28 pg,MCHC 323 g/L,WBC 13.6×10^{9}/L,Nst 0.75,Nsg 0.10,L 0.12,M 0.02。

【器材】 普通光学显微镜、载玻片、推片、血细胞计数板、刻度吸管、微量吸管、试管、试管架等。

【试剂】 瑞氏染液。

【实验标本】 EDTA 抗凝静脉血。

【思考题】

(1) 白细胞检查包含哪些检验项目?分析其临床意义。

(2) 提出本病案的初步诊断并说明诊断依据。

(3) 为进一步明确诊断还应做哪些检查?

【实验要求】 实验要求 4~5 名同学为一组,自行查阅资料,设计实验方案或讨论提纲,组织实施实验,最后进行实验结果分析和实验报告撰写。每组提供一份格式正确、内容完整的实验报告,包括以下主要内容:实验题目、设计方案、材料方法、实验步骤、原始记录、结果分析与讨论、参考文献等。

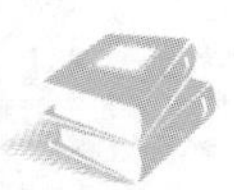

NOTE

(张继瑜)

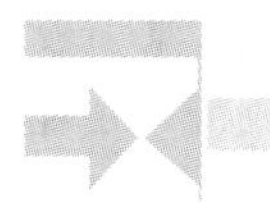

第三章　血栓与止血常用筛检实验

实验一　出血时间测定

【目的】

(1) 掌握出血时间测定器(template bleeding time,TBT)法测定出血时间(bleeding time,BT)的原理;

(2) 熟悉出血时间测定器法操作方法、注意事项及出血时间测定器法参考区间。

【原理】 出血时间(BT)是指在上臂用压脉带施加固定压力后,采用标准化出血时间测定器在前臂皮肤上做一个"标准"切口,同时记录血液自然流出到自然停止需要的时间。BT 主要反映毛细血管与血小板之间的相互作用。血小板数量与功能、毛细血管完整性与收缩功能、凝血因子的含量与活性对 BT 影响较小,因此测定 BT 是反映血小板和毛细血管结构和功能的初筛实验。

【器材】

(1) 出血时间测定器、秒表 、血压计。

(2) 无菌滤纸、止血贴。

【试剂】 常规消毒试剂。

【操作步骤】

1. 加压 将患者的手臂掌心向上置于固定台面上,台面高度刚好与心脏水平,血压计气袖束于上臂,充气并使压力维持在约 5 kPa(40 mmHg)(儿童减半)。

2. 切口计时 于前臂尺侧肘窝下 2～3 cm 处,受试皮肤常规消毒(直径为 5 cm),待皮肤自然晾干,轻轻绷紧皮肤,将测定器非加压地垂直贴于皮肤表面,使刀片的长度与前臂长轴平行,按下按钮,使测定器内的刀片刺入皮肤(成人切口长为 5 mm,深为 1 mm),见到出血后立即启动秒表计时,移开测定器。

3. 测定计时 每隔 30 s,用无菌滤纸吸去流出的血液,直到出血自然停止,用秒表记录所需时间即为出血时间。要求血斑间距 3～5 mm,滤纸不要接触皮肤。

4. 包扎 测试完毕立即解除压力,去掉袖带,用止血贴敷在切口上,并保留 24 h。

【参考区间】 4.8～9.0 min。

【注意事项】

(1) 切口部位应选择皮肤完整处,测试时,应避开瘢痕、冻疮、炎症、水肿或有明显血管走行处并注意严格消毒、无菌操作。一般作垂直切口,因其切口方向与肘窝皮肤皱褶垂直,符合前臂血管和神经的解剖,且产生的瘢痕较不明显;平行切口敏感性高,出血时间长些。但对 4 个月以下的婴儿宜作垂直切口,以免形成瘢痕。

(2) 操作过程中应避免接触切口,当出血时间长于 20 min 时,应立即停止测定,并用止血贴压迫止血。结束后,勿用酒精接触切口,否则易引起再次出血和加重瘢痕形成。

(3) 操作环境温度应保持在 22～25 ℃之间,注意采血部位保暖,保证血液自然流出。

(4) 不同年龄段可分别采用不同类型的出血时间测定器:①成人型:白色,切口 1.0 mm×5.0 mm。②儿童型:紫红色,切口 1.0 mm×3.5 mm。③新生儿型:黄色,切口 0.5 mm×2.5 mm。

(5) 操作过程中应保持血压计压力稳定(成人 40 mmHg,儿童 20 mmHg),以保证结果的重复性。

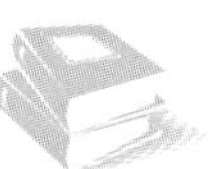

NOTE

(6) 检查前一周内不能服用抗血小板药物，如阿司匹林等，以免引起 BT 延长。

(7) 当血小板小于或等于 100×10^9/L 时，BT 失去临床参考价值，因为 TBT 法测定结果与血小板的数量呈负相关，故实验前应先检测患者血小板数量。

【实验讨论】

(1) 出血时间测定器法测定出血时间的原理是什么？

(2) 出血时间测定法的注意事项有哪些？

实验二 血块收缩实验

【目的】

(1) 掌握血浆法血块收缩实验(clot retraction test，CRT)的原理；

(2) 熟悉 CRT 的操作步骤和注意事项及 CRT 的参考区间。

【原理】 在富含血小板的血浆(PRP)中加入 Ca^{2+} 或凝血酶，使血浆凝固形成血浆凝块，由于血小板血栓收缩蛋白的作用，血浆凝块中的纤维蛋白网发生收缩，析出血清，计算析出血清的量占原血浆量的百分率为血块收缩率，以此反映血块收缩的能力。

【器材】

(1) 一次性无菌注射器、压脉带。

(2) 刻度试管、刻度小试管、竹签。

(3) 37 ℃恒温水浴箱、离心机。

【试剂】 109 mmol/L 枸橼酸钠溶液、0.05 mol/L 氯化钙溶液或 20 U/mL 凝血酶溶液。

【标本】 枸橼酸钠抗凝的静脉全血。

【操作步骤】

1. 采血、制备血浆 常规消毒，静脉采血，制备富含血小板血浆(platelet-rich plasma，PRP)和乏血小板血浆(platelet-poor plasma，PPP)。

2. 调整血小板浓度 用 PPP 调整 PRP 中血小板数为 200×10^9/L。

3. 温育 取 PRP 0.6 mL 加入刻度小试管中，放入 37 ℃水浴箱温育 3 min。

4. 加试剂 再加入 0.05 mol/L 氯化钙溶液或 20 U/mL 凝血酶溶液 0.2 mL，混匀。

5. 再温育 将加了试剂混匀后的刻度小试管放入 37 ℃水浴箱温育 2 h。

6. 去除血浆凝块 用竹签取出血浆凝块弃去，准确测量血清的体积。

7. 计算

$$\text{血块收缩率}=\frac{\text{析出血清体积(mL)}}{\text{富含血小板血浆体积(mL)}}\times100\%$$

【注意事项】

(1) 所用试管内壁必须清洁、干燥、平滑。

(2) 刻度试管刻度要清晰、准确。

(3) 水浴温度应控制在(37±0.5)℃，温度过高或过低均可影响检测结果。

(4) 血浆定量法排除了红细胞因素的影响，测定结果更为准确。

(5) PRP 需要进行血小板浓度的调整，血小板过高或过低都会影响测定结果。

【参考区间】 血块收缩(%)＞40%。

【实验讨论】

(1) 血浆法血块收缩的实验原理是什么？

(2) 为什么要调整 PRP 的血小板浓度？

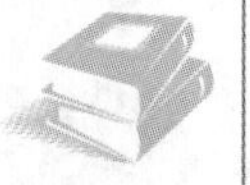

NOTE

实验三 凝血时间测定

一、普通试管法

【目的】

(1) 掌握普通试管法(Lee-white)凝血时间(clotting time,CT)测定原理;

(2) 熟悉 CT 测定的操作步骤及注意事项及 CT 的参考区间。

【原理】 CT 测定是检查内源性凝血途径相关因子的筛选实验。血液注入玻璃试管后,首先激活Ⅻ因子为Ⅻa 因子,依次激活内源性及共同凝血途径的相关凝血因子(包括形成凝血酶原激活物、凝血酶及纤维蛋白复合物)而完成凝血过程,其间所需时间即为 CT。

【器材】

(1) 清洁干燥试管 3 支(内径为 6 mm、长为 75 mm)。

(2) 37 ℃恒温水浴箱、秒表。

【标本】 不抗凝的静脉全血。

【操作步骤】

1. 准备试管 取 3 支内径一致的玻璃试管,分别标明 1、2、3。

2. 采血计时 常规消毒,采静脉血约 3.5 mL,取下针头,分别注入 3 支试管,每管 1.0 mL,置于 37 ℃恒温水浴箱;自血液流入注射器起开启秒表计时。

3. 观察计时 3 min 时,取出标 1 的试管,缓慢倾斜至 40°左右,观察血液是否流动,若未凝固立即放回水浴箱,每 30 s 检查一次,直至血液不再流动为止。第 1 管凝固后,同法检查第 2、第 3 管,分别记录凝固时间,以第 3 管凝固所需时间为最终测定值。

4. 报告方式 CT(普通试管法):XX min。

【注意事项】

(1) 采血要顺利,静脉血管明显者,最好不加压脉带,以免组织液、气泡等混入,影响测定结果,保温及观察结果时防止标本溶血。

(2) 试管要清洁、干燥,规格一致(内径 6 mm、长 75 mm)。内径越大,凝血时间越长。

(3) 控制温度 温度过高时 CT 缩短;过低则 CT 延长。最适温度在(37±0.5) ℃。

(4) 试管的倾斜应不大于 45°角,过大则缩短凝血时间。

(5) 本法已被 APTT 取代的趋势。亚临床型、轻型、中型血友病,应以硅化试管(SCT)法进行测定。

二、硅化试管法(SiCT 法)

与普通试管法相同,所不同的是采用硅油处理玻璃注射器和玻璃试管内壁,进行凝血时间的测定,可降低血液中凝血因子(Ⅻ或Ⅺ)与玻璃试管内壁接触活化,以减慢内源性凝血系统的启动。

三、活化凝血时间法

【目的】

(1) 掌握活化凝血时间(activated clotting time,ACT)法测定原理;

(2) 熟悉操作步骤及注意事项,了解 ACT 的参考范围。

【原理】 在全血中加入白陶土-脑磷脂悬液,以充分激活凝血因子Ⅻ、Ⅺ,启动内源性凝血系统,同时磷脂部分为凝血反应提供丰富的催化表面,促进凝血过程,提高了实验的敏感性,所检测的凝血时间即为活化凝血时间。

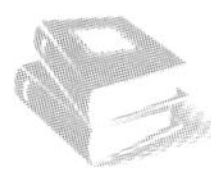
NOTE

【器材】

(1) 37 ℃恒温水浴箱、注射器、秒表。

(2) 直径为 8 mm 的玻璃试管。

(3) 消毒用棉签。

【试剂】 4%白陶土-脑磷脂悬液:将脑磷脂用 pH 7.3 的巴比妥缓冲液作 1∶50 稀释,再加等量的 4%白陶土生理盐水悬液。

【标本】 不抗凝的静脉全血。

【操作步骤】

(1) 取内径为 8 mm 的玻璃试管 2 支,分别加入 4%白陶土-脑磷脂悬液 0.2 mL。

(2) 采血:静脉采血 1 mL,立即取下针头,往上述试管中各加血液 0.5 mL,立即混匀。

(3) 计时和温育:上述混匀的试管置于 37 ℃恒温水箱中温育,计时及结果判断同普通试管法。

(4) 结果计算:2 支试管凝血时间的平均值即为活化凝血时间。

【注意事项】

(1) 静脉采血要求一针见血,采血过程动作要快且熟练,避免组织液和空气混入,防止标本溶血。

(2) 水浴温度应控制在(37±0.5)℃,温度过高 ACT 缩短、过低则 ACT 延长。

(3) 倾斜试管动作要轻,每次以倾斜 30°为宜。

(4) 采用激活剂的种类不同,如硅藻土(silica)、白陶土(kaolin),凝血时间不同,常用硅藻土作为激活剂。白陶土有抵抗抑肽酶(为抗纤溶因子药物,可减低外科手术后出血过多)的作用,不宜用于与此药有关的患者测定。

(5) 本实验也可采用自动血凝仪法测定,但仪器测定原理(如机械法、光学法或磁场法等)不同,检测结果也不同,应与标准方法比较并结合临床进行分析。

(6) 报告方式 ACT:X.X min。

【参考区间】

普通试管法:6~12 min。

硅化试管法:15~32 min。

活化凝血时间法:1.1~2.1 min。

【实验讨论】

(1) 凝血时间普通试管法测定的原理是什么?

(2) 凝血时间普通试管法测定的注意事项有哪些?

实验四 活化部分凝血活酶时间测定

【目的】

(1) 掌握活化部分凝血活酶时间(activated partial thromboplastin time,APTT)测定原理;

(2) 熟悉 APTT 操作步骤及注意事项及 APTT 参考区间。

【原理】 在受检血浆中,加入足量的活化接触因子激活剂(如白陶土)激活Ⅻ、Ⅺ因子,脑磷脂(部分凝血活酶)代替血小板第 3 因子,加入 Ca^{2+} 后满足内源性凝血的全部条件,测定加入 Ca^{2+} 后血浆开始凝固所需的时间,即为活化部分凝血活酶时间。

【器材】

(1) 37 ℃恒温水浴箱、离心机、秒表。

(2) 硅化玻璃注射器或塑料注射器、硅化玻璃试管或塑料管。

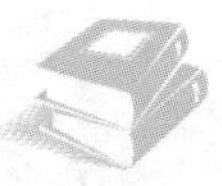

NOTE

(3) 消毒用棉签。

【试剂】

(1) 109 mmol/L 枸橼酸钠溶液。

(2) APTT 试剂(含白陶土或鞣酸及脑磷脂)。

(3) 25 mmol/L 氯化钙溶液。

(4) 健康人冻干混合血浆(正常参比血浆)。

【标本】 枸橼酸钠抗凝的静脉全血。

【操作步骤】

1. 试管法

(1) 分离血浆:抗凝静脉血(1.8 mL 静脉血加到 0.2 mL 枸橼酸钠溶液中)充分混匀后,以 3000 r/min 离心 10 min,分离 PPP 血浆。

(2) 预温:将已用蒸馏水溶解的正常人冻干混合血浆、待测血浆及实验所用试剂,置于 37 ℃水浴中预温 3 min。

(3) 预温活化:于试管中加入预温的正常人冻干混合血浆和 APTT 试剂各 0.1 mL,混匀,置于 37 ℃水浴预温 3 min,并轻轻振摇数次。

(4) 加钙计时:于上述试管中加入预温的 25 mmol/L 氯化钙溶液 0.1 mL,混匀并立即计时,置于水浴中不断轻轻振摇。20 s 后,不时取出缓慢倾斜试管,并观察管内液体流动状态,当液体流动减慢时,停止计时并记录时间,即为 APTT 值。重复测定 2～3 次,取平均值报告结果。

(5) 测定待测血浆:用同样方法测定待测血浆的 APTT 值。

(6) 报告方式:待测标本 APTT XX. X s;正常对照 APTT XX. X s。

2. 血凝仪法

(1) 标本的采集和处理:同试管法。

(2) 试剂的准备:根据仪器位置程序的要求,把 APPT 试剂和 25 mmol/L 氯化钙溶液置于仪器相应的位置。

(3) 标本的准备:将正常参比血浆和待检血浆放在相应的样本架上。

(4) 准备测试杯。

(5) 检测:按照仪器操作程序分别检测正常参比血浆和待检血浆的 APPT 值。

【参考区间】

男性:31.5～43.5 s。女性:32～43.0 s。超过正常对照值±10 s 有意义。

【注意事项】

1. 器材符合要求 ①所用试管必须清洁、干燥、无划痕。②采血美国临床和实验室标准化协会(CLSI)建议使用的高质量塑料或聚乙烯试管收集标本,或使用已硅化的玻璃器皿采血,以避免凝血因子活化。

2. 正确使用抗凝剂 ①血液与抗凝剂充分混匀,不能产生任何微小血凝块。②血液与抗凝剂之比应为 9∶1,但当血细胞比容超过 55%或小于 20%时,应适当增加或减少抗凝剂的用量。

3. 试剂质量 APTT 测定结果受试剂种类及质量的影响很大。激活剂的种类(如白陶土、硅藻土、鞣酸),以及部分凝血活酶的来源(如兔脑组织、猴脑组织)及制备,均可影响测定结果。一般选用对因子Ⅷ、Ⅸ、Ⅺ在血浆浓度为 200～250 U/L 时灵敏的试剂。使用时应先测定正常人的混合血浆,如果其 APTT 在允许的范围内方能测定待测标本。否则,应重新配制 APTT 试剂。

4. 合格的血液标本 ①最好空腹采血,避免高脂血症导致 APTT 延长。②采血时止血带不可束缚太紧,且不得超过 1 min,以免导致凝血因子和纤溶系统活化。③采血要顺利,避免溶血和组织液混入或产生气泡。④标本不能有凝块,任何微小的凝块都会影响检测结果。

5. 标本处理 在 15～20 ℃环境下,以 3000 r/min 离心 10 min,尽可能除去血小板,分离后血浆 PLT 小于 20×10^9/L。

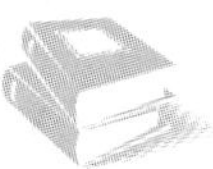

NOTE

6. 及时测定 采血后尽快测定，最迟不超过 2 h。室温下，Ⅷ因子易失去活性。冷冻血浆可降低狼疮抗凝物、因子Ⅻ、因子Ⅺ、HMWK、PK 缺乏检测的灵敏度，因此放置过久可影响凝固时间。

7. 控制温度 ①正常人冻干混合血浆及冷藏试剂，使用前应先置于室温平衡温度 15 min。②预温时间均不宜少于 3 min。血浆预温不可超过 10 min。APTT 试剂预温不可超过 30 min。③测定时，水浴箱的温度应控制在(37±0.5)℃，温度过高或过低均可使 APTT 延长。

8. 终点判断 观察血液流动时，光线要充足。以血液流动减慢或出现混浊的初期凝固为计时终点。

9. 注意药物影响 口服避孕药、雌激素、肝素、香豆素类药物等可影响 APTT 测定结果，检测前应停药 1 周以上。

【实验讨论】

(1) 活化部分凝血活酶时间测定的原理是什么？

(2) 活化部分凝血活酶时间测定的注意事项有哪些？

实验五　血浆凝血酶原时间测定

【目的】

(1) 掌握血浆凝血酶原时间(prothrombin time，PT)测定原理；

(2) 熟悉 PT 的操作方法和注意事项及 PT 的参考区间。

【原理】 在待检血浆中加入过量的含钙组织凝血活酶(主要含 Ca^{2+}、组织因子和脂质)，启动外源性凝血系统，激活凝血酶原转变为凝血酶，凝血酶使纤维蛋白原转变为纤维蛋白，测定血浆凝固所需的时间，即为血浆凝血酶原时间。本实验是外源性凝血系统中凝血因子最常用的筛检实验方法。

【器材】

(1) 37 ℃恒温水浴箱、离心机、秒表。

(2) 刻度吸管、100 μL 加样器、吸耳球。

(3) 硅化玻璃注射器或塑料注射器、硅化玻璃试管或塑料管。

【试剂】

(1) 含钙组织凝血活酶试剂。

(2) 109 mmol/L 枸橼酸钠溶液。

(3) 25 mmol/L $CaCl_2$溶液。

(4) 健康人冻干混合血浆(正常参比血浆)。

【标本】 枸橼酸钠抗凝的静脉全血。

【操作步骤】

1. 试管法

(1) 采血、分离血浆：空腹采静脉血 1.8 mL，加入含 109 mmol/L 枸橼酸钠溶液 0.20 mL 的试管内，充分混匀，以 3000 r/min 离心 10 min，制备 PPP。

(2) 参比血浆的准备：以多份正常人新鲜血浆混合液作正常参比血浆或正常人冻干混合血浆(使用前用蒸馏水溶解并平衡至室温)。

(3) 预温：将含钙组织凝血活酶置于 37 ℃水浴预温。

(4) 测定：取 1 支小试管加入正常参比血浆 0.1 mL，置于 37 ℃水浴箱预温 5 min，加入预温后的含钙凝血活酶 0.2 mL，立即混匀，同时启动秒表计时，记录凝固时间，即为 PT 测定值。重复 2～3 次。取平均值报告结果。

NOTE

(5) 用同样方法测定待测血浆的 PT 值。

(6) 报告方式。

①直接报告:受检者 PT:XX. X s;正常对照 PT:XX. X s。

②凝血酶原比值(prothrombin ratio,PTR):PTR=受检者 PT/正常对照 PT。

③国际标准化比值(international normalized ratio, INR)即 PTR^{ISI}, ISI(international sensitivity index)为国际敏感度指数。与国际组织凝血活酶参考试剂相比,ISI 越低,表明该试剂降低凝血因子功能的敏感度越高,反之亦然。ISI 测定方法:多份凝血水平不一的血浆(含正常人及口服抗凝剂者),用已知 ISI 的参考品测定其 PTR。再用待标定的组织凝血活酶测定其 PTR′,以 lgPTR 为纵坐标,lgPTR′为横坐标制图,以回归方程求直线斜率,待标定组织凝血活酶的 ISI=已知 ISI×斜率,INR 的计算公式:$INR=PTR^{ISI}$。

2. 血凝仪法

(1) 标本的采集和处理:同试管法。

(2) 试剂的准备:根据仪器位置程序的要求,把 PT 试剂置于仪器相应的位置。

(3) 标本的准备:将正常参比血浆和待检血浆放在相应的样本架上。

(4) 准备测试杯。

(5) 检测:按照仪器操作程序分别检测正常参比血浆和待检血浆的 PT 值。

【参考区间】

(1) PT:11~13 s。超过正常对照值±3 s 有意义。

(2) PTR:1.0±0.05。

(3) INR:1.0±0.1,用于口服抗凝药监测时,中国人 INR 控制在 2.0~3.0 较为安全。

【注意事项】

(1) 标本的采集和处理同 APTT,以避免凝血因子活化。

(2) 离体后的标本要求室温下 2 h 内、冰箱储存 4 h 内完成实验,以免凝血水平下降而影响 PT。

(3) 水箱温度要求在(37±0.5) ℃,温度过高或过低均可影响测定结果。血浆预温不可超过 5 min。PT 试剂预温不可超过 15 min。

(4) 正常参比血浆:WHO 等权威机构要求,每次(每批)PT 测定,都必须有正常对照。正常参比血浆必须采用来自至少 20 名以上男女各半的 18~55 岁的健康人(应避免妊娠、哺乳妇女和服药者)的混合血浆。血液与 109 mmol/L 枸橼酸钠抗凝剂以 9:1 混匀,以 3000 r/min 离心 10 min,分离血浆后,混合。可分装为每瓶 1 mL,-80 ℃冻干保存。

(5) 组织凝血活酶的质量:组织凝血活酶可以来自牛脑、兔脑、人脑等的提取物,也可采用纯化的重组组织因子加磷脂作 PT 试剂。组织凝血活酶的质量是影响 PT 检测准确性的关键因素。组织凝血活酶的来源和制备方法不同,PT 测定结果差异比较大,可比性差。尤其会影响对口服抗凝剂患者治疗效果的判断。因此,必须使用标有国际敏感指数(ISI)的 PT 试剂或用 INR 报告结果以避免 ISI 不同所造成的 PT 差异对临床治疗的影响。

【实验讨论】

(1) 血浆凝血酶原时间测定的原理是什么?

(2) 血浆凝血酶原时间测定的注意事项有哪些?

实验六 血浆凝血酶时间测定

【目的】

(1) 掌握血浆凝血酶时间(thrombin time,TT)测定原理;

(2) 熟悉 TT 的操作步骤及注意事项及 TT 的参考区间。

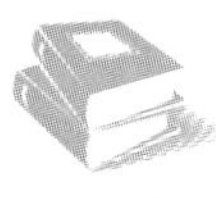

NOTE

【原理】 在受检乏血小板血浆中加入一定量的"标准化"凝血酶，凝血酶使纤维蛋白原转变为纤维蛋白，记录血浆开始凝固所需的时间，即为血浆凝血酶时间(TT)。

【器材】

(1) 37 ℃恒温水浴箱、离心机、秒表。

(2) 硅化玻璃注射器或塑料注射器、硅化玻璃试管或塑料管。

【试剂】

(1) 109 mmol/L 枸橼酸钠溶液。

(2) 凝血酶溶液：先用适量蒸馏水复溶冻干凝血酶，再加入生理盐水，调至 TT 时间在 16～18 s 为宜。

(3) 健康人冻干混合血浆(正常参比血浆)。

【标本】 枸橼酸钠抗凝的静脉全血。

【操作步骤】

1. 试管法

(1) 分离血浆：抗凝静脉血(1.8 mL 静脉血加到 0.2 mL 枸橼酸钠溶液中)充分混匀后，以 3000 r/min 离心 10 min，分离 PPP 血浆。

(2) 预温：取正常参比血浆 0.1 mL 于小试管中，置于 37 ℃水浴箱中预温 5 min。

(3) 测定：于小试管中加入凝血酶溶液 0.1 mL，立即混匀并启动秒表，以出现混浊的最初凝固为终点，记录血浆凝固时间。重复测定 2～3 次，取平均值报告结果。

(4) 测定待测血浆：用同样方法测定待检血浆的 TT 值。

(5) 报告方式：TT：XX s。

2. 血凝仪法

(1) 标本的采集和处理：同试管法。

(2) 试剂的准备：根据仪器位置程序的要求，把 PT 试剂置于仪器相应的位置。

(3) 标本的准备：将正常参比血浆和待检血浆放在相应的样本架上。

(4) 准备测试杯。

(5) 检测：按照仪器操作程序分别检测正常参比血浆和待检血浆的 PT 值。

【参考区间】 TT：16～18 s(超过正常对照值±3 s 有意义)。

【注意事项】

(1) 血液标本要符合要求。

①采血要顺利、快速，避免溶血、组织液混入或产生气泡。②采血时止血带不可束缚太紧，且不应超过 1 min。③标本应无黄疸、脂血。

(2) 正确使用抗凝剂。

①血液与枸橼酸钠抗凝剂之比应为 9：1，抗凝比例要准确，但当血细胞比容超过 55%或小于 20%时，应按公式计算调整抗凝剂用量。②血液与抗凝剂充分混匀，不能产生任何微小血凝块。

(3) 血浆标本应在采血后 2 h 内完成测定，置于 4 ℃保存不应超过 4 h。

(4) 已稀释好的凝血酶不能久置于室温，置于 4 ℃可保存 3 天。凝血酶用前一定要充分混匀。

(5) 判断凝固终点、观察血液流动时，光线要充足。以血浆流动减慢或出现混浊的初期凝固为计时终点。

【实验讨论】

(1) 血浆凝血酶时间测定的原理是什么？

(2) 血浆凝血酶时间测定的注意事项有哪些？

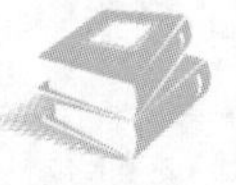

NOTE

实验七 血浆D-二聚体测定

【目的】

(1) 掌握ELISA法测定血浆D-二聚体(D-dimer)的原理;

(2) 熟悉血浆D-二聚体测定的操作方法和注意事项,了解血浆D-二聚体的参考区间。

【原理】 将待测血浆加入抗D-二聚体单克隆抗体包被的酶标反应板中,血浆中的D-二聚体与抗体结合,再加入酶标二抗后形成复合物后作用于显色物而显色,应用酶标仪测定吸光度,待测血浆中D-二聚体含量与吸光度成正比。

【器材】 酶标仪、酶标板、微量加样枪、试管等。

【试剂】

(1) 109 mmol/L枸橼酸钠溶液。

(2) 10倍稀释液:使用时将浓缩稀释液在37 ℃温育15 min,用蒸馏水稀释10倍。

(3) 20倍稀释液:使用时将浓缩稀释液在37 ℃温育15 min,用蒸馏水稀释20倍。

(4) 过氧化氢。

(5) 底物:显色前每瓶底物用5 mL蒸馏水溶解,并加入35 mL过氧化氢。

(6) 酶标抗体:使用时等量稀释液溶解。

(7) 标准品。

(8) 终止液。

【标本】 枸橼酸钠抗凝的静脉全血。

【操作步骤】

1. 分离血浆 抗凝静脉血(1.8 mL静脉血加到0.2 mL枸橼酸钠溶液中)充分混匀后,以3000 r/min离心10 min,分离血浆。

2. 标准曲线绘制

(1) 将冻干标准品溶于300 μL稀释液(浓度为1 mg/mL),取150 μL用稀释液倍比稀释1 mg/mL、0.5 mg/mL、0.25 mg/mL、0.125 mg/mL、0.0625 mg/mL、0.03125 mg/mL六个浓度。将不同稀释浓度的标准品及10倍稀释的待测血浆加入酶标板,每孔100 μL,空白对照加入等量的稀释液,置于37 ℃温育1 h。

(2) 弃去孔内液体,用洗涤液清洗3次,拍干后加入酶标抗体,每孔100 μL,置于37 ℃温育1 h。

(3) 弃去孔内液体,用洗涤液清洗3次,拍干后加底物溶液,每孔100 μL,置于37 ℃温育15~20 min。

(4) 弃去孔内液体,加入终止液,每孔50 μL,终止反应。

(5) 置于酶标仪492 nm波长,以空白调零,读取各孔吸光度值A。

(6) 以D-二聚体含量的对数为横坐标,相应各孔的吸光度A为纵坐标,绘制标准曲线。

3. 待测血浆检测 用稀释液将待测血浆稀释10倍,按照以上步骤测得待测血浆A,在标准曲线上得出相应的D-二聚体含量。

【参考区间】 血浆D-二聚体小于0.5 mg/L。

【注意事项】

(1) 标本应避免溶血、凝血发生,否则应重新采血。

(2) 血浆分离后应在2 h完成检测。在2~8 ℃可保存2天,−20 ℃可冻存1个月,应避免反复冻融。

(3) 本实验可采用EDTA或肝素抗凝。

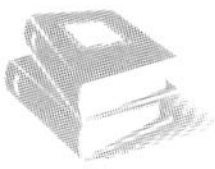

NOTE

【实验讨论】

(1) ELISA 法测定血浆 D-二聚体的原理是什么?

(2) ELISA 法测定血浆 D-二聚体的注意事项有哪些?

(冷　平)

综合训练三　出血性疾病诊断的设计性实验

【实验目的】

进一步熟练本章实验内容,学生自己操作实验项目,用所得结果进行案例分析,一方面感受所做实验结果对临床疾病的诊断、鉴别诊断、疗效观察等的指导作用,检验结果准确性的重要性,同时培养学生临床思维、分析问题和解决问题的能力。

【背景资料】

某 8 岁女童,5 个月前发现双下肢有散在出血点,曾有湿疹、荨麻疹史。

查体:全身皮肤有散在出血点,两下肢居多,且分布对称。肝、脾未触及,全身淋巴结可触及。

【器材及试剂】 本病例涉及与本章实验内容有关的实验项目所需的仪器和试剂。

【实验标本】 患者的血液标本。

【提出问题】

(1) 根据患者的病史、临床表现及体格检查,如需诊断请提出首先要做的实验室检查项目(老师可根据学生提出的检查项目进行指导并筛选出合理的检查项目,不属于本章内容的实验老师可直接给出结果)。

(2) 学生对自己提出的实验项目进行操作,并根据自己所得的实验结果进行分析,做出初步诊断,并分析其产生的原因。

(3) 如需进一步确诊,提出需做哪些实验室检查?

(4) 如需鉴别诊断,提出选择哪些相应的检查项目?

(5) 如需进行疗效观察和病情预后判断,需做哪些实验室检查?

(6) 对实验中可能出现的问题提出解决办法,对预期结果进行分析。

【实验要求】

(1) 要求学生分组讨论,并自己动手做相关实验。

(2) 课后分析结果时需查阅本病例涉及的相关临床资料。

(3) 每组要求完成一份实验报告,按照提问内容逐项分析。

(李　萍)

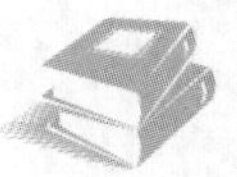

NOTE

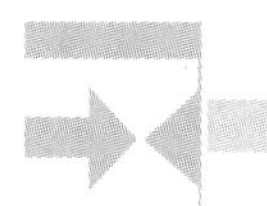

第四章　血型鉴定及交叉配血

实验一　ABO 血型鉴定

一、正定型法（用已知特异性抗体鉴定红细胞表面未知抗原的方法）

【目的】 掌握盐水介质法进行 ABO 血型鉴定正定型的原理、操作步骤及结果判断。

【原理】 室温条件下用已知 IgM 类 ABO 标准血型抗体与待测红细胞在盐水介质中反应，根据红细胞是否出现凝集来判定待测红细胞膜上有无与标准血型抗体相对应的抗原，从而鉴定受检者的血型。

【器材】 玻片或凹孔白瓷板、滴管、试管、台式离心机、记号笔、显微镜、试管架等。

【试剂】 商品化标准抗 A 血清、抗 B 血清、抗 AB 血清（可选）、生理盐水。

【标本】 末梢血或 EDTA 抗凝全血。

【操作步骤】

1. 玻片法

（1）受检者 2%～5%红细胞悬液制备：EDTA 抗凝全血以 3000 r/min 离心 5 min，吸去血浆。加入 1～2 倍体积生理盐水，用滴管混匀，洗涤，以 3000 r/min 离心 5 min，弃上清液。重复洗涤 3 次，末次上清液应清亮并完全弃去，制成 2%～5%红细胞悬液。见表 4-1。

表 4-1　标准红细胞悬液配制表

悬液浓度%	压积红细胞/滴	生理盐水/mL
2	1	2
5	1	0.8
10	1	0.4
20	1	0.2

（2）标记：取清洁玻片或凹孔白瓷板一块，用记号笔标记。

（3）加抗体：分别用滴管滴加标准抗 A、抗 B、抗 AB（可选）血清 1 滴于标明的方格内。

（4）加受检者 2%～5%红细胞悬液：在标记方格中加受检者 2%～5%红细胞盐水悬液 1 滴，轻轻摇动玻片或白瓷板，混匀红细胞悬液与血清，连续混匀 1～5 min。

（5）观察、判断结果：肉眼观察有无凝集反应。红细胞无凝集为阴性，红细胞出现凝集为阳性。

（6）判断标准：见表 4-2。

表 4-2　红细胞凝集程度判断标准

凝集程度	判断标准
＋＋＋＋	红细胞凝集成一大片或几片，血清清晰透明，镜检无游离红细胞
＋＋＋	红细胞凝集成数个大凝块，血清较透明，镜检可见极少游离红细胞
＋＋	红细胞凝成数个小凝块，血清较混浊，镜检可见游离红细胞
＋	肉眼可见颗粒凝块，背景混浊，周围有许多游离红细胞

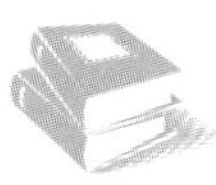

NOTE

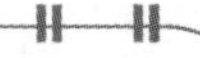

续表

凝集程度	判断标准
±	几乎无凝块，背景混浊，镜下可见数个红细胞凝集在一起，周围有很多游离红细胞
混合凝集外观(mixed field，MF)	镜下可见少数红细胞凝集，而绝大多数红细胞呈分散分布
−	红细胞悬液状，镜下未见红细胞凝集，红细胞均匀分布

(7) 判断血型：见表 4-3。

表 4-3　ABO 血型正定型结果

受检者血型	分型血清＋受检者红细胞		
	抗 A	抗 B	抗 AB(可选)
A	＋	−	＋
B	−	＋	＋
O	−	−	−
AB	＋	＋	＋

注：＋为阳性反应，即出现红细胞凝集或溶血；−为阴性反应，红细胞为均匀悬浮，不凝集。

(8) 报告方式：ABO 血型正定型(盐水介质玻片法)：X 型。

2. 试管法

(1) 受检者 2%～5%红细胞悬液制备：同玻片法。

(2) 试管标记：取试管 2 支或 3 支，分别标明抗 A、抗 B、抗 AB(可选)。

(3) 加抗体：分别加入抗 A、抗 B 或抗 AB 血清(可选)1 滴于管底。

(4) 加受检者 2%～5%红细胞悬液：各管中分别加入受检者 2%～5%红细胞悬液 1 滴，混匀。

(5) 离心：立即以 1000 r/min 离心 1 min。

(6) 观察结果：取出试管，观察上清液是否溶血，再用中指轻轻弹摇试管，边弹边观察红细胞浮起程度、是否凝集和凝集的程度。如有可疑凝集，应显微镜下观察。

(7) 判断标准：见表 4-2。

(8) 结果判断：见表 4-3。

(9) 报告方式：ABO 血型正定型(盐水介质试管法)：X 型。

【注意事项】

(1) 认真核对标本并做好标记，所用器材必须清洁干燥，避免溶血，加样时比例和先后顺序要核实。

(2) 每批标准血清在使用前，必须做质量监控，包括外观、效价及亲和力。血清外观出现混浊或变色，不能使用。IgM 抗 A 或抗 B 效价大于或等于 128，亲和力小于或等于 15 s，冷凝集素效价小于 4，符合标准，从冰箱取出后应在室温平衡再使用，使用完后，应及时放回 4 ℃冰箱中保存，防止细菌污染。

(3) 受检者标本要新鲜，浓度要适当，如果浓度过高或过低，抗原、抗体比例不恰当，会造成凝集不明显，容易误判，造成假阴性。

(4) IgM 抗 A 和抗 B 与相应红细胞反应的最适温度为 4 ℃。为了防止冷凝集现象的干扰，通常应在室温下进行实验。如怀疑是冷凝集素导致的红细胞凝集，需在 37 ℃水浴箱放置 2～5 min 后再肉眼观察结果。

(5) 离心能促进抗原和抗体的接触和结合，提高反应敏感性和缩短反应时间，应严格控制离心速度和时间，防止假阳性或假阴性结果。

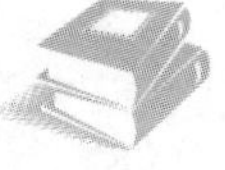

NOTE

(6) 玻片法定型观察凝集时，应注意避免因玻片上悬液蒸发而引起的红细胞的聚集误判为凝集。应注意鉴别红细胞在凝集、凝固以及缗钱状排列的不同表现。

(7) 为确保输血安全，试管法鉴定 ABO 血型时必须做正、反定型，两者结果一致才能报告结果。

二、反定型法(用已知标准的红细胞鉴定血清中未知抗体的方法)

【目的】 掌握盐水介质法进行 ABO 血型鉴定反定型的原理、操作方法和结果判断。

【原理】 当红细胞表面有 A 和(或)B 等抗原时，其血清中存在与之相反的抗 B 和(或)抗 A 抗体。根据 IgM 类血型抗体与相应红细胞抗原特异性结合时，室温下盐水介质中出现红细胞凝集现象。用已知 A 型、B 型等红细胞检测血清中有无相应的 IgM 类抗 A 和(或)抗 B 抗体。

【器材】 滴管、试管、台式离心机、记号笔、显微镜。

【试剂】 5%A 型红细胞、B 型红细胞和 O 型红细胞、生理盐水。

【标本】 抗凝或不抗凝静脉血。

【操作步骤】

1. 分离受检者血清(或血浆) 抗凝或不抗凝静脉血标本，以 3000 r/min 离心 3 min，分离血清(或血浆)标本。

2. 标记并滴加血清(或血浆)及红细胞悬液 取试管 3 支，分别标明 A 型红细胞、B 型红细胞及 O 型红细胞，分别加入受检者血清(或血浆)1 滴于管底，再分别滴加 5%A 型红细胞、B 型红细胞、O 型红细胞悬液试剂 1 滴，混匀。

3. 离心 立即以 1000 r/min 离心 1 min。

4. 观察结果 同正定型试管法。

5. 判断标准 见表 4-2。

6. 结果判断 见表 4-4。

表 4-4 ABO 血型反定型结果

受检者血型	分型红细胞＋受检者血清		
	A 型红细胞	B 型红细胞	O 型红细胞
A	−	＋	−
B	＋	−	−
O	＋	＋	−
AB	−	−	−

注：＋为阳性反应，即出现红细胞凝集或溶血；－为阴性反应，红细胞为均匀悬浮，不凝集。

7. 报告方式 反定型(试管法)：X 型(应说明正反定型是否一致，一致才能发报告)。

【注意事项】

(1) 试剂应室温平衡后使用，用完放回 2～4 ℃冰箱中保存。

(2) 血液标本无溶血，用 EDTA 盐或枸橼酸钠抗凝，标本 4 ℃保存 7 天，备查。

(3) 加样时要核实加样顺序，注意抗原和抗体比例。

(4) 观察结果时，勿用力晃动试管，若试管中出现溶血现象，表明存在抗原抗体反应并有补体激活，应视为凝集。

(5) 老年人血清中抗体水平下降、不规则抗体可能增多，可采用聚凝胺介质法进行血型鉴定以排除不规则抗体对血型鉴定的影响。

(6) 当 O 型红细胞凝集时，需要考虑自身抗体和不规则抗体存在。

(7) 当正反定型结果不一致时，可能的原因既有技术问题也有标本红细胞及血清等问题。采取的步骤：①将原有标本严格按操作规程重新做一次，排除技术问题的因素；②当怀疑标本自身有问题时，重新采集标本进行鉴定；③分析患者的临床病史，有无干扰血液红细胞抗原、抗体鉴定的因

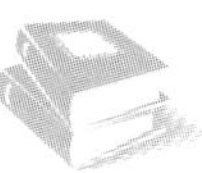
NOTE

素存在；④若怀疑是由于抗原减弱造成的正反定型不符，可进一步做木瓜酶实验、直接抗球蛋白实验、吸收放散实验等加以鉴别。

(8) 反定型能够复检正定型血型结果的准确性，纠正漏检、误报；发现正定型难以发现的弱抗原亚型如 AB_2，能纠正某些患者因疾病原因（如肿瘤等）造成的红细胞抗原减弱所致的血型错误；能够排除获得性抗原（如类 B 抗原）和冷凝集现象对红细胞定型的干扰；还能发现一些亚型中的不规则抗体。

【实验讨论】

(1) ABO 血型鉴定时，为什么要做反定型？

(2) ABO 血型鉴定正反定型结果不一致的原因是什么？应如何处理？

实验二　Rh 血型鉴定

一、盐水法

【目的】 掌握使用盐水介质法进行 Rh 血型鉴定的原理、操作方法和结果判断。

【原理】 IgM 类抗 D 标准血清与受检者红细胞表面 D 抗原在室温条件下盐水介质中产生特异性反应，出现红细胞凝集现象。

【器材】 滴管、小试管、37 ℃恒温水浴箱、离心机、显微镜等。

【试剂】 IgM 类抗 D 标准血清、5%RhD 阳性和阴性红细胞悬液、生理盐水。

【标本】 抗凝血或不抗凝血。

【操作步骤】

1. 制备红细胞悬液 将标本以 3000 r/min 离心 5 min，分离出压积红细胞，用生理盐水配制成 5%被检红细胞悬液，制法同 ABO 血型鉴定中红细胞悬液制备。

2. 标记并滴加血清 取试管 3 支，标记为受检、阴性对照、阳性对照，各管分别加 IgM 类抗 D 标准血清 1 滴于管底。

3. 滴加红细胞悬液 在标记各管中分别对应滴加受检 5%红细胞悬液 1 滴、5%RhD 阴性红细胞悬液 1 滴、5%RhD 阳性红细胞悬液 1 滴于 3 支试管中，混匀。

4. 离心 以 1000 r/min 离心 1 min。

5. 观察结果 观察有无溶血现象；轻轻振摇试管使红细胞重悬，肉眼观察有无凝集现象。根据阳性对照管的凝集及阴性对照管的无凝集现象，确认抗 D 血清试剂的有效性，再观察受检试管的凝集现象，有凝集者为阳性反应，反之为阴性反应。

6. 阴性验证实验 如果为阴性反应，应进一步排除弱 D 型，即将受检红细胞与抗 D 血清做间接抗球蛋白实验。如在间接抗球蛋白实验中凝集，则为弱 D 型。

7. 报告方式 Rh(D)血型(盐水法)：X 性。

【注意事项】

(1) Rh 血型系统定型主要是鉴定 D 抗原，操作时严格按试剂说明的方法进行，必须同时做阳性、阴性对照实验，确保试剂的有效性。

(2) Rh 血型系统的抗体多由免疫因素（输血或妊娠）产生，血清中一般无天然抗体存在，不需做反定型实验。

(3) Rh 血型鉴定要严格控制温度与时间，因 Rh 抗原、抗体反应的凝集程度比较弱。观察反应结果时，应轻轻弹动试管，不能用力摇动，避免人为破坏凝集，误判为阴性。

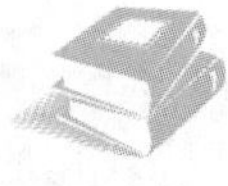

NOTE

(4) 受检红细胞与抗 D 试剂在盐水介质中（如玻片法、试管法）不凝集，应进行 Rh 阴性确认实验，一般使用三种以上 IgG 类抗 D 试剂进行间接抗球蛋白实验。如三种 IgG 类抗 D 试剂抗球蛋白实验的结果均为阴性，即可判定为 Rh 阴性，如果抗球蛋白实验有一种或一种以上的 IgG 类抗 D 试剂的结果为阳性，即可判定为 Rh 阳性，则该个体为弱 D 表型。

（5）部分弱 D 型个体经输注 D 阳性红细胞后可能产生抗 D 抗体。所以受血者若为弱 D 型时，应作 Rh 阴性处理，输注 Rh 阴性血液。供血者为弱 D 型时，其血液应作为 Rh 阳性血液。

二、酶介质法

【目的】 掌握酶介质法进行 Rh 血型鉴定的基本原理、操作方法及结果判断。

【原理】 IgG 类抗体与红细胞上的相应抗原特异性结合，因 IgG 分子间两个抗原决定簇的跨度小于红细胞间排斥力而产生的距离，不能将相邻的红细胞彼此连接起来，因此无肉眼可见的凝集现象。酶介质可破坏红细胞表面的唾液酸，降低红细胞表面负电荷，减少细胞间斥力，使红细胞间的距离缩小，相邻红细胞之间能在 IgG 类抗体与抗原结合的作用下连接，使抗原抗体间的反应成为肉眼可见的凝集。

【器材】 滴管、试管、37 ℃恒温水浴箱、离心机、显微镜。

【试剂】 IgG 类抗 D 血清试剂、1%木瓜酶溶液、5%D 阳性和阴性红细胞悬液、生理盐水。

【标本】 抗凝或不抗凝血。

【操作步骤】

1. 制备 制备受检者 5%红细胞生理盐水悬液。

2. 滴加血清、酶溶液及红细胞悬液 取 3 支小试管，分别标明受检标本、D 阳性对照和 D 阴性对照。按表 4-5 进行 Rh 血型鉴定。

3. 水浴 置于 37 ℃恒温水浴箱中 30 min。

4. 离心 取出水浴试管，以 3000 r/min 离心 30 s。

5. 观察结果 轻轻摇动试管，观察管底红细胞的凝集现象。先观察阴性和阳性对照管，如阴性对照管无凝集，阳性对照管出现凝集，说明抗 D 血清试剂有效；再观察受检管红细胞凝集现象，如受检管出现凝集，则为 Rh 阳性；不凝集，则为 Rh 阴性。

6. 报告方式 Rh(D)血型(酶介质法)：X 性。

表 4-5 酶介质法 Rh 血型鉴定加样方法

反应管	5%受检红细胞悬液/滴	5%RhD 阳性红细胞悬液/滴	5%RhD 阴性红细胞悬液/滴	IgG 类抗 D 血清/滴	1%木瓜酶溶液/滴
受检样本	1			1	2
阳性对照		1		1	2
阴性对照			1	1	2

【注意事项】

（1）酶很容易失活，每次实验均需设置阳性对照。如果阳性对照没有凝集，说明酶试剂失效，但酶的活性过高，也易出现假阳性，所以通过阴性对照，排除假阳性结果。

（2）水浴温度要控制好，37 ℃为最佳温度，水浴温度太高可导致酶失活和红细胞直接溶血。

【临床意义】

临床输血中 Rh 血型鉴定为必做项目，受检者和供血者的 Rh 血型和交叉配血一致时才可进行输血。Rh 血型鉴定可预防新生儿溶血病。

【实验讨论】

（1）Rh 血型鉴定盐水介质与酶介质的区别是什么？

（2）Rh 血型鉴定为何要设置阳性、阴性对照？

（3）Rh 血型鉴定为什么只做红细胞抗原检测，而没有血清抗体检测？

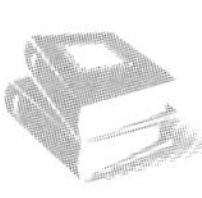

NOTE

实验三　交叉配血

一、盐水介质交叉配血法

【目的】 掌握盐水介质交叉配血法的基本原理和操作步骤，熟悉盐水介质交叉配血中的注意事项。

【原理】 当ABO血型天然IgM类抗体与对应的红细胞抗原特异性结合时，在室温盐水介质中出现凝集反应，通过观察受血者血清与供血者红细胞以及受血者红细胞与供血者血清之间有无凝集现象，判断受血者、供血者之间是否有ABO血型不相合的情况。

【器材】 试管、滴管、记号笔、离心机、显微镜等。

【试剂】 生理盐水。

【标本】 受血者、供血者静脉血。

【操作步骤】

1. 制备受血者配血标本 将受血者的血液标本离心分离上层血清，标记为Ps(patient serum)；取压积红细胞层制成5%红细胞悬液，标记为Pc(patient cell)。

2. 制备供血者配血标本 将供血者的血液标本离心分离上层血清，标记为Ds(donor serum)；取压积红细胞层制成5%红细胞悬液，标记为Dc(donor cell)。

3. 交叉配血 取2支试管，分别标明主侧配血管和次侧配血管。按表4-6进行交叉配血。

表4-6 盐水介质交叉配血实验方法

反应管	受血者血清Ps/滴	受血者红细胞Pc/滴	供血者血清Ds/滴	供血者红细胞Dc/滴
主侧	2	—	—	1
次侧	—	1	2	—

4. 离心 以3000 r/min离心15 s。

5. 观察结果 有无溶血现象，轻轻摇动试管，使红细胞重新悬浮，先用肉眼观察是否凝集，再用显微镜确认。

6. 判断是否可以配血 ABO同型配血，主侧和次侧均无溶血及凝集反应表示受血者和供血者血液盐水介质交叉配血相合，可以输注供血者血液。主侧或次侧凝集或两侧均凝集为配血不合，不能输注供血者血液。

7. 报告方式

(1) 受血者XXX(X型)血清＋供血者XXX(X型)红细胞：盐水介质交叉配血有(或无)凝集。

(2) 供血者XXX(X型)血清＋受血者XXX(X型)红细胞：盐水介质交叉配血有(或无)凝集。

(3) 受血者与供血者盐水介质交叉配血是否相合。

【参考区间】 主侧管、次侧管盐水介质交叉配血均无凝集。

【注意事项】

(1) 所有器材要清洁干燥，不使用过期无效试剂，标本要防止污染，避免使用枸橼酸盐抗凝血，不使用溶血标本。受检者和供血者标本置于冰箱中2～6 ℃保存至输血后至少7天，以备复查。红细胞悬液要用生理盐水洗涤干净，防止血浆中的血型物质中和抗体。

(2) 盐水介质交叉配血法是临床上最基本的检测实验，但仅能对IgM类抗体进行检测，而无法检测IgG类抗体，因此，在盐水介质交叉配血检测后，还应加做检测不完全抗体的酶介质、聚凝胺介质等交叉配血实验，避免漏检不完全抗体，确保输血安全。

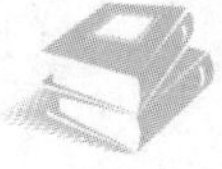

NOTE

(3) 配血过程中要求红细胞浓度适当，与血清比例也适度。离心时间、速度要准确，比例不当、离心不足或过度离心均会造成假阳性或假阴性。试管中发生溶血现象是配血不相容，表明有抗原抗体特异性结合，同时还有补体参与。

(4) 出现交叉配血不相容时，应重新进行受血者和供血者 ABO 血型鉴定，以确保血型鉴定结果的准确性。再进行相应的盐水介质交叉配血。

(5) 室温较低时，防止冷凝集素引起凝集反应，影响配血结果的判断。可将受血者和供血者的红细胞悬液滴加在玻片上，在显微镜下观察有无红细胞凝集现象，确定是否存在冷凝集。如果有冷凝集素干扰凝集，可将主侧和(或)次侧试管在 37 ℃水浴，轻轻摇动试管，吸取红细胞悬液滴在玻片上，在显微镜下观察结果。

(6) 当红细胞悬液加入血清中后应立即离心，并观察结果。不宜在室温下放置时间过久，影响结果判断。

二、聚凝胺介质交叉配血法

【目的】 掌握聚凝胺介质交叉配血法的基本原理和操作方法。

【原理】 聚凝胺是一种多价阳离子聚合物，能中和红细胞表面的负电荷，并通过正负电荷的作用，促使红细胞可逆的非特异性聚集。低离子溶液也可降低反应介质的离子强度，增强抗原抗体的结合。当红细胞与血清在低离子介质中孵育，血清中的 IgG 类抗体与红细胞上相应抗原结合后，发生凝集。当再加入枸橼酸钠重悬液后，枸橼酸钠的负电荷与凝聚胺上的正电荷中和，红细胞表面负电荷恢复正常，非特异性聚集的红细胞重新散开，而抗原抗体特异性结合产生的凝集依然存在。

【器材】 试管、滴管、记号笔、离心机、显微镜。

【试剂】 聚凝胺试剂、重新悬浮液、低离子介质溶液、生理盐水。

【标本】 受血者、供血者静脉血。

【操作步骤】

1. 制备受血者配血标本 将受血者的血液标本离心分离上层血清，标记为 Ps；取压积红细胞层制成 5%红细胞悬液，标记为 Pc。

2. 制备供血者配血标本 将供血者的血液标本离心分离上层血清，标记为 Ds；取压积红细胞层制成 5%红细胞悬液，标记为 Dc。

3. 标记主、次侧管 取 2 支小试管，分别标明主侧配血管和次侧配血管。

4. 交叉配血 同盐水介质交叉配血法。

5. 滴加低离子强度溶液 向 2 支试管中分别加入低离子强度介质溶液 0.6 mL，混匀，室温下放置 1 min。

6. 加聚凝胺溶液 2 支试管中再分别滴入聚凝胺试剂 2 滴，混匀，室温下放置 15 s。

7. 离心 以 1000 r/min 离心 1 min，弃去上清液。

8. 判断凝集现象 轻轻摇动试管，观察红细胞有无凝集，如无凝集，必须重做。

9. 滴加重悬液 如果有凝集，滴加重悬液 2 滴。

10. 观察结果 轻轻摇动试管，观察红细胞有无凝集现象，并通过显微镜判断结果。

(1) 主侧和次侧均无溶血及无凝集表示受血者和供血者血液聚凝胺介质交叉配血相合，可以输注供血者血液。

(2) 主侧或次侧凝集或两侧均凝集表示受血者和供血者血液中有抗原抗体特异性结合，配血不相容，不能输注供血者血液。

11. 报告方式

(1) 受血者 XXX(X 型)血清＋供血者 XXX(X 型)红细胞：聚凝胺介质交叉配血有(或无)凝集。

(2) 供血者 XXX(X 型)血清＋受血者 XXX(X 型)红细胞：聚凝胺介质交叉配血有(或无)

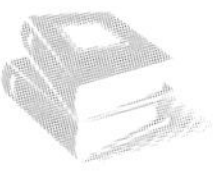
NOTE

凝集。

（3）受血者与供血者聚凝胺介质交叉配血是否相合。

【参考区间】 主侧管、次侧管聚凝胺介质交叉配血均无凝集。

【注意事项】

（1）聚凝胺介质交叉配血实验对 Kell 血型的检测效果较差，而汉族人群中 K 基因的频率几乎为 0，kk 型几乎为 100%，采用聚凝胺介质交叉配血实验是安全可靠的。对少数民族人群进行聚凝胺介质交叉配血时，阴性结果应加做抗球蛋白实验，以防止 K 抗体的漏检。

（2）因肝素对聚凝胺有中和作用，不宜采用肝素抗凝血，可采用 EDTA 抗凝血代替血清进行配血实验。

（3）在加入重悬液以后应及时观察结果，避免反应结果减弱或消失。

三、微柱凝胶检测卡交叉配血法

【目的】 掌握微柱凝胶检测卡交叉配血法的基本原理和方法。

【原理】 在葡聚糖等化学物质构成的微型凝胶柱中含有抗人球蛋白抗体。将受血者、供血者血清和红细胞分别按照交叉配血实验要求加入主侧和次侧管的反应室中，在 37 ℃孵育器中孵育，如果血清中存在针对红细胞抗原的血型抗体（IgM 类或 IgG 类抗体），通过离心促进红细胞发生凝集，形成红细胞凝集团块，凝胶柱中的凝胶具有分子筛作用，阻止凝集的红细胞团块下沉，滞留在微柱的上层。如果血清中没有红细胞抗原相应的特异性抗体，红细胞仍然以单个分散形式存在，在离心力作用下通过凝胶分子筛，沉积到微柱管的底部，形成红细胞扣。

【器材】 37 ℃微柱凝胶实验专用孵育器、专用离心机、加样器、试管、滴管。

【试剂】 微柱凝胶试剂、生理盐水。

【标本】 受血者、供血者静脉血。

【操作步骤】

1. 制备受血者配血标本 将受血者的血液标本离心分离出上层血浆，取压积红细胞层用生理盐水洗涤 3 次，制成 1%红细胞悬液。

2. 制备供血者配血标本 将供血者的血液标本离心分离出上层血浆，取压积红细胞层用生理盐水洗涤 3 次，制成 1%红细胞悬液。

3. 交叉配血 取供血者 1%红细胞悬液 50 μL、受血者血浆 25 μL，依次分别加入主侧管反应室内。取受血者 1%红细胞悬液 50 μL、供血者血浆 25 μL，依次分别加入次侧管反应室内。

4. 孵育 将微柱凝胶检测卡放入 37 ℃微柱凝胶实验专用孵育器，孵育 15 min。

5. 离心 取出微柱凝胶检测卡，在专用离心机中 1000 r/min 离心 10 min。

6. 观察结果 取出后，观察结果，结果判断见图 4-1。

（1）阴性结果：主侧和次侧管内红细胞完全沉降于凝胶管底部，表明受血者与献血者血液中无特异性抗原抗体结合，配血相容，供血者血液可以输注。

（2）阳性结果：主侧和（或）次侧管内红细胞凝集块位于凝胶表面或凝胶中，或者出现溶血，表明受血者与献血者有特异性抗原抗体结合，配血不相容，供血者血液不可以输注给受血者。

7. 报告方式

（1）受血者 XXX（X 型）血清＋供血者 XXX（X 型）红细胞：微柱凝胶检测卡交叉配血有无凝集。

（2）供血者 XXX（X 型）血清＋受血者 XXX（X 型）红细胞：微柱凝胶检测卡交叉配血有无凝集。

（3）受血者与供血者：盐水介质交叉配血是否相合。

【参考区间】 主侧管、次侧管微柱凝胶检测卡交叉配血均无凝集。

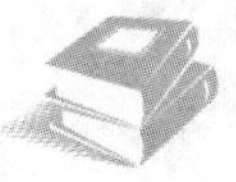

NOTE

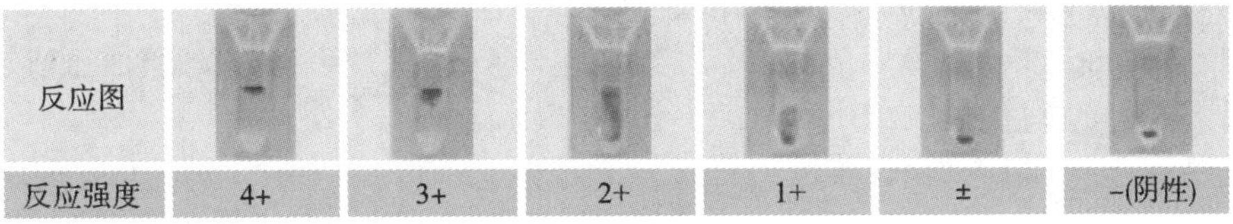

反应图						
反应强度	4+	3+	2+	1+	±	-(阴性)

图 4-1 微柱凝胶检测卡结果判断

4+：凝集的红细胞全部集中在凝胶顶端。

3+：凝集的红细胞大部分集中在凝胶顶端，在上部有少量凝集红细胞。

2+：凝集的红细胞大部分集中在凝胶中上部，在下部有少量凝集红细胞。

1+：红细胞大部分集中在凝胶底部，在中下部有少量凝集红细胞。

±：红细胞大部分集中在凝胶底部，下部有少数的凝集红细胞。

一：红细胞全部沉在凝胶底部。

溶血：凝胶介质呈暗红色、透明。

混合凝集(Mix Field，MF)：少量凝集的红细胞在凝胶上部，大部分红细胞在凝胶底部。

【注意事项】

(1) 通过凝胶分子筛作用鉴别是否有红细胞凝集，提高了交叉配血实验的特异性和灵敏度，因在凝胶中已加入抗球蛋白试剂，对 IgG 类抗体致敏的红细胞可以在抗球蛋白的作用下凝集，滞留在凝胶上方。所以可同时检出 IgG 和 IgM 类血型抗体，可不做盐水介质交叉配血实验。

(2) 离心时血清蛋白成分和红细胞在各自不同重力加速度条件下依次通过凝胶，从而避免了血清中未结合的球蛋白与抗球蛋白试剂结合的可能性。因此做微柱凝胶检测卡交叉配血实验时，红细胞可不洗涤。

(3) 微柱凝胶检测卡封口损坏、管中液体干涸或有气泡时不能使用。

(4) 如出现溶血现象，提示有红细胞抗原与抗体发生特异性反应，也可能有其他因素导致的溶血，必须认真分析处理。

【临床意义】

交叉配血可进一步验证受血者与供血者血型是否正确，避免血型鉴定错误而导致的输血后溶血反应；能发现 ABO 血型系统的不规则抗体，ABO 血型以外的配血不合或发现其他血型抗体。

【实验讨论】

(1) 盐水介质交叉配血实验的临床意义和适用范围如何？

(2) 试述聚凝胺介质交叉配血实验的原理。

(3) 微柱凝胶检测卡交叉配血法与其他配血法相比有何优点？

（黄燕妮）

实验四 血清中不完全抗体的测定

一、2-巯基乙醇法

【目的】 掌握 2-巯基乙醇法血清不完全抗体检测的基本原理和方法。

【原理】 待检血清中存在的血型抗体有可能是 IgM 和 IgG 的混合物。因 IgG 类血型抗体没有多聚体的结构，在盐水介质条件下与相应红细胞抗原特异性结合时，可使红细胞致敏，但没有凝集现象发生(故称其为不完全抗体)。要检测 IgG 类抗体时，需先将血清中的 IgM 类抗体去除。IgM 抗体分子由五个亚基构成，亚基间通过 J 链、二硫键相连。2-巯基乙醇可以切割 J 链中的二硫键，使 IgM 分子亚基分开，形成单体结构，而失去与红细胞形成可见凝集的能力。此时血清中 IgG 类抗体依然具有生物活性，可用间接抗人球蛋白法对其进行检测。

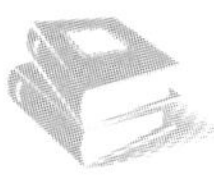
NOTE

【器材】 试管、吸管、离心机、水浴箱、微量加样器。

【试剂】 0.1 mol/L 2-巯基乙醇溶液、5%红细胞悬液、生理盐水、抗人球蛋白血清。

【标本】 不抗凝静脉血。

【操作步骤】

1. 分离血清 不抗凝静脉血待凝固后，以 3000 r/min 离心 3 min，分离血清标本。

2. 加 0.1 mol/L 2-巯基乙醇溶液 取 1 支试管，受检者血清 0.2 mL，加入 0.1 mol/L 2-巯基乙醇溶液 0.2 mL，混合，将试管口密封，37 ℃恒温水浴箱孵育 30 min～1 h。

3. 加 PBS 排列小试管 11 支，第 2～11 管加入生理盐水 0.2 mL。

4. 制备血清应用液 在第 1 管和第 2 管中各加入经 0.1 mol/L 2-巯基乙醇溶液处理的受检者血清 0.2 mL，自第 2 管混合后吸出 0.2 mL 加入第 3 管中，以此类推，做倍比稀释至第 10 管，每管中依次留有 1∶2，1∶4，…，1∶1024 不同稀释度的血清 0.2 mL。保留第 10 管取出的稀释血清备用。第 11 管作为阴性对照管。

5. 加 5%红细胞悬液 11 支小试管中分别加入 5%红细胞悬液（如需检测 IgG-A 抗体，加入 A 型红细胞）0.2 mL，37 ℃水浴 1 h。

6. 加抗人球蛋白试剂 取出小试管用生理盐水洗涤 3 次后，控干试管，再按试剂说明加入最适稀释度抗球蛋白血清 1 滴，混匀。

7. 离心 以 1000 r/min 离心 1 min。

8. 观察结果 轻轻摇动试管，观察有无凝集现象，判断凝集强弱程度。以 1＋红细胞凝集的最高稀释度的倒数为抗体效价。

9. 报告方式 血清 IgG 抗 A(或 B)效价：XX。

【注意事项】

(1) 试剂在每次开启时一次用完，未用完的试剂放回冰箱保存。也可用二硫苏糖醇代替 2-巯基乙醇的作用。

(2) 倘若最高稀释度血清凝集在 1＋或以上，需要继续稀释血清并测定。

(3) 2-巯基乙醇有刺激性气味，制备 2-巯基乙醇应用液应在通风橱中进行，一般现用现配或配制好后分装保存，打开包装后一次性使用。

二、血型物质中和法

【目的】 掌握血清不完全抗体检测血型物质中和法的基本原理和方法。

【原理】 当血清中存在同一特异性 IgM、IgG 类血型抗体时，为测定 IgG 类抗体，可用相应血型物质中和 IgM 类抗体，使其失去凝集作用，而 IgG 类抗体仍然保持生物活性，能与相应的红细胞抗原特异性结合，可用间接抗人球蛋白法对其进行检测。

【器材】 试管、吸管、离心机、水浴箱、微量加样器。

【试剂】 生理盐水、5%红细胞悬液、血型物质试剂。

【标本】 不抗凝静脉血。

【操作步骤】

1. 分离血清 不抗凝静脉血待凝固后，以 3000 r/min 离心 3 min，分离血清标本。

2. 加血型物质试剂 取 1 支试管，受检者血清 0.2 mL，加入血型物质试剂 0.2 mL，混合，将试管口密封，室温中和 15 min，中途摇匀数次。

3. 加生理盐水 排列小试管 11 支，第 2～11 管加入生理盐水 0.2 mL。

4. 制备血清应用液 在第 1 管和第 2 管中加入中和后血清各 0.2 mL。自第 2 管混合后吸出 0.2 mL 加入第 3 管中，以此类推，做倍比稀释至第 10 管，每管中依次留有 1∶2，1∶4，…，1∶1024 不同稀释度的血清 0.2 mL。保留第 10 管取出的稀释血清备用。第 11 管作为阴性对照管。

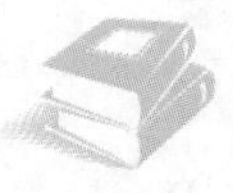

NOTE

5. 加 5%红细胞悬液 11 支小试管中分别加入 5%红细胞悬液（如需检测 IgG-A 抗体，加入 A

型红细胞)0.2 mL,37 ℃水浴 1 h。

6. 加抗人球蛋白试剂 取出小试管用生理盐水洗涤 3 次后,控干试管,再按试剂说明加入最适稀释度抗人球蛋白血清 1 滴,混匀。

7. 离心 以 1000 r/min 离心 1 min。

8. 观察结果 轻轻摇动试管,观察有无凝集现象,判断凝集强弱程度。以 1+红细胞凝集的最高稀释度的倒数为抗体效价。

9. 报告方式 血清 IgG 抗 A(或 B)效价:XX。

【注意事项】

(1) 倘若最高稀释度血清凝集在 1+或以上,需要继续稀释血清并测定。

(2) 血型物质没有刺激性气味,但选择和前处理比较复杂。

【实验讨论】

(1) 不完全抗体检测为何要排除完全抗体的影响? 如何排除完全抗体的影响?

(2) 检测新生儿溶血症的母亲的 IgG 抗 A 和 IgG 抗 B,所需试剂有何不同?

实验五 不规则抗体的筛查和鉴定

一、不规则抗体的筛查

【目的】 掌握用微柱凝胶法进行红细胞血型不规则抗体筛查的原理和检测方法。

【原理】 在含有葡聚糖凝胶等化学物质构成的微型凝胶柱中预先结合有抗人球蛋白,将受血者血清和筛查红细胞分别加入反应室中,37 ℃孵育器中孵育,通过离心促进红细胞发生凝集,红细胞上如果有结合 IgG 则会被凝胶中的抗人球蛋白再次结合形成红细胞-IgG-抗人球蛋白而被牵拉,红细胞被阻止在凝胶上层或中间。如果血清中没有红细胞抗原相应的特异性抗体,红细胞仍然以单个分散形式存在,在离心力作用下通过凝胶分子筛,沉积到微柱管的底部。

【器材】 37 ℃微柱凝胶实验专用孵育器、专用离心机、加样器、试管、滴管。

【试剂】 筛查红细胞、抗人球蛋白微柱凝胶卡等。

【标本】 受血者血清或血浆。

【操作步骤】

根据试剂说明书操作。

1. 挑选抗 IgG 微柱凝胶卡 检查每一个微柱凝胶卡是否干涸,做好标记。

2. 滴加试剂和标本血清或血浆 揭开抗 IgG 微柱凝胶卡的铝封,根据试剂说明书的要求分别加入一定量不同的筛查红细胞,根据试剂说明书的要求再分别加入一定量血清或血浆。

3. 孵育 将微柱凝胶卡放入 37 ℃微柱凝胶实验专用孵育器,孵育 15 min。

4. 离心 取出微柱凝胶卡,在专用离心机中以 1000 r/min 离心 10 min。

5. 观察结果 取出后,观察结果。受检者自身血清加自身红细胞管无凝集(红细胞完全沉降于凝胶管底部),筛选红细胞管出现凝集者为抗体筛选实验阳性,表明受血者的血清或血浆有与筛查红细胞发生特异性结合的抗体。

【参考区间】 阴性。

【注意事项】

(1) 受检者自身血清加自身红细胞管无凝集,筛选红细胞只要有一个或一个以上管出现凝集者均为抗体筛选实验阳性,需要进一步鉴别抗体特异性。

(2) 受检者自身血清加自身红细胞管如有凝集,则提示可能存在自身抗体;如果患者近期输过血,则自身抗体、同种抗体可能同时存在,需要进一步鉴别。

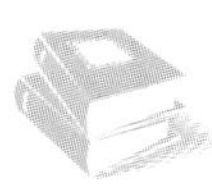

NOTE

（3）筛查红细胞大多不包含低频率抗原，故不规则抗体的筛查实验不一定能检出低频率抗体。

【实验讨论】

（1）什么是不规则抗体？

（2）用筛查红细胞能否确定不规则抗体的特异性？

二、红细胞血型不规则抗体鉴定

【目的】 熟悉用微柱凝胶法进行红细胞血型不规则抗体鉴定的原理和检测方法。

【原理】 原理同筛查 IgG 类红细胞血型不规则抗体（用抗体鉴定谱细胞代替筛查红细胞），根据抗体鉴定谱细胞与受检者血清的反应结果加以判定。

【器材】 37 ℃微柱凝胶实验专用孵育器、专用离心机、加样器、试管、滴管。

【试剂】 抗体鉴定谱细胞、抗人球蛋白微柱凝胶卡等。

【标本】 受血者血清或血浆。

【操作步骤】

根据试剂说明书操作。

1. 挑选抗 IgG 微柱凝胶卡 检查每一个微柱凝胶卡是否干涸，做好标记。

2. 滴加试剂和标本血清或血浆 揭开抗 IgG 微柱凝胶卡的铝封，根据试剂说明书的要求分别加入一定量不同的抗体鉴定谱细胞，根据试剂说明书的要求再分别加入一定量血清或血浆。

3. 孵育 将微柱凝胶卡放入 37 ℃微柱凝胶实验专用孵育器，孵育 15 min。

4. 离心 取出微柱凝胶卡，在专用离心机中以 1000 r/min 离心 10 min。

5. 观察结果 取出后，观察结果。受检者自身血清加自身红细胞管无凝集（红细胞完全沉降于凝胶管底部），抗体鉴定谱细胞管出现凝集者为抗体鉴定实验阳性，根据反应格局，结合受检者红细胞表型分析，可以推断抗体特异性。

【注意事项】

（1）受检者自身血清加自身红细胞管如有凝集，则提示可能存在自身抗体；如果患者近期输过血，则自身抗体、同种抗体可能同时存在，需要进一步鉴别。

（2）抗体鉴定应参考被检查者血型，对自身红细胞上的抗原详细检查，从所缺少的抗原情况提示是否存在相应的抗体。

【实验讨论】

（1）什么样的实验结果表明为抗体鉴定实验阳性？

（2）如何根据抗体鉴定实验的反应格局推断抗体特异性？

（李立宏）

综合训练四　新生儿溶血病诊断的设计性实验

【实验目的】 掌握新生儿溶血病的实验室诊断流程。

【学习内容】

（1）新生儿免疫性溶血病的发病机制。

（2）新生儿免疫性溶血病的实验室检查：夫妇红细胞 ABO、Rh 血型鉴定。必要时进行孕妇血清 IgG 抗 A(B)或抗 D 等抗体效价测定，以及新生儿红细胞血型鉴定、直接抗人球蛋白实验、抗体放散实验和游离抗体实验。

【背景资料】 患儿，女，孕 39 周自然分娩，体重 3.1 kg，出生 3 天后全身及巩膜出现黄染且逐渐加重。尿液颜色黄色。查体：肝、脾轻度肿大。实验室检测：红细胞计数 2.1×10^{12}/L，血红蛋白 80 g/L，总胆红素 126 μmol/L，直接胆红素 15.8 μmol/L，间接胆红素 45.2 μmol/L。

【器材】 滴管、试管、台式离心机、水浴箱、记号笔、显微镜。

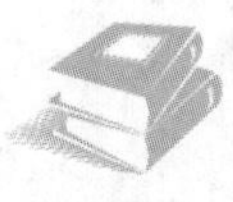

NOTE

【试剂】

(1) 标准抗 A 血清、抗 B 血清、抗 AB 血清(可选)、标准混合型(IgM+IgG)型抗 D 血清、5%D 阳性和阴性红细胞悬液、5%A 型、B 型及 O 型红细胞悬液。

(2) 抗球蛋白血清试剂、2-巯基乙醇溶液、pH 7.4 PBS、生理盐水。

【实验标本】 患儿及其母亲静脉血。

【实验要求】 根据所提供的临床资料和实验器材及试剂,设计一套新生儿溶血病的实验诊断流程。

(李立宏)

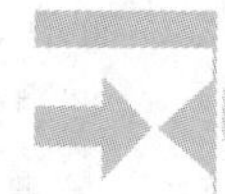

第五章　尿液检验

实验一　尿液一般性状检查

一、尿液外观检查

1. 尿色(urinary colour)

【目的】 掌握尿液颜色的检查方法与描述。

【原理】 尿液的颜色与尿色素(urochrome)、尿胆原(urobilinogen,Uro)、尿胆素(urobilin)及卟啉(porphyrin)等物质的含量有关,用肉眼观察尿色并进行描述报告。

【器材】 烧杯或一次性尿杯。

【标本】 新鲜尿液。

【操作步骤】

(1) 加入尿液:将患者尿液混匀,加入洁净的烧杯或一次性尿杯中。

(2) 观察结果:在自然光下,用肉眼观察尿液的颜色,根据尿液色泽进行客观描述并报告,如淡黄色、深黄色、淡红色、红色、棕褐色、乳白色等。

【参考区间】 淡黄色。

【注意事项】

(1) 盛尿液的容器必须清洁、干燥、透明,最好是一次性尿杯。

(2) 尿液必须新鲜。除三杯实验外,尿液均要求留取中段尿。

(3) 尿液颜色除了与饮水量的多少有关外,还与某些食物、药物、部分疾病有关。如食入大量胡萝卜,服用呋喃唑酮、维生素 B_2、大黄和黄连等,均可使尿液呈黄色或深黄色,但将尿液振荡后产生的泡沫是无色的;而在某些病理情况下,尿中含有胆红素时,尿液振荡后产生的泡沫呈深黄色并经久不散;血尿为深浅不一的红色或暗红色,混浊而无光泽;血红蛋白尿为浓茶色;脓尿、乳糜尿为乳白色。

【实验讨论】

(1) 尿液颜色变化与哪些因素有关?

(2) 如何鉴别食物、药物引起的深黄色尿与病理性黄疸尿?

2. 尿透明度(urinary diaphaneity)

【目的】 掌握尿液透明度的检查方法与描述。

【原理】 尿液的透明度与尿中的有形成分和不溶性盐类结晶的含量有关,用肉眼观察尿液的混浊度并根据实际情况进行描述报告。

【器材】 透明的玻璃容器或一次性尿杯、试管、酒精灯、试管夹。

【试剂】

(1) 5%(体积分数)冰乙酸溶液:冰乙酸 5.0 mL,加蒸馏水至 100.0 mL。

(2) 100 g/L 氢氧化钠:氢氧化钠(NaOH)100.0 g,加蒸馏水至 1000 mL。

【标本】 新鲜尿液。

【操作步骤】

(1) 加入尿液:将 50～100 mL 尿液轻轻加入透明的玻璃容器或一次性尿杯中。

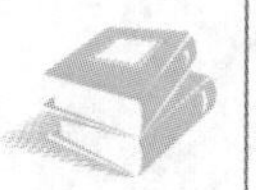

NOTE

（2）观察结果：在自然光、黑色背景下，用肉眼观察尿液的混浊度，根据实际情况描述并报告，一般分为清晰透明、微混（雾状）、混浊（云雾状）、明显混浊4个等级，判断标准见表5-1。如有沉淀、凝块时应在报告单上注明。

表5-1 尿液透明度的判断标准

尿液混浊度	报告方式
没有肉眼可见的颗粒物质	清晰透明
出现少数可见的颗粒物质，透过尿液可看清字迹	微混
出现可见的颗粒物质，透过尿液看字迹模糊不清	混浊
出现颗粒物质，透过尿液看不清字迹	明显混浊

【参考区间】 清晰透明。

【注意事项】

（1）盛尿的容器必须清洁、干燥、透明，最好用一次性尿杯。

（2）尿液必须新鲜，久置的尿液会因细菌繁殖而变混浊。

（3）正常人尤其是部分妇女的新鲜尿液为清晰、透明的，但放置一段时间后，由于尿液的酸碱度改变，尿路黏膜或阴道黏膜分泌的黏液蛋白、脱落的少量上皮细胞或白细胞等逐渐析出形成少量絮状沉淀物，可使尿液出现轻微混浊，无临床意义。

（4）新鲜尿液含盐类浓度过高或有多量红细胞、白细胞、上皮细胞、黏液及细菌等时，尿液呈混浊状态。对于混浊的尿液，可用显微镜检查法和化学实验法鉴别其混浊的原因。鉴别程序见图5-1。

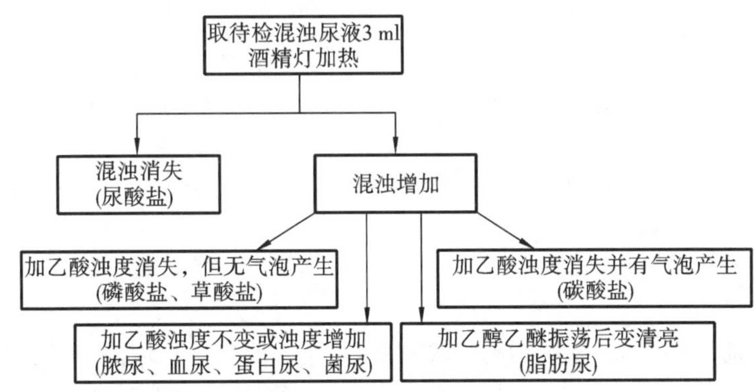

图5-1 混浊尿鉴别程序图

①由尿酸盐引起的混浊：常见于浓缩的酸性尿液，遇冷时，可析出淡红色或砖红色沉淀，加热后混浊消失。

②由磷酸盐、碳酸盐引起的混浊：常见于浓缩的中性或碱性尿液，结晶析出时呈淡灰白色，加热后混浊增加，再加5%（体积分数）冰乙酸溶液数滴后，尿液变清晰是由磷酸盐引起的混浊；如变清晰并有气泡产生则是由碳酸盐引起的混浊。

③脓尿（pyuria）：因尿液中有大量白细胞等炎性渗出物而混浊。脓尿镜检时有大量脓细胞和数量不等的红细胞。可取尿液约3 mL于试管中，加入100 g/L氢氧化钠数滴，混匀后呈胶冻状即可证实。

④菌尿（bacteriuria）：尿液中含有细菌并大量繁殖而呈云雾状混浊，静置后仍是混浊的，离心沉淀或用滤纸过滤均不能澄清。

⑤血尿（hematuria）：深浅不等的红色、混浊、不透明，镜检有大量红细胞，隐血实验阳性。

⑥脂肪尿（lipiduria）：呈乳白色，加入乙醇乙醚振荡后变清亮。

【实验讨论】 1份白色混浊尿液如何通过实验鉴别？

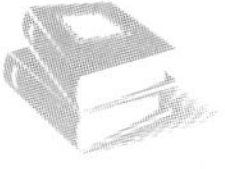
NOTE

二、尿量(urine volume)测定

1. 直接测定法

【目的】 掌握尿量的直接测定方法及注意事项。

【原理】 留取连续 24 h 尿液并用刻度量筒准确测量 24 h 全部尿液的容积，称为 24 h 尿量(24-hour urine volume)，简称尿量(urine volume)。

【器材】 刻度量筒或量杯、清洁容器。

【标本】 24 h 尿液。

【操作步骤】

(1) 留取尿液：清晨将尿液排空后弃去，收集随后 24 h 的全部尿液于一个清洁容器内。

(2) 测定尿量：将尿液混匀后，倒入刻度量筒(或量杯)中，测定 24 h 的全部尿液的量。

(3) 读取结果：读数时，应在视线与尿液液面呈水平时，观察尿液凹面与量筒刻度线相切的刻度并读数，精确到毫升。

(4) 报告方式：尿量　XX mL。

【参考区间】 成人：1000～2000 mL/24 h，即 1 mL/(h·kg)。儿童：按 kg 体重计算尿量，为成人的 3～4 倍。

【注意事项】

(1) 留取 24 h 尿液方法是留尿时应先排空膀胱，开始计算时间，将随后 24 h 的各次尿液和到时间排空膀胱的尿液全部留取到一个清洁容器内并送检，不可丢失尿液。气温过高时应注意防腐，否则尿液易变质。

(2) 尿量测定必须使用有精确刻度的量筒或其他有精确刻度的量器测量，要精确到毫升。

(3) 除特殊检测外，应尽量排除精神因素和药物因素对尿量的影响。

2. 累计测定法

【目的】 掌握尿量的累计测定方法及注意事项。

【原理】 留取连续 24 h 内的每一次尿液，准确测量其体积，求 24 h 内尿量之和。

【器材】 刻度量筒或量杯、清洁容器。

【标本】 24 h 尿液。

【操作步骤】

(1) 留取尿液：清晨将尿液排空后弃去，收集随后 24 h 的每一次尿液于一个清洁容器内。

(2) 测定尿量：用刻度量筒分别准确测定每一次尿液的体积并记录。

(3) 计算尿量：将每一次尿液的体积累计即为 24 h 尿量。

(4) 报告方式：尿量　XX mL。

【参考区间】 同直接测定法。

【注意事项】

(1) 每次留取的尿液必须完全，不可丢失。每一次测定尿量必须准确，并要防止漏测。

(2) 累计测定法因测定次数多，误差较大，往往影响尿量测定的准确性。

3. 计时测定法

【目的】 掌握尿量的计时测定方法及注意事项。

【原理】 留取一定时间内的一次尿液，准确测定其体积，求每小时的尿量，乘 24 后得其尿量。

【器材】 刻度量筒或量杯、清洁容器。

【标本】 一定时间内的一次尿液。

【操作步骤】 用刻度量筒准确测定每 1 h 排放一次尿液的体积，或数小时排放一次尿液的体积，计算出每小时的尿量，乘以 24 得其总量。

【参考区间】 同直接测定法。

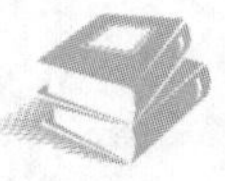
NOTE

【注意事项】 计时测定法一般用于危重患者尿量的观察。

【实验讨论】 如何留取尿量测定的尿液标本？

三、尿比重(specific gravity,SG)测定

1. 比重计法

【目的】 掌握比重计法测定尿比重的方法、结果判断及注意事项。

【原理】 尿比重指在一定温度下(15.5 ℃、4 ℃)，尿液与同体积纯水的质量之比，从而得到尿液的相对比重。尿比重计是一种液体比重计，可测出规定温度下的尿比重，尿比重与尿液中所含的溶质的量成正比，溶质越多，尿比重越高，对比重计的浮力就越大，浸入尿液中的比重计部分越小，读数越大；反之，读数越小。

【器材】 比重计一套(包括比重计(浮标)一支，上有 1.000～1.060 刻度和注明的实验温度，比重测定筒一个)、100 ℃温度计、滴管、一次性尿杯、镊子、吸水纸。

【标本】 新鲜尿液(约 100 mL，至少 50 mL)。

【操作步骤】

(1) 加入尿液：斜持比重筒，将尿液充分混匀，并沿筒壁缓缓倒入比重筒内，避免产生气泡，如有气泡产生，用吸管或吸水纸吸去，倒入的尿量以能浮起比重计为宜(约 100 mL)。

(2) 放入浮标：将比重计轻轻放入尿液中，并捻转比重计，使其垂直悬浮于尿液的中央，勿触及筒壁或筒底。

(3) 读取结果：当比重计旋转停稳后，读取比重计与尿液凹面相切的刻度。

(4) 结果校正：测定尿液温度，如尿液的温度与比重计上注明的温度不一致时，应校正后报告结果。

(5) 报告方式：比重：1.XXX。

【参考区间】 成年人：晨尿 1.015～1.025(>1.020)，随机尿 1.003～1.030。新生儿：1.002～1.004。

【注意事项】

(1) 尿液应新鲜，以防尿素分解导致比重下降。

(2) 比重计要保持清洁，每次用完后，应用清水冲洗，不能黏附蛋白质或盐类，否则会影响结果的准确性。

(3) 测定比重时，尿液面不应有泡沫，比重计浮标不能触及筒壁或筒底，应垂直悬浮于尿液的中央，待浮标旋转稳定后，准确读取比重值。读取结果时，观察者视线应与尿液凹面、比重计的刻度在同一水平线上。

(4) 尿液的温度与比重计上注明的温度(国产比重计为 20 ℃)不一致时，每高 3 ℃，将测定结果加上 0.001；每低 3 ℃，将测定结果减去 0.001。温度校正计算式如下：

$$\text{校正后尿比重}=\text{测定比重}+\frac{\text{尿液温度}-\text{比重计注明温度}}{3}\times 0.001$$

一般情况下，如尿液温度低于比重计所标示温度，应将尿液温度加温至所标示温度后再测定，不提倡机械地减去相对于增高温度时的校正值。

(5) 尿液中含有蛋白质时可增加尿比重，应校正后报告结果。尿液中蛋白质含量高者按每 10 g/L，测定结果减去 0.003。蛋白尿校正计算式如下：

$$\text{校正后尿比重}=\text{测定比重}-\frac{\text{尿液中含蛋白质(g/L)}}{10}\times 0.003$$

(6) 尿液中含有葡萄糖时可增加尿比重，应校正后报告结果。尿液中葡萄糖含量高者按每 10 g/L，测定结果减去 0.004。糖尿校正计算式如下：

$$\text{校正后尿比重}=\text{测定比重}-\frac{\text{尿液中含葡萄糖(g/L)}}{10}\times 0.004$$

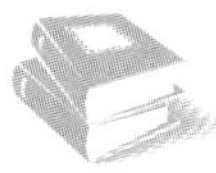

NOTE

(7) 尿液中盐类结晶(如尿酸盐)因室温低而大量析出时,应将尿液标本温育(37 ℃)使之溶解,待尿液温度降至比重计所注明的温度时即可测定,否则比重降低。

(8) 尿液标本留取量少,不足以使比重计浮起时,一般应重新留尿测定;在患者留尿困难时,可用蒸馏水将尿液稀释后,再进行测定,其测定结果是将读数末尾两位数字乘以稀释倍数为其比重值。如某尿液标本稀释一倍后,测得比重值为 1.010,则报告值应为 1.020。但尿液稀释倍数不能大于 3 倍,否则误差太大。

(9) 尿液中含造影剂时,可使比重增加,甚至大于 1.050。

(10) 新购置的比重计要校正后才能使用,方法是用纯水或标准溶液在比重计规定的温度下测定比重值是否正确。比重计的校正如下。

①1.010 和 1.020 校正液的准备:用干燥至恒重的 NaCl(AR)按表 5-2 所示方法配制两种浓度的溶液。在 20 ℃条件下分别测定三次校正液比重,取平均值。

表 5-2 比重计校正液的配制

比重	NaCl/g	蒸馏水/20 ℃
1.010	16.6810	加至 1000 mL
1.020	31.1689	加至 1000 mL

②清洗比重计:选择刻度清晰,能在水中垂直漂浮的比重计,先用洗涤剂浸泡 30 分钟,清水冲洗,再放入硫酸重铬酸钾洗液中浸泡 2 小时,最后用自来水、蒸馏水清洗干净、待干。

③校正比重计:校正前应取少量校正液冲洗比重计和测量容器。

a. 1.000 刻度的校正:在比重计规定温度下测定蒸馏水的比重,将新鲜蒸馏水注入比重筒约 2/3处,与比重计一起放入 4 ℃冰箱冷却至 4 ℃后,立即测定比重 3 次,求均值。

$$\text{比重计误差}=\text{测定值}-1.000$$

b. 1.010 和 1.020 刻度的校正:在溶液温度为 20 ℃(即比重计注明的温度)时,用比重计分别测定 1.010 和 1.020 的 NaCl 校正液各 3 次,求均值。测定值与标准值之差为比重计的相对误差。

④比重计的要求:刻度范围 1.000~1.060,刻度清晰,能在液体中垂直漂浮。三次校正刻度误差均小于 0.002,不符合要求者应更换。

【实验讨论】

(1) 用比重计测定尿比重时,若尿液温度与比重计上标明的温度相比高出 6 ℃,应如何校正?

(2) 某糖尿病患者,尿液中葡萄糖含量为 10 g/L,比重计法测定其尿比重为 1.024,问该患者尿比重如何报告?

2. 折射仪(refractometer)测定法

【目的】 熟悉折射仪法测定尿比重的工作原理、测定方法及注意事项。

【原理】 当入射角为 90°的光线从空气介质进入另一个较密的介质时,被折射的角称为临界角。用临界角折射仪在终端观察时,依据临界角的大小、可见明暗视场的变化,求出对空气的相对折射率(refractive index)。折射率的大小与溶液的比重相关,比重越大,折射率越大,其次也与光的波长及温度有关。经过对大量尿液标本的研究,建立了折射率、尿比重和总固体量的经验关系式,计算出一系列数字,并将数字列成线图刻在折射仪目镜视野的适当位置上,在测标本时直接读数即可得到尿比重。

【器材】 一次性尿杯、滴管、吸水纸(或棉球)、镊子、折射仪。

【标本】 新鲜尿液。

【操作步骤】

折射仪有手提式和座式两种,操作方法按照仪器说明书进行。大致操作步骤如下。

1) 仪器测试前的校准

(1) 打开折射仪盖板,滴入 2~3 滴蒸馏水或标准溶液于棱镜表面上,合上盖板,让蒸馏水或标

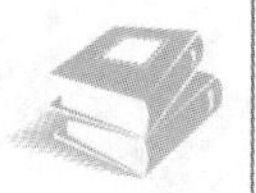

准溶液布满整个棱镜表面，但不能出现气泡或留有空隙，并让蒸馏水或标准溶液在棱镜上停留约30 s，使蒸馏水或标准溶液与折射仪周围的温度一致。

(2) 打开光源或将折射仪置于光源下，通过目镜观察，可见一标有刻度的圆形区域，通过焦距调节使刻度线变清晰。圆形区域的上部分为蓝色，下部分为白色，调节校准螺丝使蓝色与白色区域的交界线(基准线)与比重值 1.000(蒸馏水为例)刻度线完全重合。

2) 测定尿液标本

将盖板、棱镜表面的蒸馏水擦干净，滴加尿液 2～3 滴于棱镜表面上，合上盖板，不能出现气泡或留有空隙，并停留约 30 s，接通电源，通过目镜观察，读取与蓝白色区域交界线重合的比重值，此值即为该尿液的比重值。

【参考区间】 同比重计法。

【注意事项】

(1) 折射仪使用前要进行基准线的调整，调试试剂为蒸馏水或标准溶液(10 g/L、40 g/L 蔗糖溶液，其折射率分别为 1.3344、1.3388)，温度在 20 ℃范围内，这样可确保不影响测量的准确性，当工作环境的温度波动超过 5 ℃时，应重新调校以保证测量结果的准确与可靠。如果折射仪配有自动温度补偿系统(手提式折射仪有温度自动补偿装置，座式临床折射仪依靠用调整基准线的方法来减少温度的影响)，不管仪器何时调校，必须保证调校时周围环境的温度为 20 ℃。

(2) 尿液中含有蛋白质和糖时影响实验结果，必须校正。蛋白质每增加 10 g/L 应在原测定结果的基础上减去 0.005；糖每增加 10 g/L 应在原测定结果的基础上减去 0.004。

(3) 尿液中盐类因室温低而大量析出时，应将尿液标本温育使之溶解后测定，不可将结晶弃去。

(4) 混浊尿液尤其是有较多细胞、管型等，对结果的准确性有影响，应将尿液离心后取上清液测定。

(5) 每个标本测定完后，应用镊子取吸水纸或棉球蘸取纯净蒸馏水将仪器擦干净，用后的污物要进行焚烧处理，以免污染环境。

(6) 仪器使用完毕后应用软湿布将仪器擦干净，以免造成腐蚀和弄脏重要光学元件，使测量结果不准确。但仪器不能用水清洗，以避免水渗进镜筒。该仪器为精密仪器，应置于干燥、清洁、无腐蚀性气体的环境中，以防表面模糊。使用中要轻拿轻放，在携带的过程中应避免强烈的振荡，以免损害光学元件和基本结构。

【实验讨论】 患者尿液中含有蛋白质和糖时，如何校正折射仪法测定的尿比重结果？

3. 试带法

【目的】 熟悉试带法测定尿比重的原理、测定方法及注意事项。

【原理】 试带上主要含有高分子电解质(甲乙烯酸/马来酐)、酸碱指示剂(溴麝香草酚蓝)和缓冲物。其原理是采用预先处理过的甲乙烯酸/马来酐高分子电解质电离常数的负对数(pK_a)和尿液中的离子成分的浓度按一定的比例发生反应，此高分子电解质的羧基与尿液中的电解质发生反应释放出 H^+，使溴麝香草酚蓝指示剂变色。在尿比重较低的尿液中，置换出的 H^+ 少，pH 高，溴麝香草酚蓝指示剂呈深蓝绿色，随着离子浓度的增大，指示剂颜色从绿色变为黄绿色。根据指示剂颜色的变化可知尿比重。

【器材】 滴管、吸水纸、一次性尿杯。

【试剂】 试带与标准比色板。

【标本】 新鲜尿液。

【操作步骤】 操作方法按照说明书进行。大致操作步骤：将试带浸入尿液中 1～2 s，取出用吸水纸除去多余的尿液。在日光灯下或自然光下与标准比色板进行比色，读取结果并报告。

【参考区间】 同比重计法。

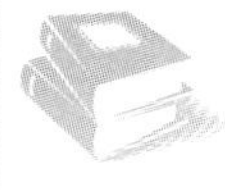

NOTE

【注意事项】

(1) 尿杯应清洁、干燥,勿被酸性或碱性物质污染。

(2) 尿液应新鲜,尿液久置腐败,变为碱性,会影响结果准确性。

(3) 测定结果主要受尿液中电解质浓度的影响,强酸性尿、强碱性尿及尿液中含有蛋白质对测定结果影响较大;强酸性尿使测定结果偏高,而强碱性尿使测定结果偏低,尿液 pH>6.5 时,测定结果应加 0.005,尿液 pH>8.0 时,测定结果应加 0.010;高浓度的蛋白尿也使测定结果偏高,尿中蛋白质每增加 10 g/L,测定结果应减去 0.006;非离子成分如葡萄糖、尿素、造影剂等对测定结果干扰少,有形成分基本无干扰。

(4) 本试带的测试范围是 1.010～1.030,尿比重高于 1.030 时,用蒸馏水将尿液稀释 1 倍后再重新测定,所测得的数值末尾两位数×2,即为所测尿液的比重。

(5) 本法灵敏度低,尿比重结果间隔较大,过高、过低的尿比重或细微变化的尿比重测试不够敏感,故不适用于尿比重过高、过低及变化微小的标本,不适用于肾脏浓缩稀释功能严重降低的患者及新生儿测定,仅适用于一般性筛选。

【实验讨论】

(1) 尿比重高于 1.030 时,采用试带法如何测定尿比重?

(2) 尿比重测定的主要方法有哪些? 如何做好相应的质量控制?

四、尿渗量(urine osmolality, Uosm)测定

【目的】 熟悉尿渗量测定的方法、结果判断及注意事项。

【原理】 尿渗量常采用冰点渗透压计测定法(即冰点下降法)测定。冰点是指溶液固相与液相处于平衡状态时的温度,纯 H_2O 的冰点为 0 ℃,1 Osm(1000 mOsm)的溶质溶解于 1 kg 纯 H_2O 中,则使纯 H_2O 的冰点由 0 ℃降至−1.858 ℃。因此,可以通过测冰点下降值来测定某种溶液的渗透浓度。

采用冰点渗透压计做尿渗量测定,是测定清晰尿液的冰点下降的温度值,通过换算即可求出尿渗量。尿渗量与尿液中具有渗透活性的粒子数量有关,与粒子种类、大小及电荷无关,蛋白质、葡萄糖等不能离子化的大分子物质对其影响较小。

冰点渗透压计通常包括以下部件:测定中用以冷却待测溶液的容器、冷却系统、冰晶探针、热敏电阻以及可将温度变化转换为电信号并显示测量值的自动输出系统。其原理可参见如下结冰示意曲线(图 5-2)。

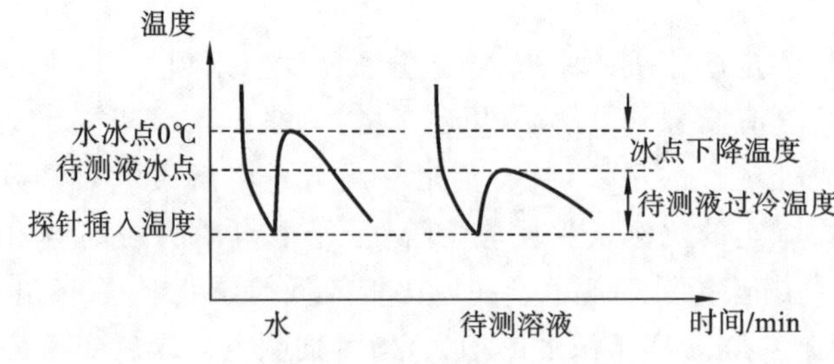

图 5-2 结冰示意曲线

从结冰示意曲线可以看出,当待测溶液冷却达到设定过冷温度时,冰晶探针自动插入,在待测溶液结冰过程中,由于“晶化热”作用,使温度短暂回升,并在结冰后又有一段温度平稳的时间,为待测溶液冰点温度。其转换公式如下:

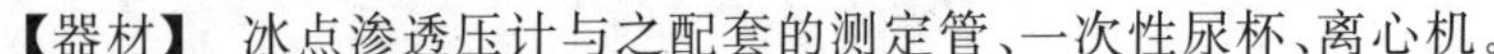

$$\text{溶液的毫渗量(mOsm)}=1000\times\frac{\text{待测溶液冰点下降的温度数}}{1.858}$$

【器材】 冰点渗透压计与之配套的测定管、一次性尿杯、离心机。

【标本】 新鲜尿液。

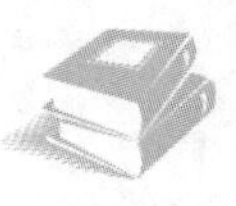

NOTE

【操作步骤】

具体操作按照仪器说明书进行。一般操作步骤如下。

1. 仪器测试前的校准

(1) 仪器准备：接通仪器电源，打开仪器电源开关，仪器启动，进行预冷，当仪器显示预冷完毕后，进行仪器校准。

(2) 用纯水进行零点校准：按仪器要求取一定量的纯水注入清洁、干燥的测试管中，应无可见气泡产生，并将测试管推入支撑座内，按动零校准键，并使测试管插入冷却池，观察显示屏上的读数，读数为“0”。然后再用纯水做二次测定，测试结果应符合(0±3) mOsm/(kg・H_2O)的标准，否则重新进行零校准。

(3) 用标准溶液进行校准：按动校准键，使显示屏上的数据与所用的标准溶液的数值相符，取一定量充分混匀的标准溶液注入测试管中，注意应无可见气泡产生，将测试管推入支撑座内，使测试管插入冷却池，观察显示屏上的数值，然后再用标准溶液做二次测定，如果用 300 mOsm/(kg・H_2O)的标准溶液，则测试结果应符合(300±3) mOsm/(kg・H_2O)的标准。

2. 测定尿液标本

(1) 标本处理：如有盐类结晶时要预温，使其溶解，以 2000～2500 r /min 离心，除去不溶性的颗粒及有形成分。

(2) 标本测定：应在与校准仪器相同的条件下进行，用取样器取一定量处理过的尿液注入测定管中，确保无气泡产生，将测试管推入支撑座内，确认仪器处于测试状态，使测试管插入冷却池，当显示屏上显示出数据时即为尿渗量。

3. 关闭仪器

在关闭仪器前，应用纯水进行两次测试操作，以清洗测温探头和探针，再用滤纸将测温探头清理干净，套上一个干净的空测试管，以保护测温探头。

【参考区间】 ①尿渗量(Uosm)：24 h 内最大范围为 400～1400 mOsm/(kg・H_2O)，一般为 600～1000 mOsm/(kg・H_2O)。②血浆渗量(Posm)：275～305 mOsm/(kg・H_2O)。③Uosm/Posm(晨尿)：(3.0～4.5)∶1。

【注意事项】

(1) 盛尿液的容器应清洁、干燥。

(2) 尿液应新鲜，尿液中不能加任何防腐剂，如不能立即测定，可置于 4 ℃冰箱中保存。

(3) 测定前尿液标本要处理：①预温，不能有盐类结晶析出。②以 2000～2500 r/min 离心，除去不溶性的颗粒及有形成分。

(4) 标本测定应在与校准仪器相同的条件下进行。

(5) 如需测定血浆渗量(plasma osmolality，Posm)，抗凝剂必须用肝素，而不能用枸橼酸钠、草酸盐和 EDTA 盐，因为这些抗凝剂均具有渗透活性。

(6) 标准液的存放环境要求避光、阴凉、密闭。

(7) 购置的冰点渗透压计要用仪器自带的渗透量标准液标化，且每次使用前要进行校对、标化。严格按仪器说明书操作，将仪器标定在－3～3 mOsm/(kg・H_2O)之内。

【实验讨论】 尿渗量的大小与尿液中的哪些成分变化有关？

实验二　尿液酸碱度测定

一、酸碱指示剂法

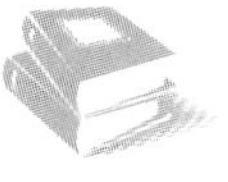
NOTE

【目的】 熟悉用酸碱指示剂法测定尿液酸碱度的方法及结果判断。

【原理】 酸碱指示剂大多是有机弱酸或弱碱，其共轭酸碱对具有不同的结构，故酸碱指示剂的颜色不同。当溶液的酸度发生变化时，酸碱指示剂由于结构上的变化而发生颜色的改变，根据颜色的变化得知尿液酸碱度。

【器材】 试管、滴管。

【试剂】

(1) 0.4 g/L 溴麝香草酚蓝指示剂：取溴麝香草酚蓝 0.1 g，0.1 mmol/L NaOH 溶液 1.6 mL，溶解后，加蒸馏水至 250.0 mL。pH 范围是 6.0～7.6。

(2) 0.2 g/L 酚红指示剂：取酚红 0.2 g，0.1 mmol/L NaOH 溶液 56.4 mL，溶解后，加蒸馏水至 1000 mL。pH 范围是 6.8～8.4。

【标本】 新鲜尿液。

【操作步骤】

(1) 加入尿液　取试管一支，加入尿液约 2 mL。

(2) 加酸碱指示剂　加酸碱指示剂 1 滴，轻轻混匀，观察颜色变化。

(3) 结果判断　判断结果标准见表 5-3。

表 5-3　酸碱指示剂显色反应结果判断标准

酸碱指示剂名称	反应现象	结果判断
0.4 g/L 溴麝香草酚蓝指示剂	黄色	酸性尿
	绿色	中性尿
	蓝色	碱性尿
0.2 g/L 酚红指示剂	黄色	酸性尿
	橘黄色	中性尿
	红色	碱性尿

(4) 报告方式　尿液 pH X.X。

【参考区间】 随机尿液 pH 4.5～8.0；晨尿 pH 5.5～6.5，平均 pH 6.0。

【注意事项】

(1) 尿液必须新鲜，久置尿液 pH 会因细菌生长分解尿素产生氨或丧失挥发性酸而升高。

(2) 酸碱指示剂不可多加，因为酸碱指示剂是有机弱酸或弱碱，多加将增大误差。

(3) 尿液的 pH 受食物、药物等的影响。

【实验讨论】 用酸碱指示剂法测定尿液酸碱度时，为什么不能多加酸碱指示剂？

二、pH 试纸法

【目的】 熟悉用 pH 试纸法测定尿液酸碱度的方法。

【原理】 广泛 pH 试纸是含甲基红、溴甲酚绿、百里酚蓝等多种酸碱指示剂的试纸，不同的酸碱指示剂在不同的酸碱性溶液中电离程度不同，显示出不同的颜色，pH 变化范围为 4.5～9.0，显色范围为棕红色至深黑色，当广泛 pH 试纸蘸取待检尿液后即可显色，与标准比色板比较即可测得尿液的 pH。

【器材】 一次性尿杯、滴管。

【试剂】 广泛 pH 试纸与标准比色板。

【标本】 新鲜尿液。

【操作步骤】 取出广泛 pH 试纸 1 条，将其一端浸入尿液约 1 s 后取出，与标准比色板比较，1 min 内读取尿液 pH。

【参考区间】 同酸碱指示剂法。

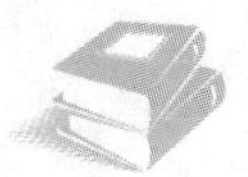

NOTE

【注意事项】

(1) 广泛 pH 试纸要避光、干燥、密闭保存,以免受潮变质,防止被其他化学物质污染。注意保质期,定期用标准质控液进行检测。

(2) 尿液必须新鲜,久置尿液 pH 会因细菌繁殖或丧失挥发性酸而升高。不能使用有防腐剂的标本,否则可能会影响检测结果。

(3) 结果判断应在规定时间内进行。

(4) 尿液 pH 还可作为其他检查项目的质控指标,若 pH<3 或 pH>9 均会影响其他检测结果。如蛋白质、比重等,应按规定进行调整。

【实验讨论】 影响 pH 试纸法测定尿液酸碱度的因素有哪些?应如何控制?

实验三 尿蛋白定性检查

一、磺基水杨酸法(sulfosalicylic acid method,SSA)

【目的】 掌握磺基水杨酸法尿蛋白定性检查的原理、操作步骤、结果判断与注意事项。

【原理】 在尿液的 pH 略低于蛋白质等电点的酸性条件下,带正电荷的蛋白质的氨基与带负电荷的磺基水杨酸根结合,形成不溶性蛋白盐沉淀,沉淀生成的多少与蛋白质含量成正比,观察反应的混浊程度,可作为尿蛋白的定性检查。

【器材】 小试管、滴管、试管、双凹玻片或黑色反应板。

【试剂】 200 g/L 磺基水杨酸溶液:取磺基水杨酸 20.0 g,用蒸馏水溶解后加至 100 mL。

【标本】 新鲜尿液。

【操作步骤】

1. 试管法

(1) 加入尿液 取 2 支试管,分别标记为实验管和对照管,各管加入清晰的尿液 1 mL。

(2) 加入试剂 于第一支试管内加 200 g/L 磺基水杨酸溶液 1 滴,立即轻轻混匀,另一支试管内不加试剂作为空白对照。

(3) 判断结果 将 2 支试管对比观察,于 1 min 内按表 5-4 判断结果。

2. 玻片法

(1) 加入尿液 取双凹玻片一张,于两个凹孔内各加尿液 3~4 滴(约 0.2 mL)。

(2) 加入试剂 一个凹孔不加试剂作为空白对照,于另一个凹孔内的尿液中加 200 g/L 磺基水杨酸溶液 1 滴,轻轻混匀。

(3) 判断结果 立即在黑色背景下,将两个凹孔对比观察,并按表 5-4 进行结果判断。

表 5-4 磺基水杨酸法尿蛋白定性检查结果判断标准

结果	报告方式	蛋白质含量/(g/L)
清晰透明,无变化	—	<0.05
仅在黑色背景下可见轻微混浊	极微量	0.05~0.1
不需黑色背景,可见轻度混浊	微量	0.1~0.5
明显白色混浊,但无颗粒	+	0.5~1.0
白色混浊,有颗粒状物	2+	1.0~2.0
白色混浊,有絮状沉淀物	3+	2.0~5.0
严重混浊且有大凝块	4+	>5.0

【参考区间】 阴性。

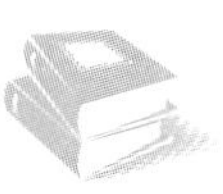

NOTE

【注意事项】

(1) 本法操作简便、灵敏，白蛋白、球蛋白、本周蛋白、黏蛋白均可发生反应，适用于蛋白尿的筛检。检测蛋白尿的灵敏度为 0.05～0.1 g/L，极微量蛋白质无临床意义。

(2) 尿液应新鲜清晰。嘱患者采集中段尿，避免混有生殖道分泌物，否则可造成假阳性结果。当尿液标本含有大量细胞或明显混浊时，应先离心或过滤后取上清液测定。

(3) 强碱性尿液应用乙酸溶液调整尿液 pH 至弱酸性后再进行测定。尿液偏酸(pH<3)或偏碱(pH>9)均会导致磺基水杨酸法尿蛋白定性检查结果呈假阴性，因此，实验前应先用 NaOH 或 5%乙酸，将尿液 pH 调至 5～6。

(4) 尿液中含有某些药物，如青霉素钾盐、磺胺及有机碘造影剂(胆影葡胺、泛影葡胺、碘酸)，或在高浓度尿酸、草酸盐等作用下均可呈假阳性反应，需加热煮沸后再测定。

(5) 判断结果的时间应严格控制在 1 min 内，否则随时间延长阳性程度增加，出现假阳性结果。

【实验讨论】 取某患者清晰透明的尿液 1.0 mL，加入 2 滴 200 g/L 磺基水杨酸溶液后，呈明显颗粒状混浊，如何报告该患者的尿蛋白定性检查结果？

二、加热乙酸法

【目的】 掌握加热乙酸法尿蛋白定性检查的原理、操作步骤、结果判断与注意事项。

【原理】 加热煮沸可使蛋白质变性、凝固，加稀乙酸可使尿液 pH 接近蛋白质等电点(约 pH 4.7)，有利于已变性凝固的蛋白质沉淀。同时，加稀乙酸还可消除尿液中因加热而析出的某些磷酸盐结晶等所致的混浊。观察反应混浊程度，判断尿液中的蛋白质含量。

【器材】 酒精灯、滴管、试管、试管夹。

【试剂】 5%(体积分数)冰乙酸溶液：冰乙酸 5.0 mL 加蒸馏水至 100.0 mL。

【标本】 新鲜尿液。

【操作步骤】

(1) 加尿液　取试管一支，加待检清晰尿液至试管的 2/3 高度处。

(2) 加热　用试管夹夹持试管下端，使试管中尿液的上 1/3 段于酒精灯火焰上加热至沸腾。

(3) 观察　以黑色为背景观察试管中尿液上部沸腾部分是否出现混浊。

(4) 加酸后再加热　加 5%乙酸溶液 2～3 滴，再继续煮沸，与试管下端未受热处进行对比，立即观察结果。

(5) 判断结果　按表 5-5 标准判断尿蛋白定性检查结果(含量)。

表 5-5　加热乙酸法尿蛋白定性检查结果判断标准

尿液混浊度	报告方式	蛋白质含量/(g/L)
清晰透明，无变化	－	<0.1
在黑色背景下，可见轻微混浊	±	0.1～0.15
白色混浊，无颗粒状物或絮状物	＋	0.2～0.5
白色混浊，有颗粒状物	2＋	0.6～2.0
白色混浊，有大量絮状物，但无凝块	3＋	2.0～5.0
立即出现凝块且有大量絮状沉淀	4＋	>5.0

【参考区间】 阴性。

【注意事项】

(1) 本法检出尿蛋白的灵敏度为 0.15 g/L。尿液中蛋白质含量较低时，加酸再加热后才出现混浊，因此，必须按照加热、加酸、再加热的程序操作，以保证检出尿液中微量的蛋白质。

(2) 标本应新鲜，陈旧尿液可因大量细菌生长而引起假阳性结果。当尿液中含有生殖道分泌物时，可呈假阳性反应，应指导受检者正确采集中段尿，如果尿液出现明显混浊，应离心或过滤后再

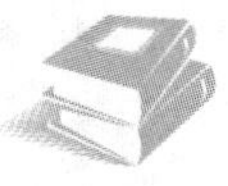
NOTE

测定。

(3) 无盐或低盐饮食的患者的尿液中电解质含量过低，可呈假阴性反应。实验时，可先在尿液中加入 1～2 滴饱和氯化钠溶液，再进行操作。

(4) 加热时，切勿将试管中尿液全部加热，只加热试管中尿液的上 1/3 段，以便与下段尿液形成对照。

(5) 尿液偏酸(pH＜3)或偏碱(pH＞9)均会导致加热乙酸法尿蛋白定性检查结果呈假阴性，因此，实验前应先将尿液 pH 调至 5～6。加乙酸的量要适当，如加酸过多或过少，远离了蛋白质的等电点，均可导致阳性程度减弱或假阴性反应。

(6) 加热乙酸法尿蛋白定性检查结果的判断应在加热后立即进行。

【实验讨论】

(1) 为什么加热乙酸法必须遵循加热、加酸、再加热的操作程序？

(2) 利用加热乙酸法测定尿蛋白时，加入乙酸的量过多或过少，对实验结果有何影响？

(3) 加热乙酸法操作过程中为何只加热试管中尿液的上 1/3 段？

实验四　尿葡萄糖定性检查

一、班氏(Benedict)法

【目的】 掌握班氏法尿葡萄糖定性检查的原理、操作步骤、结果判断及注意事项。

【原理】 在高热、碱性溶液中，葡萄糖(glucose，GLU)或其他还原性糖的醛基将班氏试剂中的蓝色硫酸铜(二价)还原为黄色氢氧化亚铜(一价)，进而形成红棕色氧化亚铜(一价)沉淀，根据沉淀有无和颜色变化判定葡萄糖的含量。

【器材】 酒精灯、刻度滴管、试管、试管夹等。

【试剂】 班氏试剂：将硫酸铜($CuSO_4 \cdot 5H_2O$)10.0 g，无水硫酸铜($CuSO_4$)6.7 g 溶于约 100 mL 蒸馏水中，加热助溶；将枸橼酸钠($Na_3C_6H_5O_7 \cdot 2H_2O$)42.5 g，无水碳酸钠($Na_2CO_3$)25.0 g 溶于约 700 mL 蒸馏水中，加热助溶，冷却后，将硫酸铜溶液缓缓倒入枸橼酸钠与碳酸钠的混合液中，边加边不断搅拌混匀，加蒸馏水至 1000 mL，混匀，过滤后备用。

【标本】 新鲜尿液、新鲜空腹尿液、餐后尿液。

【操作步骤】

(1) 鉴定班氏试剂质量：取试管 1 支，加班氏试剂 1.0 mL，用试管夹夹持试管上端，于酒精灯火焰上加热至沸腾，观察班氏试剂的颜色及性状，若班氏试剂仍为清晰透明蓝色即可进行下一步实验，若煮沸后出现沉淀或变色则不能使用。

(2) 加入尿液：加尿液 0.1 mL(约 2 滴)于上述试管中，混匀。

(3) 加热煮沸：继续加热至沸腾 1～2 min，或置于沸水浴中煮沸 5 min。

(4) 判断结果：自然冷却后，按表 5-6 标准进行结果判断。

表 5-6　班氏法尿葡萄糖定性检查结果判断标准

反应现象	报告方式	葡萄糖含量(N)/(mmol/L)
仍呈蓝色，清晰透明	－	$N<5.5$
蓝绿色半透明，冷却后有少量绿黄色沉淀	±	$5.5\leqslant N<11.2$
翠绿色不透明，有少量绿黄色沉淀(绿色为主)	＋	$11.2\leqslant N<28$
煮沸 1 min 呈黄绿色混浊，有较多黄绿色沉淀(黄色为主)	2＋	$28\leqslant N<56$
煮沸 15 s 呈土黄色混浊，有大量土黄色沉淀	3＋	$56\leqslant N<112$
煮沸时即呈棕红色(砖红色)混浊并沉淀，上清液无色	4＋	$N\geqslant 112$

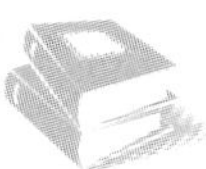
NOTE

【参考区间】 阴性。

【注意事项】

(1) 班氏试剂中的枸橼酸钠作为掩蔽剂，可与试剂中的铜离子形成可溶性络盐——枸橼酸铜钠，以防止 $Cu(OH)_2$ 沉淀产生。

(2) 容器应清洁、干燥，尿液必须新鲜，若尿液标本久置，细菌繁殖分解糖可使结果偏低。

(3) 检查轻型糖尿病患者时，应留取餐后 2 h 的尿液标本。

(4) 在实验操作过程中，加入尿液标本前，加热煮沸班氏试剂既可检测班氏试剂的质量，又可消除维生素 C 的干扰。因维生素 C 具有还原性，在加热情况下可与班氏试剂发生氧化还原反应，引起假阳性结果。

(5) 严格控制加入的尿液量，使试剂与尿液的比例为 10∶1。尤其是糖尿病患者在进行降糖药物治疗的监测过程中，更应注意此比例的准确性。

(6) 煮沸的时间不能少于 1 min，加热煮沸尿液时应不断振摇试管，以防液体沸腾溅出，试管口应朝向无人处，以免操作中不慎伤人。此煮沸过程也可在沸水浴中进行，放置 5 min。

(7) 尿液中有大量尿酸盐时，煮沸后出现混浊并显绿色，但冷却后沉淀不显黄色，因而观察结果要在自然冷却后进行。尿液中有大量铵盐时，因铵盐可与铜离子形成铜氨络离子而抑制氧化亚铜的生成，需在尿液中加碱煮沸除去氨后再测定。尿液中有大量蛋白质时也影响铜盐的生成，应加热煮沸过滤除去蛋白质后再测定。

(8) 班氏法稳定，灵敏度为 5.5 mmol/L，但缺乏特异性。当尿液中的其他还原性糖(果糖、乳糖等)和非糖还原性物质(维生素 C、氨基比林、阿司匹林、青霉素、链霉素、异烟肼等)含量过高时亦可呈假阳性反应，应停药 3 天后再进行测定，对静脉输注大剂量维生素 C 者 5 h 内不宜做尿葡萄糖定性测定，或先将尿液加热煮沸使维生素 C 分解破坏后，再进行测定。当尿液中含有大黄、黄连、黄芩等物质时可致假阳性反应。

【实验讨论】

(1) 用班氏法进行尿葡萄糖定性检查前，鉴定班氏试剂的目的是什么，如何鉴定？

(2) 班氏试剂与尿液的比例是多少，为什么要严格控制尿液加入量？

(3) 班氏试剂中加入枸橼酸钠有何作用？

(4) 用班氏法进行尿葡萄糖定性检查，哪些情况可导致尿葡萄糖假阳性、假阴性结果？如何处理？

二、葡糖氧化酶试带法

【目的】 熟悉葡糖氧化酶试带法尿葡萄糖定性检查的原理、操作步骤、结果判断及注意事项。

【原理】 尿液中的葡萄糖在试纸中葡糖氧化酶(glucose oxidase，GOD)的催化作用下，生成葡糖醛酸和过氧化氢，过氧化氢再被过氧化物酶(peroxidase，POD)催化，使色素原呈现颜色变化。根据颜色深浅判断尿液中葡萄糖的含量。

【器材】 一次性尿杯、滴管。

【试剂】 尿糖试纸与标准比色板。

【标本】 新鲜尿液。

【操作步骤】 按说明书要求进行。一般操作方法如下：取尿糖试纸一条，浸入尿液中 5 s 后取出，1 min 内在日光灯下或自然光下与标准比色板对比，判断结果。

【参考区间】 阴性。

【注意事项】

(1) 尿糖试纸应干燥、避光、密闭保存，在有效期内使用。

(2) 盛尿液的容器要清洁、干燥，不含有氧化性的物质。

(3) 尿液必须新鲜，标本久置后细菌繁殖消耗尿液中葡萄糖可使结果偏低。

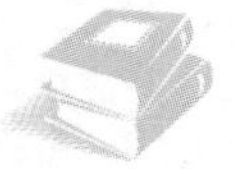
NOTE

(4) 尿液中含有大量维生素 C 等还原性物质时，可呈假阴性反应，尤其是尿液中葡萄糖的含量较低者。对静脉输注大剂量维生素 C 者 5 h 内不宜做尿葡萄糖定性测定，或先将尿液加热煮沸使维生素 C 分解破坏后，再进行测定。

(5) 观察结果应准时，必须在 1 min 内观察比色，否则结果随时间延长而增强。

(6) 不同厂家生产的试纸，显色及标准比色板的颜色可能有所不同，比色时以配套的比色板为准。

【实验讨论】 当患者尿液中含有大量维生素 C 等还原性物质时，为什么葡糖氧化酶试带法测定尿葡萄糖可呈现假阴性反应？如何处理？

实验五　尿酮体定性检查

一、酮体粉法(改良 Rothera 法)

【目的】 掌握酮体粉法尿酮体定性检查的原理、操作步骤、结果判断与注意事项。

【原理】 在碱性条件下，酮体(ketone body，KET)中的丙酮或乙酰乙酸与亚硝基铁氰化钠和硫酸铵作用，生成异硝基或异硝基胺，后者与$[Fe(CN)_5]^{3-}$形成紫红色化合物。根据紫红色出现的快慢和颜色深浅判断尿液中酮体的含量。

【器材】 一次性尿杯、药匙、滴管、凹玻片或白色反应板。

【试剂】 酮体显色粉：先将亚硝基铁氰化钠$[Na_2Fe(CN)_5 \cdot 2H_2O]$ 0.5 g 放入乳钵内研细，再加入无水碳酸钠(Na_2CO_3)10.0 g、硫酸铵$[(NH_4)_2SO_4]$10.0 g 一起研磨混匀。所用试剂均须为 AR 级，配好后存于棕色磨口瓶中，密闭防潮保存。若放置过久，试剂变黄，说明已失效。

【标本】 新鲜尿液。

【操作步骤】

(1) 加入试剂：取凹玻片一张，加入一小药匙酮体显色粉(约 1 g)。

(2) 加入尿液：滴加尿液于酮体显色粉上(以覆盖酮体显色粉并完全浸湿为度)。

(3) 结果判断：立即观察，按表 5-7 标准判断结果。

表 5-7　酮体粉法尿酮体定性检查结果判断标准

反应现象	结果判断	报告方式
立即出现深紫色	强阳性	3+～4+
立即出现浅紫色然后转为深紫色	阳性	2+
缓慢出现浅紫色	弱阳性	+
5 min 后无紫色出现	阴性	—

【参考区间】 阴性。

【注意事项】

(1) 由于尿酮体中的乙酰乙酸受热容易分解为丙酮，丙酮具有挥发性，菌尿或久置的尿液被细菌污染后，酮体消失，因此尿液必须新鲜并及时送检，以免因酮体的挥发或分解出现假阴性反应。

(2) 尿液中含有大量非晶形尿酸盐时，可出现橙色反应影响结果判定，用离心法可去除尿酸盐干扰；尿液中含有大量肌酐、肌酸时，可出现假阳性反应。

(3) 酮体显色粉不与酮体中的 β-羟丁酸发生反应，当尿液中的酮体成分主要为 β-羟丁酸时，可呈假阴性反应。

(4) 结果判断时仅出现浅黄色、棕黄色或橙色为阴性反应。

(5) 本实验需在试剂与水分接触呈碱性并产热的条件下放出氨，因而冬季最好在 30 ℃的水浴中完成。

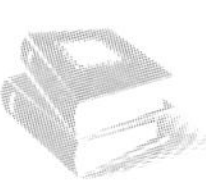

NOTE

【实验讨论】

(1) 酮体粉法测定尿酮体时,为什么不能使用陈旧的尿液标本进行实验?

(2) 如何去除尿酸盐对酮体粉法测定尿酮体的干扰?

二、干化学试带法

【目的】 熟悉干化学试带法尿酮体定性检查的原理、操作步骤及注意事项。

【原理】 酮体中的丙酮或乙酰乙酸与试纸上的亚硝基铁氰化钠混合后,可生成紫栗色化合物,根据颜色的变化判断阳性程度。

【器材】 一次性尿杯、滴管。

【试剂】 试纸与标准比色板。

【标本】 新鲜尿液。

【操作步骤】 将试纸浸入尿液 1~2 s 取出,吸去多余尿液,1 min 内在日光灯下或自然光下与标准比色板对比,判断结果。

【参考区间】 阴性。

【注意事项】

(1) 试纸应放阴凉、干燥处,注意干燥、避光保存,在有效期内使用。

(2) 尿液应新鲜,尿液久置后细菌大量繁殖可使乙酰乙酸转化为丙酮,丙酮具有挥发性,当尿液中酮体主要为β-羟丁酸时,可造成假阴性反应。

(3) 尿液中含大量肌酐、肌酸时,可出现假阳性反应。

(4) 不同厂家生产的试纸,显色及标准比色板的颜色可能有所不同,比色时以配套的比色板为准。

【实验讨论】

(1) 用干化学试带法检查尿酮体,哪些情况可导致尿酮体假阳性、假阴性结果?如何处理?

(2) 尿酮体包括哪些成分?用干化学试带法检查尿酮体时,为什么必须用新鲜尿液?

(李树平)

实验六 Harrison 法尿胆红素定性检查

【目的】 掌握尿胆红素(urine bilirubin,Bil)定性检查的方法(Harrison 法)。

【原理】 用硫酸钡吸附尿液中的胆红素,然后在沉淀吸附物中滴加 Fouchet 试剂,使胆红素氧化成胆青素、胆绿素和胆黄素的混合物,呈现蓝绿色、绿色或黄绿色反应。

【器材】

(1) 10 mL 离心管或试管、试管架。

(2) 5 mL 刻度吸管、吸耳球、乳胶吸头、滴管。

(3) 离心机。

【试剂】

(1) 100 g/L 氯化钡溶液 氯化钡($BaCl_2 \cdot 2H_2O$)10 g,溶于 100 mL 蒸馏水中。

(2) Fouchet 试剂(酸性三氯化铁试剂) 100 g/L 三氯化铁溶液 10 mL 与 250 g/L 三氯乙酸溶液 90 mL 充分混匀后备用。

(3) 饱和氯化钡溶液 氯化钡 30 g,溶于 100 mL 蒸馏水中。

【标本】 新鲜尿液。

【操作步骤】

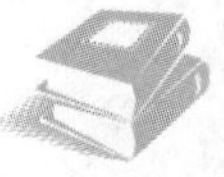
NOTE

1. 加尿液 取尿液 5 mL 于 10 mL 离心管中。

2. 吸附胆红素 向离心管中加入 100 g/L 氯化钡溶液 2.5 mL，充分混匀，此时出现白色的硫酸钡沉淀。

3. 离心 将离心管以 1500 r/min 离心 3～5 min，弃去上清液。上清液可用于尿胆原测定。

4. 加试剂 滴加 2 滴 Fouchet 试剂于沉淀物表面，放置片刻后观察沉淀物表面或沉淀物颜色变化。

5. 结果观察 结果判断见表 5-8。

表 5-8 Harrison 法尿胆红素定性检查结果判断

反应现象	结果判断	报告方式
沉淀即刻出现蓝绿色	强阳性	3+～4+
沉淀变为绿色	阳性	2+
沉淀逐渐呈现淡绿色	弱阳性	+
长时间不变色(10 min)	阴性	—

6. 操作示意 见图 5-3。

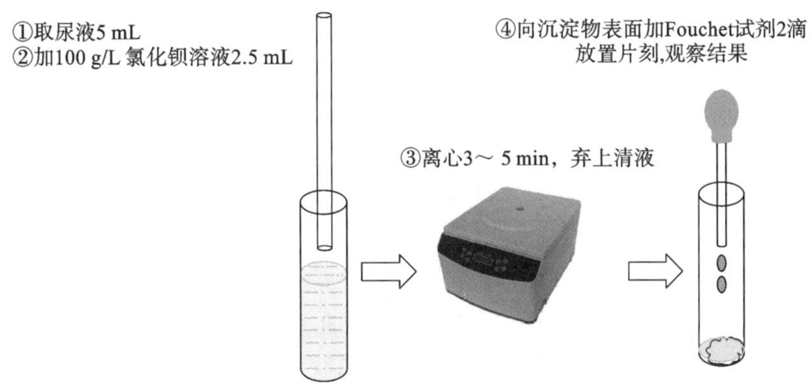

图 5-3 Harrison 法尿胆红素定性检查操作示意图

【参考区间】 阴性。

【注意事项】

(1) 标本 ①胆红素极不稳定，阳光照射下易被氧化，1 h 后减少 30%，导致假阴性结果，因此尿液标本应新鲜，避光保存，及时送检并检测。②碱性标本可降低反应灵敏度，当尿液呈碱性时，宜加少许乙酸使其酸化后再测定。

(2) 操作 ①实验中若无沉淀产生，应考虑尿液中是否含有足够的硫酸根离子(SO_4^{2-})，可滴加硫酸铵试剂 1～2 滴以确保 SO_4^{2-} 的浓度，促使沉淀生成。②Fouchet 试剂最好按每 5 mL 尿液 2 滴的量加入，否则将影响结果的判断。加入过少则氧化不充分，加入过多，则会使胆红素完全氧化成胆黄素而不显绿色，均出现假阴性结果。

(3) 干扰因素 某些药物，如水杨酸盐、阿司匹林、牛黄、熊胆粉等易产生紫红色反应，对结果判断造成干扰。

(4) 方法学评价 本法灵敏度较高，0.9 μmol/L 或 0.05 mg/dL 胆红素阳性。

(5) 本法也可改用试纸法进行。将优质滤纸裁剪成 10 mm×80 mm 尺寸，浸入饱和氯化钡溶液内，数分钟后置于室温或 37 ℃温箱待干，储于有色瓶内备用。操作时将试纸条一端浸入尿液 50 mm 深度，5～10 s 后取出平铺于吸水纸上，在浸没尿液的部位上滴加 Fouchet 试剂 2～3 滴，观察颜色变化。

【思考题】

(1) 当实验过程中无白色沉淀出现时，可能为何种原因？可采用哪些措施？

(2) 如何确保尿胆红素检测结果的准确性？

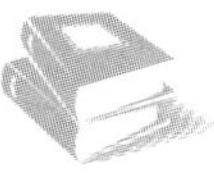

NOTE

实验七　Ehrlich 法尿胆原定性检查

【目的】 掌握定性检查尿胆原(urobilinogen,Uro)的方法(Ehrlich 法)。

【原理】 尿胆原在酸性条件下与对二甲氨基苯甲醛反应,生成樱红色化合物,其颜色深浅可反映尿胆原的含量。

【器材】

(1) 试管、试管架。

(2) 1 mL 刻度吸管、5 mL 刻度吸管、吸耳球。

(3) 白色衬纸。

(4) 离心机。

【试剂】

(1) 100 g/L 氯化钡溶液　氯化钡($BaCl_2 \cdot 2H_2O$)10.0 g,溶于 100 mL 蒸馏水中。

(2) 对二甲氨基苯甲醛试剂(Ehrlich 试剂)　称取对二甲氨基苯甲醛 2.0 g,溶于 80 mL 蒸馏水中,再缓慢滴入浓盐酸 20 mL,边加边混匀,直至完全溶解,储存于棕色试剂瓶中保存备用。

(3) 蒸馏水。

【标本】 新鲜尿液。

【操作步骤】

1. 去除胆红素　取 5 mL 尿液加入试管中,再加入 100 g/L 氯化钡溶液 2.5 mL,充分混匀后离心沉淀 3～5 min,取上清液备用。

2. 加试剂　取上清液 2 mL,加入 Ehrlich 试剂 0.2 mL ,充分混匀,室温下静置 10 min。

3. 结果观察　以白色衬纸为背景,从试管口直视管底观察颜色变化。结果判断见表 5-9。

4. 稀释阳性结果　如结果为阳性,需将尿液用蒸馏水分别稀释为 1∶20、1∶40、1∶80 和 1∶160,然后按上述程序重新检查。如稀释 1∶160 以上仍为阳性则不再稀释。

5. 结果报告　阴性或阳性(若为稀释后的标本,需以实验出现阳性结果的最高稀释倍数报告),见表 5-9。

表 5-9　Ehrlich 法尿胆原定性检查结果判断

颜色变化	结果判断	报告方式
不变色,加热后仍无反应	阴性	—
呈微红色	弱阳性	+
呈樱红色	阳性	2+
立即呈深红色	强阳性	3+

6. 操作示意　见图 5-4。

【参考区间】 阴性或弱阳性,1∶20 稀释后为阴性。

【注意事项】

1. 标本　①尿液久置后尿胆原可被氧化为尿胆素,导致结果呈假阴性,因此,标本必须新鲜、避光,并及时检测。②尿胆原含量与机体饮水量、排尿时间及尿液 pH 有关:夜间和上午排泄较少,午餐后迅速增高,14:00～16:00 达到最高峰。pH 为 5.0 时,排泄率为 2 mL/min,pH 为 8.0 时,排泄率为 25 mL/min,且碱性尿在反应中常出现黄色沉淀而干扰结果观察。为提高阳性检出率,测试前可嘱咐患者口服少量 $NaHCO_3$ 使尿液碱化,留取午餐后尿液,检测前再加乙酸调节 pH 至弱酸性。③抗生素的使用可抑制肠道菌群,使尿液标本内的尿胆原减少或缺乏。

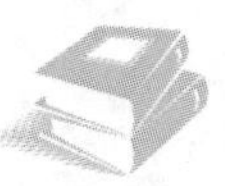

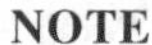

2. 操作　①尿液与 Ehrlich 试剂的比例控制在 10∶1 为宜。②在酸性条件下胆红素可与

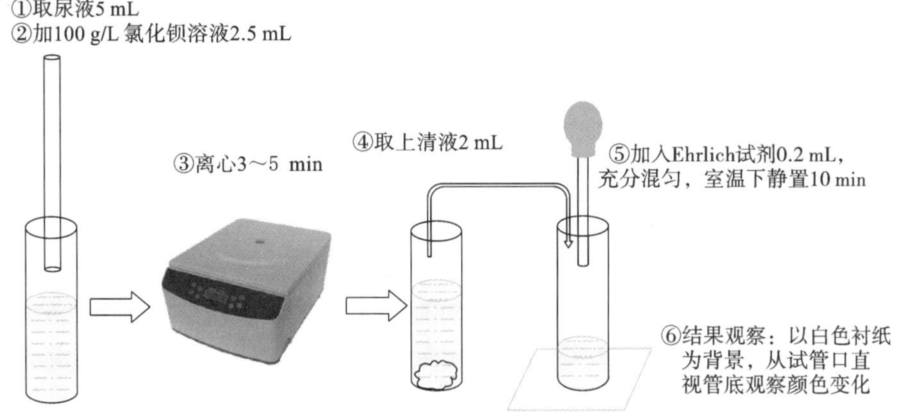

图 5-4 Ehrlich 法尿胆原定性检查操作示意图

Ehrlich 试剂反应呈绿色，因此为避免胆红素的干扰，必须先将其除去。在临床工作中，可在尿液中加入氯化钡离心，上清液用于检测尿胆原，沉淀物则用于检测胆红素。

3. 干扰因素 ①显色速度与温度相关，标本温度要求在 20 ℃左右。②尿液中维生素 C、甲醛等还原性物质可抑制醛反应而使结果呈假阴性。如果尿液中含有吡啶、酮体，会出现假阳性结果，此时可加入戊醇进行鉴别。加戊醇后仍为红色为真阳性；反之变成淡绿色，则为阴性。③Ehrlich 试剂可与多种药物及一些内源性物质如吲哚类化合物、紫胆原等作用产生显色反应，为避免干扰，可在加试剂后再加入氯仿 2 mL，振荡后静置，此时尿胆原可以被转移至氯仿层，以此作为鉴别和确证实验。

【思考题】

(1) 三种黄疸时尿胆原检测分别是什么结果？

(2) 如何确保尿胆原检测结果的准确性？

实验八 尿血红蛋白定性检查

【目的】 掌握定性检查尿血红蛋白的方法(邻联甲苯胺法)。

【原理】 血红蛋白中的亚铁血红素具有类似过氧化物酶的活性，可催化过氧化氢作为电子受体使邻联甲苯胺氧化呈色，其颜色深浅与血红蛋白含量成正比。

【器材】

(1) 试管、试管架。

(2) 滴管。

【试剂】

(1) 10 g/L 邻联甲苯胺溶液：取邻联甲苯胺 1 g，溶于冰乙酸和无水乙醇各 50 mL 的混合液体中，置于棕色瓶、2～4 ℃环境中保存，可用 8～12 周，若溶液变成深褐色，应重新配制。

(2) 3%过氧化氢溶液：3 mL 过氧化氢溶于 100 mL 蒸馏水中，密封保存。最好临时配制。

【标本】 新鲜尿液。

【操作步骤】

1. 加尿液 在试管中滴加尿液 4 滴。

2. 加试剂 滴加 10 g/L 邻联甲苯胺溶液 2～3 滴于上述试管中，混匀后再滴加 3%过氧化氢 1～2 滴，混匀。

3. 结果观察 立即观察并报告结果，见表 5-10。

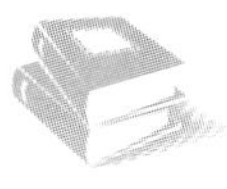
NOTE

表5-10 邻联甲苯胺法定性检查尿血红蛋白的结果观察

反应现象	结果
立即出现黑褐色	4+
立即出现蓝褐色	3+
浅蓝褐色逐渐变为明显的蓝褐色	2+
10 s后,浅蓝色逐渐变为蓝色	+
2 min后仍不显色	—

【参考区间】 阴性。

【注意事项】

1. 器材材料 ①所有实验用具必须清洁、干燥,以免干扰检测结果。②3%过氧化氢溶液易变质,可导致假阴性结果,用前应检查其是否有效,并在检测过程中设立阳性对照。

2. 标本 ①尿液标本要新鲜,留取尿液后应立即送检。②红细胞易沉淀,检测前应混匀。

3. 操作 ①检测前将尿液标本煮沸2 min,可使白细胞中的过氧化氢酶等被破坏。②严格掌握观察结果的时间。

4. 干扰因素 ①尿液中维生素C含量过高,可降低阳性程度,甚至出现假阴性结果。②若尿液中含有肌红蛋白,可致实验呈阳性反应,应注意鉴别。

【思考题】

(1) 邻联甲苯胺法定性检查尿血红蛋白的检测原理是什么?

(2) 邻联甲苯胺法定性检查尿血红蛋白的影响因素有哪些? 如何避免?

实验九 尿肌红蛋白定性检查

【目的】 掌握定性检测尿肌红蛋白的方法(邻联甲苯胺法)。

【原理】 肌红蛋白(Mb)与血红蛋白(Hb)具有相似的基本结构,分子中的亚铁血红素具有过氧化物酶样活性,可催化过氧化氢作为电子受体使邻联甲苯胺氧化呈色,其颜色深浅与肌红蛋白或血红蛋白含量成正比。两者的区别在于:肌红蛋白可溶于80%饱和度的硫酸铵溶液中,而血红蛋白和其他蛋白质在该溶液中则发生沉淀,借此分离和鉴别。

【器材】

(1) 试管、滴管、试管架。

(2) 吸管、吸耳球、微量吸管。

(3) 离心机。

【试剂】

(1) 10 g/L邻联甲苯胺-冰乙酸溶液:取邻联甲苯胺1 g,溶于冰乙酸和无水乙醇各50 mL的混合液体中,置于棕色瓶中,在2~4 ℃环境中保存,若溶液变成深褐色,应重新配制。

(2) 3%过氧化氢溶液。

(3) 硫酸铵粉末:用化学纯制品。

【标本】 新鲜尿液。

【操作步骤】

1. Hb和Mb定性实验 向小试管中加新鲜尿液4滴,10 g/L邻联甲苯胺-冰乙酸溶液2滴,充分混匀,再加入3%过氧化氢溶液3滴,如变蓝色或蓝绿色,表明尿液中有Hb或(和)Mb存在,则继续以下操作。

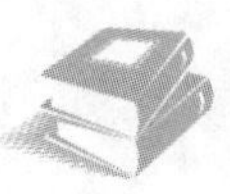

NOTE

2. 沉淀Hb 取待测尿液5 mL于试管中,缓慢加入硫酸铵粉末2.8 g,同时轻微振荡使其溶解，其饱和度约为 80%，静置 5 min，用滤纸过滤或离心取上清液。

3. 肌红蛋白定性 取上清液(滤液)4 滴，加入 10 g/L 邻联甲苯胺溶液 2 滴，混匀后再加入 3% 过氧化氢溶液 3 滴，混匀，观察结果。

4. 判断结果

①阴性：3 min 后仍无颜色变化。

②阳性：显蓝色或蓝绿色。

【参考区间】 阴性。

【注意事项】

1. 标本 尿液应新鲜，防止肌红蛋白变性而导致假阴性结果。

2. 操作 ①为达到完全沉淀其他蛋白质的目的，可用 NaOH 溶液将尿液 pH 调节至 7.0～7.5。②加入硫酸铵时要缓慢，防止局部硫酸铵浓度过高，使肌红蛋白沉淀。③避免剧烈搅拌，防止肌红蛋白变性。

【思考题】

(1) 如何确保尿肌红蛋白定性检查结果的准确性?

(2) 如何鉴别血红蛋白尿和肌红蛋白尿?

实验十　尿本周蛋白定性检查

一、凝溶法

【目的】 掌握定性检查尿本周蛋白(BJP)的方法(凝溶法)。

【原理】 凝溶法又称热沉淀-溶解法。BJP 在 pH 为 4.8～5.0 条件下，加热至 40～60 ℃时可发生凝固，温度升至 90～100 ℃时沉淀溶解，当温度冷却至 40～60 ℃时又可重新凝固。

【器材】

(1) 试管(15 mm×150 mm)、试管架、试管夹。

(2) 10 mL 刻度吸管、吸耳球。

(3) 离心机、水浴箱、定时器。

(4) 滤纸、漏斗、pH 试纸等。

【试剂】

(1) 200 g/L 磺基水杨酸：取磺基水杨酸 20.0 g，溶于 100 mL 蒸馏水中。

(2) 2 mol/L 乙酸盐缓冲液(pH 4.8～5.0)：乙酸钠 17.5 g，加冰乙酸 4.1 mL，加蒸馏水至 100 mL。

(3) 氯化钠。

【标本】 新鲜尿液。

【操作步骤】

1. 标本处理

(1) 尿蛋白定性实验　将尿液标本离心后取上清液，采用磺基水杨酸法进行尿蛋白定性实验，如为阴性，可认为尿蛋白定性实验阴性；若标本为阳性结果，则进行下列操作。

(2) 调节 pH　用 pH 试纸检测尿液 pH，若低于 4.5，应调节其 pH 至 4.5～5.5，适宜 pH 为 4.8～5.0。

2. 加尿液 取试管 1 支，加入尿液 4.0 mL。

3. 加试剂 在测定管中加入 2 mol/L 乙酸盐缓冲液 1.0 mL，混匀。加入 0.4 g 氯化钠，观察有无沉淀出现，若有则为黏蛋白，应过滤除去。

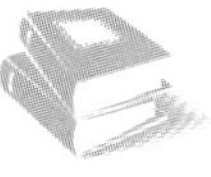

NOTE

4. 加热观察　将试管置于 56 ℃水浴 15 min，观察有无沉淀，若有，则将试管置于沸水浴中加热 3 min，反应液混浊变清或沉淀减少者为 BJP 阳性；若混浊加重，说明尿液标本中有其他蛋白质存在，需进行以下验证。

5. 冷却观察　将煮沸的尿液趁热过滤，观察滤液在自然降温过程中的变化。如温度降至 56 ℃左右时，原本透明的滤液又变为混浊，则为 BJP 阳性。也可用浓硝酸法确证，用滴管将煮沸过滤后的尿液沿着装有浓硝酸的试管壁徐徐加入，但勿将二者混合，若界面处出现白色环，则为 BJP 阳性。

6. 操作示意　见图 5-5。

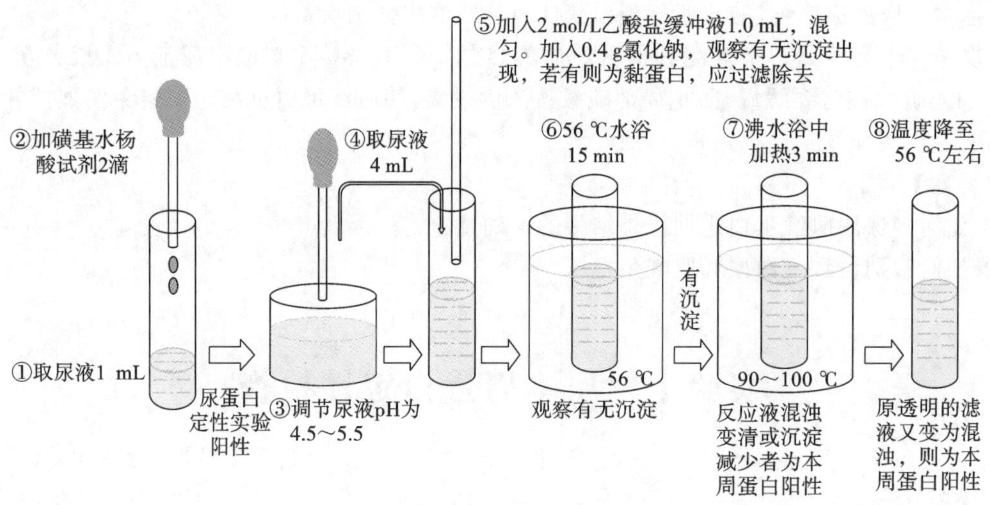

图 5-5　凝溶法定性检查尿本周蛋白(BJP)实验示意图

【参考区间】　阴性。

【注意事项】

1. 标本　①尿液应新鲜清晰，以免其他蛋白质分解变性导致假阳性结果。如果尿液呈现明显混浊，应离心后取上清液进行检测。②尿液中若存在大量清蛋白、球蛋白，可干扰本实验，需先用加热乙酸法沉淀普通蛋白质，趁热过滤后，取上清液检查。

2. 操作　①过滤要迅速，并保持高温，不能振荡，防止 BJP 夹杂于其他的沉淀蛋白质中被过滤掉而呈假阴性。②如尿液中 BJP 含量过高，在 90 ℃以上不易完全溶解，需做阴性对照或将尿液稀释。③若待测尿液 pH 低于 4.0，因分子聚合受到抑制而导致假阴性结果，实验前应调节 pH 为 4.5～5.5。

3. 干扰因素　①标本中如有细菌，可使 BJP 的凝溶特性消失。②服用利福平类抗结核药物的患者可出现假阳性结果。

4. 方法学评价　本法灵敏度差，BJP 一般需要大于 0.3 g/L 才能检出，并非所有的 BJP 均具有同样的凝溶特性。

二、对甲苯磺酸法

【目的】　熟悉对甲苯磺酸法定性检查尿本周蛋白的方法。

【原理】　对甲苯磺酸在酸性环境中能沉淀相对分子质量较小的本周蛋白，而对相对分子质量较大的白蛋白、球蛋白不起反应。

【器材】

(1) 大试管、试管架。

(2) 刻度吸管。

(3) 离心机等。

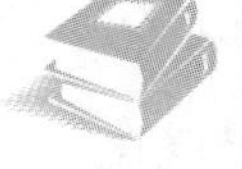
NOTE

【试剂】

(1) 120 g/L 对甲苯磺酸溶液:对甲苯磺酸 120.0 g 溶于 1000 mL 冰乙酸中。

(2) 冰乙酸。

【标本】 新鲜尿液。

【操作步骤】

1. 加尿液 取大试管 2 支,分别加入离心后的澄清尿液 1 mL,作为测定管和对照管。

2. 加试剂 测定管中加 120 g/L 对甲苯磺酸溶液 0.5 mL,对照管加冰乙酸 0.5 mL,分别混匀并静置 5 min。

3. 结果观察

(1) 阳性:测定管混浊加重或出现沉淀,对照管清晰透明或轻度混浊。

(2) 阴性:测定管清晰透明或与对照管相似。

【参考区间】 阴性。

【注意事项】

1. 标本 ①尿液应新鲜,否则因白蛋白、球蛋白变性分解产物会干扰本实验,导致假阳性结果。②混浊尿液须离心后取上清液做实验。

2. 干扰因素 服用利福平类抗结核药物的患者可出现 BJP 假阳性结果。

3. 方法学评价 本法较凝溶法灵敏度高,但特异性较差,易出现假阳性。如尿液中球蛋白增高(>5.0 g/L)可出现假阳性,需进行免疫电泳分析进一步确证。如尿液中 BJP 含量低,则需先浓缩再进行检测,检测时,应同时进行患者血清、健康人血清的对照和比较。

【思考题】

(1) 用凝溶法定性检查尿本周蛋白的实验过程中,如何去除清蛋白和球蛋白的干扰?

(2) 尿本周蛋白检测的临床意义是什么?

(韩 峰)

实验十一 乳糜尿定性检查

【目的】 掌握乳糜尿定性检查的实验方法。

【原理】 乳糜微粒与蛋白质混合使尿液呈乳化状态混浊即为乳糜尿。使用有机溶剂(乙醚、氯仿等)萃取尿液中的乳糜微粒或脂肪小滴后,尿液由乳糜状混浊变澄清,即为乳糜实验阳性。脂肪可溶于有机溶剂中,并通过染色在显微镜下观察识别。

【器材】 试管、吸管、吸耳球、蒸发皿、水浴箱、离心机、显微镜。

【试剂】

(1) 乙醚(分析纯)。

(2) 苏丹Ⅲ染液:95%乙醇 10 mL,冰乙酸 90 mL,先将两者混合,再向混合液中加入一药匙苏丹Ⅲ粉末,充分混匀,使之溶解。

【标本】 新鲜尿液。

【操作步骤】

1. 溶解脂肪 取尿液 5 mL,加乙醚 2~3 mL,加塞后反复振荡数分钟,使脂肪完全溶解于乙醚中。

2. 静置离心 静置数分钟后,2000 r/min 离心 5 min。

3. 隔水蒸干 取乙醚层置于蒸发皿中,隔水蒸干,蒸发皿中留有油状沉渣。

4. 制片染色 取少许油状沉渣涂片,加苏丹Ⅲ染液 1 滴。

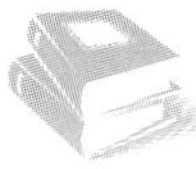
NOTE

5. 观察结果 用低倍镜观察是否有圆形、大小不等、橘红色、红色的球状小体(即脂肪颗粒)。必要时可用高倍镜确证。

6. 结果报告

(1) 阴性:显微镜下未见橘红色、红色的脂肪小体。

(2) 阳性:显微镜下可见大小不等的橘红色、红色小体。

【参考区间】 阴性。

【注意事项】

(1) 尿液中含有大量非晶形磷酸盐或尿酸盐时,在外观上易被误认为乳糜尿,加热或加酸的方法可以使混浊消失。

(2) 脓尿标本与乳糜尿有相似的外观,可利用显微镜检查是否有大量的白细胞和脓细胞进行鉴别。

(3) 在尿液中加入少量饱和 NaOH 溶液,再加入乙醚,有助于溶解脂肪并使尿液变得更加澄清。

(4) 脂肪溶于乙醚,尿液与乙醚之间的乳白层不是脂肪,因此只能吸取乙醚层进行隔水蒸干操作。

(5) 临床上高度怀疑患者有丝虫病,乳糜实验结果呈阳性时,可以将标本静置后,取中层(乳糜状或粉红色,并有小凝块漂浮其中)的凝集物查找微丝蚴,可提高阳性检出率。

【实验讨论】

(1) 脓尿和乳糜尿有相似的外观,最简单可靠的鉴别方法是什么?

(2) 乳糜尿检测的临床意义是什么?

实验十二 尿苯丙酮酸定性检查

【目的】 了解尿苯丙酮酸定性检查的方法。

【原理】 尿液中的苯丙酮酸在酸性条件下与三氯化铁作用,生成 Fe^{3+} 和苯丙酮酸烯醇基的蓝绿色螯合物,磷酸盐对本实验有干扰,应先将其变性为磷酸铵镁沉淀后除去,再检测苯丙酮酸。

【器材】 试管、滤纸、离心机。

【试剂】

(1) 100 g/L 三氯化铁溶液 三氯化铁($FeCl_3 \cdot 6H_2O$)10 g,加蒸馏水至 100 mL 充分溶解。

(2) 磷酸盐沉淀剂 氯化镁($MgCl_2 \cdot 6H_2O$)2.2 g,氯化铵(NH_4Cl)1.4 g,浓氨水 2 mL,加蒸馏水至 100 mL。

(3) 浓盐酸。

【标本】 新鲜尿液。

【操作步骤】

1. 取尿液加试剂 取新鲜尿液 4 mL 加入试管中,加磷酸盐沉淀剂 1 mL,充分混匀。

2. 静置离心 静置 3 min。如有沉淀出现,应过滤或离心除去沉淀物。

3. 观察结果 于滤液中加入浓盐酸 2~3 滴,再加入三氯化铁溶液 2~3 滴。每加 1 滴均应观察溶液的颜色变化。

4. 结果报告

(1) 阳性:1~90 s 内出现灰绿色或蓝绿色,并持续 2~4 min。

(2) 阴性:出现灰绿色或蓝绿色后逐渐褪色。

【参考区间】 阴性。

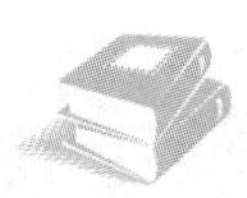

NOTE

【注意事项】

(1) 尿液标本应新鲜,因苯丙酮酸在室温下不稳定,如不能及时检查应加入少许硫酸防腐,并置于冰箱中冷藏保存。检查前,让标本恢复到室温后再进行检查。

(2) 尿液中若有酚类试剂(如水杨酸制剂)及氯丙嗪,可致假阳性结果。检查前应停用此类药物。

(3) 尿胆红素增高也可致假阳性结果。

(4) 本实验适宜的 pH 为 2~3。

(5) 婴儿出生后 6 周内不易查出苯丙酮酸,故于出生 6 周后检查为宜。

(6) 除了水杨酸、胆红素、氯丙嗪外,尿液中许多物质(如乙酰乙酸、丙酮酸等)可与三氯化铁发生呈色反应,虽然显色不同,仍可干扰本实验。

【实验讨论】

(1) 尿苯丙酮酸定性检查的原理是什么?

(2) 尿苯丙酮酸定性检查的注意事项有哪些?

实验十三 尿含铁血黄素定性检查

【目的】 掌握尿含铁血黄素定性检查的方法。

【原理】 含铁血黄素为不稳定的铁蛋白聚合体,是含铁的棕色色素,呈颗粒状。尿液中含铁血黄素的高价铁离子与亚铁氰化物结合,在酸性环境中产生蓝色的亚铁氰化铁沉淀,即普鲁士蓝反应,显微镜下观察为蓝色闪光颗粒。

【器材】 试管、离心机、载玻片、显微镜。

【试剂】

(1) 20 g/L 亚铁氰化钾溶液　亚铁氰化钾 2 g 溶于 100 mL 蒸馏水中。

(2) 3%盐酸。

【标本】 新鲜尿液。

【操作步骤】

1. 离心尿液　取混匀的新鲜尿液 10 mL,以 2000 r/min 离心 5 min,弃去上清液。

2. 加试剂并温育　在沉淀物中加入新鲜配制的亚铁氰化钾及盐酸溶液各 2 mL,混匀后室温下静置 10 min。

3. 离心　以 2000 r/min 离心 5 min,弃去上清液。

4. 观察结果　取沉淀物涂片,加盖玻片后,先用低倍镜观察,再用高倍镜仔细观察。

5. 结果报告　如有分散或成堆的直径为 1~3 μm 的蓝色闪光颗粒,即为尿含铁血黄素实验阳性,细胞内有蓝色闪光颗粒则更为可靠。

【参考区间】 阴性。

【注意事项】

(1) 所有用具、标本不能有铁剂污染,以防止出现假阳性结果。

(2) 试剂一定要新鲜配制(应在使用当天新鲜配制),以免试剂失效造成假阴性结果。

(3) 亚铁氰化钾与盐酸混合后呈现深蓝色,提示试剂已被污染,不宜使用。

(4) 急诊检验随时留取尿液标本,但首次晨尿阳性率较高。特别是阵发性睡眠性血红蛋白尿患者必须留取晨尿或长时间睡眠后的尿液标本,且需多次检查。

(5) 溶血初期,含铁血黄素未形成,本实验可呈阴性。含铁血黄素颗粒直径大于 1 μm,可在显微镜下观察到,所以含铁血黄素实验阴性不能完全排除血管内溶血,此时可做尿隐血实验。

(6) 每次检查应做阴性对照。

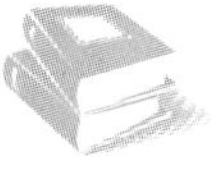

NOTE

(7) 加入盐酸过少时，易出现假阴性结果。

【实验讨论】

(1) 什么是普鲁士蓝反应？

(2) 尿含铁血黄素定性检查的注意事项有哪些？

实验十四　尿卟啉及卟胆原定性检查

一、尿卟啉定性检查

【目的】 了解尿卟啉定性检查的方法。

【原理】 尿液中卟啉类化合物在酸性条件下用乙酰乙酯提取后，经紫外线照射呈现红色荧光。

【器材】 具塞玻璃试管，紫外线灯管。

【试剂】 1份乙酸和4份乙酸乙酯混合后备用。

【标本】 新鲜尿液。

【操作步骤】

(1) 取尿液5 mL加入具塞玻璃试管中，再加入试剂3 mL，加塞，充分振摇，静置片刻，观察尿液与乙酸乙酯的分层情况。

(2) 待尿液与乙酸乙酯分层后，吸取上层的抽提液，在紫外线下观察抽提液的荧光。

(3) 结果报告　蓝色荧光为(—)，紫色荧光为(＋)，粉红色荧光为(2＋)，红色荧光为(3＋)。

【参考区间】 阴性。

【注意事项】

(1) 尿液一定要新鲜，并置于棕色瓶中。

(2) 因尿卟啉产生的荧光随时间延长而逐渐加深，故吸取抽提液后应在30 s内观察结果。

(3) 尿液内有许多干扰物影响本实验结果，可采取下列方法进一步证实。将抽提液移至另一具塞玻璃试管中，加入30 mol/L盐酸溶液0.5 mL，充分振摇后，尿卟啉荧光则移至底层残液中，如为干扰物则荧光仍留在上层乙酸乙酯中。

二、尿卟胆原定性检查

【目的】 了解尿卟胆原定性检查的方法。

【原理】 在酸性环境中，尿卟胆原与对二甲氨基苯甲醛作用，生成红色缩合物。

【器材】 具塞玻璃试管，滴管，吸管。

【试剂】

(1) 改良Ehrlich试剂　对二甲氨基苯甲醛2.0 g，浓盐酸20 mL，蒸馏水80 mL，混匀后置棕色瓶中保存备用。

(2) 饱和乙酸钠溶液　乙酸钠150 g溶于100 mL蒸馏水中(60 ℃)。

(3) 氯仿，正丁醇。

【标本】 新鲜尿液。

【操作步骤】

(1) 取新鲜尿液2 mL加入具塞玻璃试管中，再加入改良Ehrlich试剂2 mL，混匀，静置2～3 min。

(2) 加饱和乙酸钠溶液4 mL，混匀。如有卟胆原、尿胆原或吲哚类化合物，则呈红色。若无红色则报告为阴性。

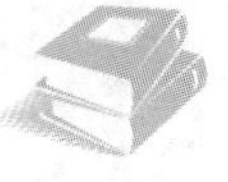

NOTE

(3) 振摇并静置　在显色的尿液中，加入氯仿3～5 mL，加塞，用力振摇1 min，静置分层(必要时可进行离心沉淀)。

(4) 结果报告

①如上层(尿层)为红色,则表示有卟胆原;如为橙黄色或仅为粉红色,则为阴性。

②如上层无色,下层(氯仿层)为红色,则为尿胆原。

③如上、下层都显示红色,可能两者均有,亦可能是上层中尿胆原未被氯仿抽提完全。可将上层尿液吸入另一具塞玻璃试管中,再加氯仿少许,振摇提取,如下层氯仿层呈红色,上层尿层无色,则为尿胆原。

④如果上层仍呈红色,则吸取上层红色尿液至另一具塞玻璃试管中,加入正丁醇 2～3 mL,加塞振摇 1 min,静置分层。如下层(尿层)仍呈红色,则为卟胆原。

【参考区间】 阴性。

【注意事项】

(1) 尿液一定要新鲜,并置于棕色瓶中。

(2) 醛试剂不仅与卟胆原发生反应,还可与其他物质发生反应。因此,实验时控制反应酸度,加氯仿、正丁醇,除去非卟胆原色素,从而可特异性地检查出卟胆原。

(3) 尿液中如有巯基化合物,可抑制呈色反应。

(4) 当卟胆原浓度过高时,可将尿液稀释 25～100 倍后再检查,以减轻或清除干扰物的影响。

【实验讨论】

(1) 尿卟胆原定性检查的原理是什么?

(2) 尿卟胆原定性检查的注意事项有哪些?

实验十五　尿人绒毛膜促性腺激素定性检查

【目的】 掌握尿人绒毛膜促性腺激素(hCG)的单克隆抗体胶体金检测法。

【原理】 将已经标记好的抗人 β-hCG 单克隆抗体的检测试带下端浸入尿液中一定时间后取出,通过层析作用,尿液中 hCG 先与胶体金标记的抗人 β-hCG 单克隆抗体结合,待行至膜上固定的 hCG 抗体线(检测线处)时,形成抗体-hCG 抗原-金标抗体的夹心式复合物,试带上显示紫红色条带为阳性。

【试剂】 试剂盒。

【标本】 新鲜尿液。

【操作步骤】

(1) 将检测试带标有箭头的一端插入尿液中,插入尿液中的深度不可超过 MAX 标志线。3 s 后取出平放。

(2) 观察结果　5 min 后肉眼观察结果。

①阳性:试带上质控线和检测线均呈紫红色。

②弱阳性:试带上质控线呈紫红色,检测线呈浅红色。

③阴性:试带上仅有质控线呈紫红色。

④无效:试带上质控线和检测线均不显色,表明试带失效。

【参考区间】

正常妊娠妇女:阳性。

非孕妇健康人:阴性。

【注意事项】

(1) 尿液一定要新鲜,并宜采用晨尿进行检测。否则应储存于 2～8 ℃环境中,但不超过 48 h。

(2) 不宜使用有严重蛋白尿、血尿、菌尿的标本,育龄妇女应避开排卵期黄体生成素(LH)增高

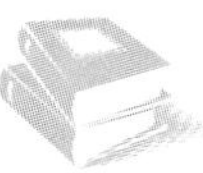
NOTE

引起的干扰。

(3) 不同试剂盒的使用方法有差异,以所用试剂盒的操作要求为准。

(4) 金标早早孕检测试剂盒的使用方法有薄膜渗透法(呈现 2 个红色斑点)和试带法(呈现两条红线)两种,操作方便,可供家庭自测使用。但偶有假阳性结果,因此应严格选择高质量的试带。

【实验讨论】

(1) 尿人绒毛膜促性腺激素(hCG)的单克隆抗体胶体金检测法的检测原理是什么?

(2) 为什么用抗人 β-hCG 单克隆抗体检测尿液 hCG?

(刘　晓)

实验十六　尿有形成分检查

一、未染色显微镜检查法

【目的】 掌握用未染色显微镜检查法对尿有形成分进行观察的内容和方法。

【原理】 在显微镜下观察尿液中细胞、管型、结晶、细菌、寄生虫等有形成分的形态特征,根据形态特征识别并记录其在一定显微镜视野内的数量(或换算为一定体积尿液中的数量)。

【器材】

(1) 10 mL 尿沉渣刻度离心管。

(2) 水平式离心机。

(3) 滴管、乳胶吸头。

(4) 载玻片、盖玻片、小镊子。

(5) 普通光学显微镜。

(6) 尿有形成分定量计数板。

【标本】 新鲜尿液。

【操作步骤】

1. 未离心直接涂片法　仅适用于尿液外观明显混浊者。

(1) 混匀尿液:充分混匀尿液标本。

(2) 制备涂片:取混匀的尿液 1 滴于载玻片上,用小镊子轻轻加上盖玻片,注意防止产生气泡。

(3) 显微镜检查、计数有形成分:①先用低倍镜(10 倍物镜)观察全片细胞、管型、结晶等有形成分的分布情况,再用高倍镜(40 倍物镜)观察确认。②确认后的管型在低倍镜下计数,至少观察和计数 20 个视野;确认后的细胞在高倍镜下至少观察和计数 10 个视野;结晶按高倍视野中的分布面积估计其量;计数时注意细胞的形态、完整性,还要注意有无其他异常巨大细胞、寄生虫卵、滴虫、细菌、真菌和黏液丝等。未染色尿液标本中各种有形成分模式图见图 5-6 至图 5-8,其主要识别和鉴别特征见表 5-11 至表 5-13。

2. 离心沉淀涂片法　常用,适用于外观混浊和不混浊尿液,尤其是后者。

(1) 混匀尿液:充分混匀尿液标本。

(2) 离心沉淀有形成分:将混匀尿液倒入尿沉渣刻度离心管至 10 mL 刻度处,以 400 g 离心 5 min(若为水平式离心机,离心半径为 16 cm 时,转速为 1500 r/min)。

(3) 弃上清:用滴管吸去离心管内上清液(特制离心管可一次性倾倒弃去上清液),管底留下含有形成分的尿沉渣 0.2 mL。

(4) 制备涂片:混匀尿沉渣,取 1 滴(约 20 μL)于载玻片上,用小镊子加盖玻片,防止产生气泡。

(5) 显微镜检查:同未离心直接涂片法步骤(3)。

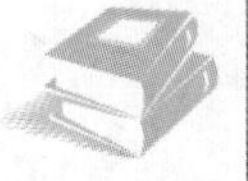
NOTE

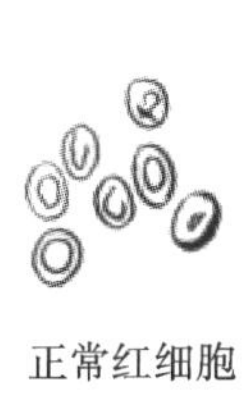
正常红细胞

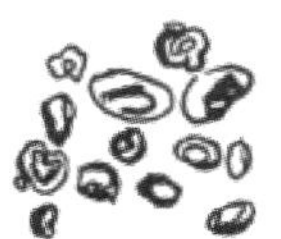
异形红细胞

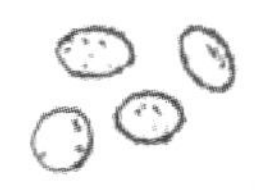
影红细胞

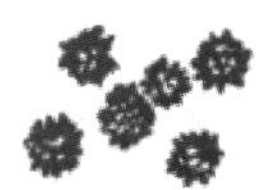
皱缩红细胞

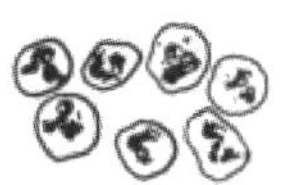
白细胞

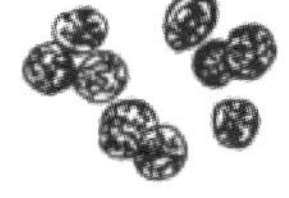
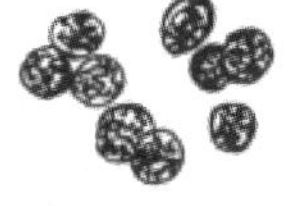
白细胞(脓细胞)

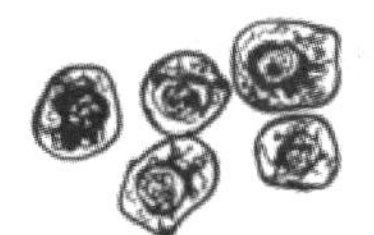
肾小管上皮细胞

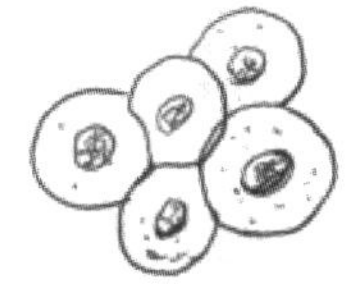
表层移行上皮细胞
(大圆上皮细胞)

中层移行上皮细胞
(尾形上皮细胞)

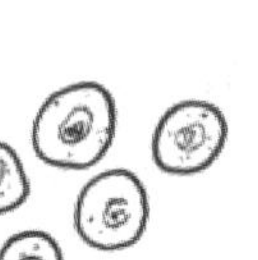
底层移行上皮细胞

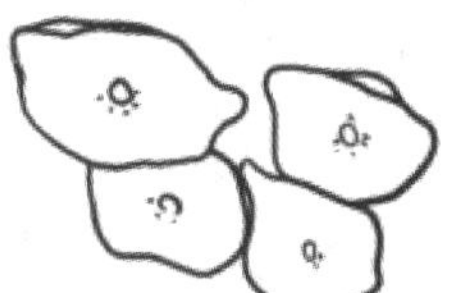
鳞状(扁平)上皮细胞

图 5-6　尿液各种细胞模式图

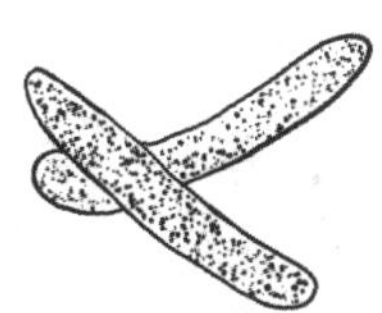
细颗粒管型

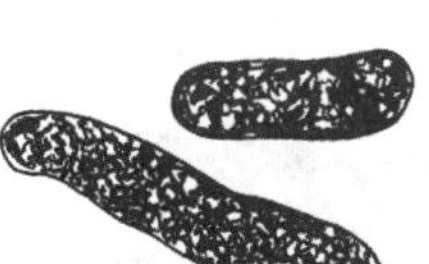
粗颗粒管型

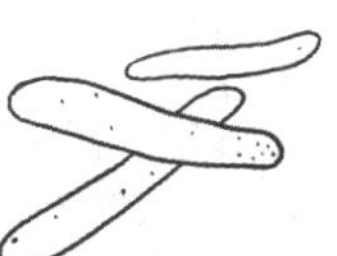
透明管型

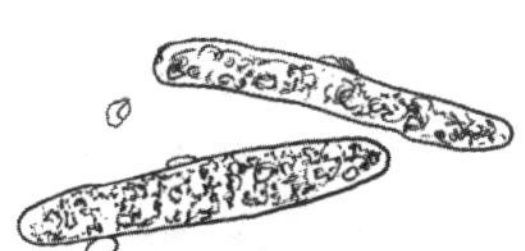
红细胞管型

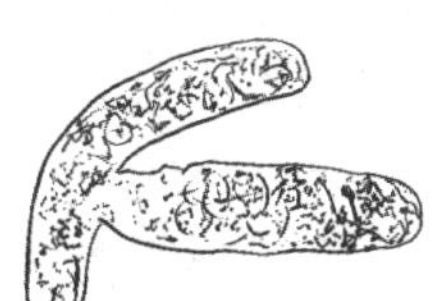
白细胞管型

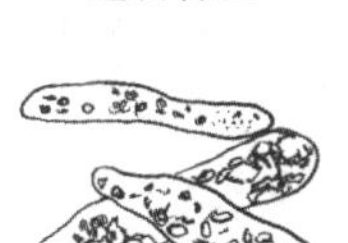
脂肪管型

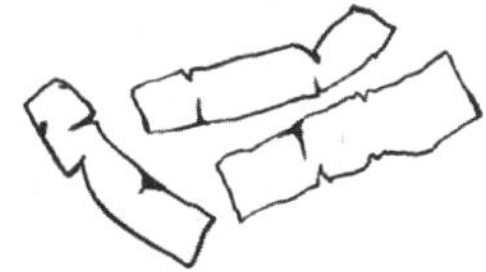
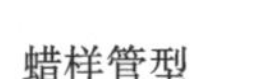
蜡样管型

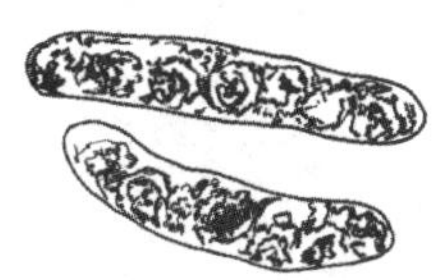
肾上皮细胞管型

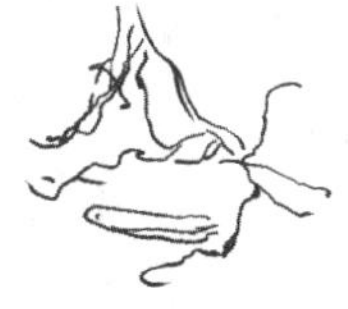
黏液丝

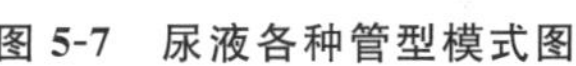
图 5-7　尿液各种管型模式图

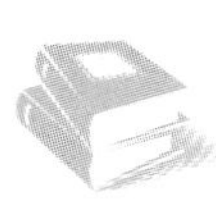

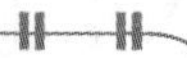

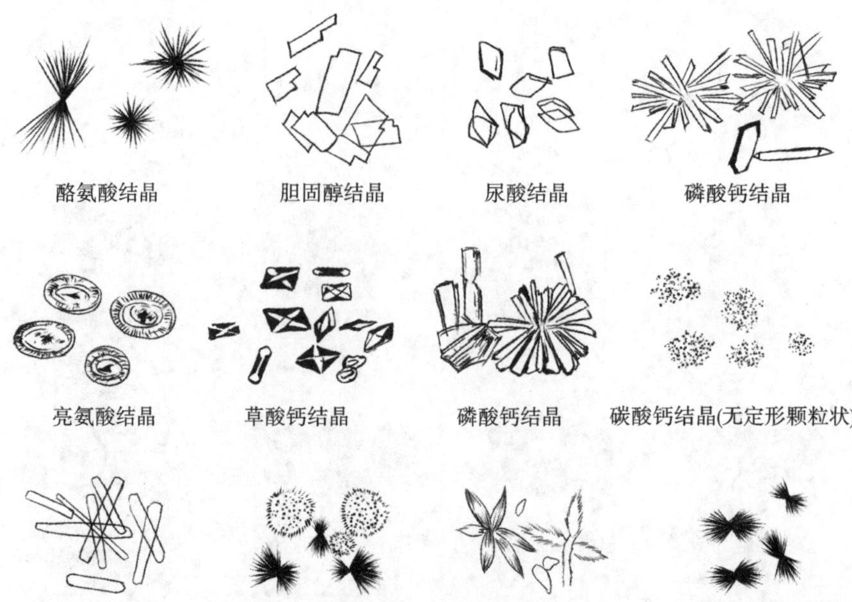

图 5-8 尿液各种结晶模式图

表 5-11 尿液中红细胞及类似沉淀物的鉴别

鉴别内容	红细胞	真菌	脂肪球	球状草酸钙结晶
形态	淡红色，圆盘状	无色，椭圆形	无色，正圆形	圆形或椭圆形
折光性	弱	强	强	强
大小	一致	不一致	明显不一致	不一致
排列	无规律	芽状，单个或链状	散在	常与典型信封样草酸钙结晶并存
加 10%冰乙酸	破坏	不破坏	不破坏	不破坏
化学实验	隐血实验（+）	隐血实验（－）	苏丹Ⅲ染色（+）	隐血实验（－）

表 5-12 尿液中白细胞、肾小管上皮细胞、底层移行上皮细胞的鉴别

细胞名称	白细胞	肾小管上皮细胞	底层移行上皮细胞
大小	10～14 μm	比白细胞略大 1/3	比肾小管上皮细胞略圆或呈卵圆形、多边形或不规则形
形态	圆形，为脓细胞时边缘不整齐	多边形或不规则形	圆形或卵圆形
核形	分叶形，加酸后结构明显紧密	核大、圆形，结构细致，染色后明显	圆形稍大，结构细微，染色后明显
胞质颗粒	胞质多，脓细胞中可有多种颗粒	胞质少，胞质可含不规则颗粒、脂肪滴等，偶见含铁血黄素颗粒	胞质稍多，一般无颗粒
过氧化物酶	中性粒细胞呈阳性	阴性	阴性
其他	常见于炎症	可见于肾实质损害	偶见于炎症

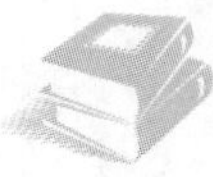

NOTE

表 5-13　尿液中红细胞管型、白细胞管型和上皮细胞管型的鉴别

管型名称	红细胞管型	白细胞管型	上皮细胞管型
颜色	淡黄或微褐色	无色或灰白色	无色或灰白色
大小/μm	7～9	10～14	13～18
核形	无核	分叶形核	类圆形核
加10%冰乙酸	红细胞溶解	白细胞不溶，核形更清晰	上皮细胞不溶，核形更清晰
过氧化物酶	阴性	阳性	阴性
背景细胞	可见散在的红细胞	可见散在的白细胞	可见散在的上皮细胞

3. 尿有形成分定量计数板法

(1) 准备尿液标本：同离心沉淀涂片法步骤(1)～(3)。

(2) 充入定量计数板：取混匀的尿沉渣1滴(15～20 μL)充入尿有形成分定量计数板的计数池(图5-9)，每个计数板分为10个彼此独立封闭的计数池，可供检测10个标本，每个计数池一侧有1个竖条长方形计数区，内含10个中方格，每个中方格又细分为9个小方格，其中每个中方格面积为1 mm^2，深0.1 mm，容积为0.1 mm^3，即0.1 μL，因此每个计数池的体积为1 μL，充满尿液后所计得的10个中方格内有形成分数量即为细胞或管型数。

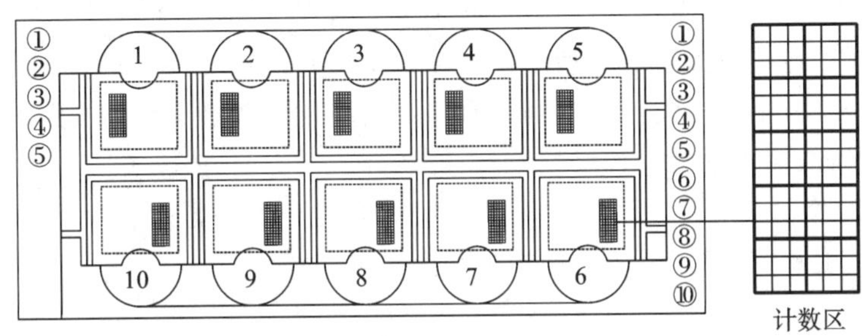

图 5-9　尿有形成分定量计数板

(3) 显微镜检查：在低倍镜下观察计数10个中方格内的管型总数，在高倍镜下观察计数10个中方格内的细胞总数，就可得到1 μL尿液中某种细胞或管型的数量。

4. 报告方式　尿有形成分检查报告方式，见表5-14。

表 5-14　尿有形成分检查报告方式

尿有形成分	未离心直接涂片法和离心沉淀涂片法 (注明标本是否离心)	尿有形成分 定量计数板法
细胞	最低个数～最高个数/高倍视野(HP)或平均值/HP	个数/μL
管型	最低个数～最高个数/低倍视野(LP)或平均值/LP	个数/μL
结晶、细菌、真菌、寄生虫	按所占高倍视野面积报告： (—) 表示无结晶； (+) 表示结晶占1/4视野； (2+)表示结晶占2/4视野； (3+)表示结晶占3/4视野； (4+)表示结晶满视野	同涂片法

【参考区间】　尿有形成分显微镜检查参考区间，见表5-15。

表 5-15　尿液主要有形成分参考区间

方法	红细胞	白细胞	透明管型	上皮细胞	细菌和真菌
未离心直接涂片法	0～偶见/HP	0～3个/HP	0～偶见/LP	少见	—

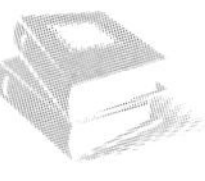

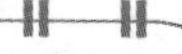

续表

方法	红细胞	白细胞	透明管型	上皮细胞	细菌和真菌
离心沉淀涂片法	0～3个/HP	0～5个/HP	0～偶见/LP	少见	—
尿有形成分定量计数板法（Fast Read-10）	男：0～4个/μL 女：0～9个/μL	男：0～5个/μL 女：0～12个/μL	—	—	—

【注意事项】

（1）使用合格的尿液标本　①采用新鲜中段尿，防止生殖道分泌物混入。②排尿后1 h之内完成检查，最长不能超过2 h。若必须延长时间，则要在标本中加入甲醛并冷藏。③调整尿液呈弱酸性（pH 5.5），以免管型被破坏，细胞发生溶解。可用盐酸或乙酸调节。④针对混浊尿液，可加热消除非晶形尿酸盐、加乙酸溶解非晶形磷酸盐。⑤尿比重可影响有形成分检查，因此检查前患者不宜大量饮水。⑥尿有形成分含量丰富者，可采用未离心直接涂片法检查。

（2）使用合格器材　显微镜、离心机、刻度离心管、盖玻片等器材均应符合要求。

（3）未离心直接涂片法仅适用于尿液外观明显混浊者。

（4）遵守操作流程　①尿液标本离心、涂片、镜检的条件应保持一致，以便对比。②离心力和时间应控制准确，离心后手持离心管45°～90°倾去上层尿液。③显微镜光线要适当：非染色尿液标本的有形成分的分辨率和对比度较低，在进行普通光学显微镜观察时采用稍弱的光线有利于形态识别，如果亮度较大很容易漏掉透明管型。④正确的观察方式：显微镜的使用要遵循先用低倍镜观察有形成分分布情况、后用高倍镜仔细分辨的原则。按照要求观察足够的视野范围，即检查细胞时应观察10个高倍视野，检查管型应观察20个低倍视野。

（5）提供完整的检验报告　除完整、规范地报告检验结果外，报告单上还应注明尿液留取时间、标本收到时间及检测完成时间、尿液标本是否离心浓缩等。

二、染色后显微镜检查法

【目的】　掌握Sternheimer-malbin法（S-M法）尿有形成分显微镜检查的原理、染色后有形成分形态。

【原理】　经Sternheimer-malbin染液中的结晶紫和沙黄染色后，细胞质、细胞核呈不同颜色，形态更加清晰、对比度更明显而易于识别，提高检出率和准确度。

【器材】　同未染色显微镜检查法。

【试剂】

1. S-M染色储存液　A液：取结晶紫3.0 g、草酸铵0.8 g，溶于95%乙醇20.0 mL、蒸馏水80.0 mL中，冷藏保存。B液：沙黄O 0.25 g溶于95%乙醇10.0 mL、蒸馏水100 mL中。

2. S-M染色应用液　A液与B液按3∶97的比例混合，过滤后储存于棕色瓶中冷藏保存，室温下可保存3个月。

【标本】　新鲜尿液。

【操作步骤】

1. 离心沉淀有形成分　吸取混匀尿液10 mL置于刻度离心管内，在相对离心力为400 *g*的条件下离心5 min。

2. 弃去上清液　弃去离心管内上清液，管底留含有形成分的尿沉渣0.2 mL。

3. 加入染色应用液　于尿沉渣管中加入1滴S-M染色应用液，混匀静置3 min。

4. 制备涂片　将染色的尿沉渣充分混匀，取1滴（约20 μL）置于载玻片上，用小镊子加盖玻片，防止产生气泡。或者充入尿有形成分定量计数板的计数池。

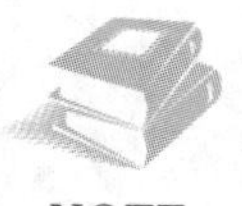

NOTE

5. 显微镜检查　根据S-M染色特点在载玻片或定量计数板上观察、识别尿液中各种有形成分。观察方法同未染色显微镜检查法。

6. 判断结果 S-M 法尿液各种有形成分的染色特点及判断结果，见表 5-16。

表 5-16 S-M 法尿液各种有形成分的染色特点

有形成分	染色特点
红细胞	淡紫色
白细胞：浓染细胞	细胞质淡红色、核深红紫色，为老化死亡细胞
白细胞：淡染细胞	细胞质不着色、核蓝色
白细胞：闪光细胞	淡蓝色或几乎无色，细胞质内颗粒呈布朗运动
上皮细胞	细胞质淡红色、核紫红色
透明管型、颗粒管型	淡红色、紫色
细胞管型	深蓝色
滴虫	蓝色或紫色，易见鞭毛及轴柱
细菌	活细菌不着色或略带淡红色，死细菌着紫色

7. 报告方式 同未染色显微镜检查法。

【参考区间】 同未染色显微镜检查法。

【注意事项】

1. 选择方法 尿有形成分染色后显微镜检查法主要用于防止对某些病理成分的遗漏和误认，确定某些特殊成分(如管型、肿瘤细胞、异形细胞)，但其并不排斥未染色显微镜检查法。除 S-M 法外，根据观察、分析的目的不同还有多种染色方法。

2. 染色时间 S-M 法染色时间要适当，染色过久可引起淡染细胞向浓染细胞转变，也会使闪光细胞失去布朗运动特征。

3. 干扰因素 ①胆红素尿可使有形成分染成黄色而掩盖其真实颜色，影响 S-M 染色效果。②染液自身会形成色素颗粒，易被认为是尿沉渣成分，应注意区别。

【实验讨论】

(1) 如何做好尿有形成分检查的质量控制？你认为关键操作步骤是什么？

(2) 患者，女，42 岁，近日出现小腹部疼痛，并有尿频、尿急和尿痛症状，尿液检验结果：白色、混浊，pH 7.0，SG：1.015，NIT(2＋)、KET(—)、PRO(±)、LEU(3＋)、BLD(±)、BIL(—)、URO(—)、GLU(—)、红细胞 2～5/HP、白细胞 4＋/HP、上皮细胞 3＋/HP、杆菌 2＋/HP，血常规检查：Hb 131 g/L、RBC 4.9×10^{12}/L、WBC 13.5×10^{9}/L、N 88%、L 9%、M 3%、PLT 260×10^{9}/L。

①根据以上资料，请做出初步诊断并简述其诊断依据。

②为明确诊断，应进一步做哪些检查？

③对该患者进行尿液检查时应注意什么？

实验十七 1 h 尿有形成分排泄率测定

【目的】 熟悉 1 h 尿有形成分排泄率(1 hour excretory rate of formed elements in urine)的测定方法。

【原理】 准确留取 3 h 的全部尿液，取混匀尿液离心，再将尿沉渣混匀后充入改良牛鲍计数板，计数一定体积尿沉渣中的红细胞、白细胞或管型数量，然后换算为 1 h 尿液中相应的细胞、管型数量。

【器材】

(1) 量筒。

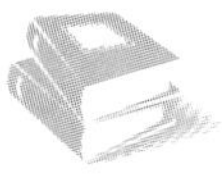

（2）滴管、乳胶吸头。

（3）离心机、刻度离心管。

（4）改良牛鲍计数板、盖玻片、绸布。

【标本】 新鲜尿液。

【操作步骤】

1. 收集标本 收集上午 6:00～9:00 尿液标本，开始留尿时先排尿并弃去，再准确收集此后 3 h 内的全部尿液。

2. 记录样本量 用量筒准确测定 3 h 内的全部尿量（精确至毫升），并做记录。

3. 离心 取混匀的尿液 10 mL，置于刻度离心管内，以 400 g（1500 r/min）离心 5 min。

4. 提取尿沉渣 弃去上层尿液 9 mL，留取离心管底部尿沉淀物 1 mL。

5. 充池计数 取混匀尿沉渣 1 滴充入改良牛鲍计数板，细胞计数 10 个大方格，管型计数 20 个大方格。

6. 计算

$$每小时细胞数=10个大方格细胞总数\times\frac{1000}{10}\times\frac{3小时尿总量(mL)}{3}$$

$$每小时管型数=\frac{20个大方格管型总数}{2}\times\frac{1000}{10}\times\frac{3小时尿总量(mL)}{3}$$

式中：1000 为将 μL 换算成 mL 的系数；10 为尿液浓缩倍数。

【参考区间】 1 h 尿有形成分排泄率参考区间，见表 5-17。

表 5-17 1 h 尿有形成分排泄率参考区间

有形成分	性别	成人	儿童
红细胞	男	$<3\times10^4$/h	$<8.2\times10^4$/h
	女	$<4\times10^4$/h	
白细胞	男	$<7\times10^4$/h	$<8.7\times10^4$/h
	女	$<14\times10^4$/h	
管型		<3400/h	偶见透明管型

【注意事项】

1. 尿液 pH 尿液应新鲜，pH 应在 6.0 以下，若为碱性尿，则血细胞和管型易溶解。

2. 尿比重 被检尿液的比重最好在 1.026 以上，如小于 1.016 为低渗尿，细胞易被破坏。

3. 尿液盐类 如尿液中含多量磷酸盐时，可加入 1% 的乙酸 1～2 滴，使其溶解，但切勿加酸过多，以免红细胞及管型溶解；含大量尿酸盐时，可 37 ℃加温使其溶解，以便观察。

【实验讨论】

（1）简述 1 h 尿有形成分排泄率测定的临床意义。

（2）讨论各种尿有形成分检测方法的优缺点。

（梁 骑）

实验十八 尿液自动化分析检查

一、尿液干化学分析仪检查

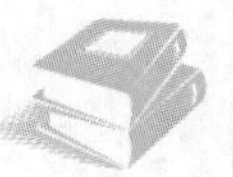

NOTE

【目的】 掌握尿液干化学试带法的检测原理，熟悉其影响因素和尿液干化学分析仪的操作方法。

【原理】

1. 试带构成 在一条长条形塑料片上，试剂模块的数量因制作厂家不同而异，一般有8～11块。检测模块分别含有相应的化学试剂。另有一个空白模块，检测时作为对照使用，有些仪器还多一个位置参照块。试带中碘酸盐层可破坏尿液中的维生素C等还原物质，消除其在检测中对某些反应的干扰作用。

2. 试带检测项目与反应原理 检测内容可因试剂模块差异而有不同组合。见表5-18。

表5-18 尿液干化学试带法的检测项目与反应原理

项目	原理	原理解释
尿液酸碱度(pH)	酸碱指示剂法	干化学试带的测试模块区含有甲基红(pH 4.6～6.2)和溴麝香草酚蓝(pH 6.0～7.6)，两种酸碱指示剂适量配合可测试尿液pH
尿比重(SG)	多聚电解质离子解离法	尿液中电解质释放出的阳离子与试纸条中的多聚电解质中的H^+交换；电解质浓度越高，交换出的H^+越多，交换出的H^+与模块中的酸碱指示剂(溴麝香草酚蓝)反应，发生颜色变化，根据颜色变化换算成尿液电解质浓度，进而换算成尿比重
蛋白质(PRO)	酸碱指示剂的蛋白质误差原理	模块中主要含有酸碱指示剂——溴酚蓝(pH阈值为3.0～4.6)、枸橼酸缓冲系统。在pH 3.2时，模块中的酸碱指示剂(溴酚蓝)产生阴离子，与带阳离子的蛋白质(白蛋白)结合生成复合物，引起酸碱指示剂的进一步电离，发生颜色变化，颜色的变化程度与蛋白质含量成正比
葡萄糖(GLU)	葡糖氧化酶法	试带模块内含有葡糖氧化酶、过氧化物酶及色素原等。尿液中葡萄糖在模块内葡糖氧化酶催化下，与O_2反应生成葡糖酸内酯及过氧化氢，后者在过氧化物酶催化下氧化色素原(邻联甲苯胺或碘化钾等)而显色
酮体(KET)	亚硝基铁氰化钠法	试带模块内主要含有亚硝基铁氰化钠，在碱性条件下可与尿液中的乙酰乙酸、丙酮(部分试剂带)起反应(不与β-羟丁酸反应)，形成紫色化合物
亚硝酸盐(NIT)	Griess法(或称亚硝酸盐还原法)	当尿液中有病原微生物繁殖，并且尿液在膀胱中存留足够长时间的情况下，某些含有硝酸盐还原酶的感染病原菌可将尿液中的硝酸盐还原为亚硝酸盐。尿液中亚硝酸盐可与模块中的对氨基苯磺酸(或对氨基苯砷酸)形成重氮盐，后者与1,2,3,4-四氢并喹啉-3酚(或N-萘基乙二胺)偶联，形成红色偶氮化合物。颜色深浅与尿液中亚硝酸盐含量成正比
胆红素(BIL)	偶氮法	结合胆红素在强酸性介质中，与2,4-二氯苯胺重氮盐发生偶联反应而呈紫红色
尿胆原(URO)	Ehrlich反应(醛反应)或偶氮法	一种是Ehrlich反应(醛反应)，尿胆原在酸性条件下与对二甲氨基苯甲醛反应，生成樱红色化合物，颜色的深浅可反映尿胆原的含量。另一种是偶氮法(或称偶氮偶合反应)，利用尿胆原与重氮化合物的偶联反应，根据产生红色的深浅判断尿胆原含量

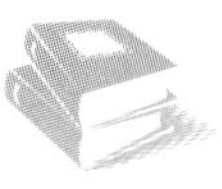
NOTE

续表

项　目	原　理	原理解释
白细胞(LEU/WBC)	粒细胞酯酶法(或称偶氮偶合反应)	试带模块中主要成分是吲哚酚酯、重氮盐两种。粒细胞胞质中含有酯酶,此酶可作用于模块中的吲哚酚酯,使其产生吲哚酚,后者与重氮盐反应形成紫色缩合物,其颜色深浅与细胞的多少成比例关系
隐血(BLD)或红细胞(RBC/ERY)	血红素类过氧化物酶法	血红蛋白中的血红素具有过氧化物酶样作用,催化 H_2O_2 作为电子受体使色素原(常用的有邻联甲苯胺、氨基比林、联苯胺等)氧化呈色,其颜色的深浅与血红蛋白的含量成正比
维生素 C(Vit C)	还原法	模块中主要含有 2,6-二氯酚靛酚钠,在酸性条件下,Vit C 中的 1,2-烯二醇还原性基团可将粉红色的氧化态 2,6-二氯酚靛酚钠还原,生成无色的 2,6-二氯二对酚胺,试剂模块由绿色或深蓝色变为粉红色

3. 仪器检测原理　存在于尿液中的被检化学物质,与干化学试带上相应模块中的试剂发生颜色反应,呈色的变化程度与尿液中相应被测物质的浓度呈正相关。反应后的试剂模块依次受到尿液干化学分析仪特定光源照射,试剂模块反应后的颜色及其深浅不同,对光的吸收反射也不同。颜色越深,吸收光量值越大,反射光量值越小,则反射率越小。仪器的球面积分仪将不同强度的反射光转换为相应的电信号,其电流强度与反射光强度呈正相关,电信号传送至模拟数字转换器,结合空白和参考模块经计算机处理校正为测定值,最后以定性和半定量的方式报告检测结果。

反射率计算公式:

$$R(\%)=\frac{T_m C_s}{T_s C_m}\times 100\%$$

式中:R 为反射率;T_m 为测试模块对测定波长的反射强度;T_s 为测试模块对参考波长的反射强度;C_s 为参考模块对参考波长的反射强度;C_m 为参考模块对测定波长的反射强度。

【器材】

(1) 一次性尿杯、洁净试管。

(2) 尿液干化学分析仪(全自动或半自动)。

(3) 尿液干化学检测试带,质控试带。

【试剂】　尿化学检验质控液(高浓度和低浓度各 1 份),见表 5-19、表 5-20。

表 5-19　尿化学检验质控液的配制

加入成分	低浓度质控液		高浓度质控液		阴性质控液	
	加入量	含量/(g/L)	加入量	含量/(g/L)	加入量	含量/(g/L)
氯化钠(分析纯,下同)	5.0 g	5.0	10.0 g	10.0	5.0 g	5.0
尿素	5.0 g	5.0	10.0 g	10.0	5.0 g	5.0
肌酐	0.5 g	0.5	1.0 g	1.0	—	0
葡萄糖	3.0 g	3.0	15.0 g	15.0	—	0
丙酮	—	0	2 mL	1.6	—	0
氯仿	5 mL	5 mL/L	5 mL	5 mL/L	—	0
30%牛血清清蛋白	5 mL	1.5	35 mL	10.5	—	0
正常全血(Hb 130～150 g/L)	—	0	0.1 mL	0.013～0.015	—	0
蒸馏水加至	1000 mL		1000 mL		1000 mL	

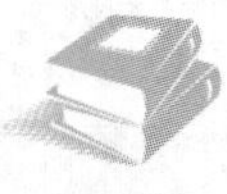
NOTE

表 5-20 尿化学检验质控液的预期值

测试项目	低浓度质控液	高浓度质控液	阴性质控液
pH	6	6	6
蛋白质	2+	4+	—
葡萄糖	+	3+	—
酮体*	—	+	—
尿比重	1.006	1.020	
隐血	—	2+～3+	—

*注：有的干化学试带与丙酮不发生反应。

【标本】 新鲜尿液标本 10 mL(或按照仪器说明书要求)。

【操作步骤】 各厂家仪器的使用方法不尽相同(全自动尿液干化学分析仪的操作更简便)，应按说明书进行。

1. 仪器准备 开启仪器电源，开始自检过程，自检完成后进入测试状态。

2. 检测质控试带或质控液 将仪器配套的专用质控试带置于仪器检测槽内，启动测试键，待仪器打印出质控试带测试结果后，与定值结果对照，结果吻合后，取回质控试带保存。或检测质控液，质控结果合格方可进行标本测定。

3. 混匀尿液标本 将尿液标本充分混匀，置于试管中。

4. 浸湿试带 将多联尿液干化学试带完全浸入尿液 1～2 s，然后立即取出。

5. 沥去多余尿液 沿试管壁将试带上多余尿液沥除干净，必要时用滤纸吸去。

6. 检测标本试带 将尿液标本试带置于仪器检测槽的指定位置，按下测试键，仪器完成扫描试剂模块过程，打印出结果。如果目视比色(如仪器出现故障时)，应在说明书规定的时间与配套的标准比色板进行比色，判定定性或半定量结果。

7. 结果报告 仪器打印的结果报告单一般分两列，一列为定性结果，另一列为半定量结果。

【参考区间】 见表 5-21。

表 5-21 尿液干化学试带法分析结果参考值

项目	参考值	项目	参考值
酸碱度(pH)	4.5～8.0	胆红素(BIL)	阴性
尿比重(SG)	1.003～1.030(随机尿)	尿胆原(URO)	阴性或弱阳性
蛋白质(PRO)	阴性	白细胞(LEU/WBC)	阴性
葡萄糖(GLU)	阴性	隐血(BLD)或红细胞(RBC/ERY)	阴性
酮体(KET)	阴性	维生素 C(Vit C)	阴性
亚硝酸盐(NIT)	阴性		

【注意事项】

1. 检验人员有合格的操作能力 检验人员必须经过规范培训合格才能上岗。上岗前必须仔细阅读仪器说明书，了解仪器的测定原理，熟悉测定方法、校正方法、影响因素、日常仪器维护和保养措施。

2. 测试环境 仪器的适宜工作温度为 20～25 ℃，测试环境、尿液标本和试带均应维持在这个温度范围内。

3. 仪器

(1) 保持仪器试带检测槽的清洁和无尿渍污物存留。保证测试光路无污物和灰尘阻挡。避免阳光等其他光源的直接照射、外源性振动和电源干扰。

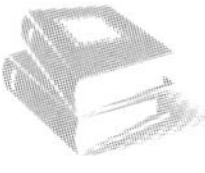
NOTE

(2) 仪器校准

①开机校正:部分仪器开机后虽会自动校正,但每天检测前仍要采用仪器随机所带的校正试带进行测试校正,观察测定结果与校正试带标示结果是否一致,只有完全一致才能说明仪器处于正常状态。同时,观察仪器的检测速度、打印显示等是否正常。

②仪器和多联试带的精确度测试:取尿化学检验质控液("高值"和"低值"两种浓度各1份)和自然尿液标本(正常尿液和异常尿液各1份),连续检测20次,观察每份标本每次检测是否在靶值允许的范围内(一般每次检测最多相差一个定性等级)。

③特异性和灵敏度评价:将尿液干化学分析仪和传统显微镜及尿液理化检查结果进行对比,以传统法为参照,评价仪器检测的特异性和灵敏度。公式如下:

$$特异性=\frac{真阴性数}{(真阴性数+假阳性数)}$$

$$灵敏度=\frac{真阳性数}{(真阳性数+假阴性数)}$$

4. 试带

(1) 不同型号的仪器使用配套的专用试带。

(2) 试带应根据厂家推荐的条件(如温度、暗处等)保存,在有效期内使用。不应将试带放在直射光下照射或暴露在潮湿环境中,应保存在厂商提供的容器中,不可更换保存容器。

(3) 准备检测前,需将检测试带提前从冰箱中拿出,在室温条件下放置,以平衡试带本身的温度。不可以在测试时临时从冰箱中取出试带直接检测,未平衡至室温的试带可能影响检测灵敏度。一次只取所需要量的试带,取出后立即将试带桶盖子盖好。手持试带时应注意不可直接触摸检测试带上的各反应模块。取出后剩余的检测试带不可放回试带桶中,不可将各瓶的试带混装。

5. 标本 标本留取时应使用一次性洁净尿液取样杯,防止非尿液成分混入。标本留取后,应在2 h内完成测试;如果不能及时送检,于4 ℃冷藏保存,6 h内完成检验。从冰箱中取出的尿液标本应放置一定时间,使标本温度恢复到室温,再进行测定。不合格的尿液标本应拒收。

6. 操作

(1) 在检测临床标本前,每天使用"高值"和"低值"两种浓度的尿化学检验质控液进行一次仪器测试,尿化学检验质控液任一模块的阳性测定结果与"靶值"允许有1个定性等级的差异,阴性测定结果均为阴性,超过此范围为失控。质控完全在控,才能检测临床标本。

(2) 试带开始浸入前,要充分混匀尿液,不可将尿液离心后使用上清液检测(必要时可离心,如在鉴别血尿与血红蛋白尿时)。试带开始浸入尿液标本的时间以及试带与尿液的反应时间,应严格按照说明书进行。所有试带都要浸入尿液中,试带浸入尿液的时间一般应控制在1~2 s。试带上过多的尿液应沥除干净,防止过多的尿液在模块间流动,避免模块之间的交叉污染。全自动尿液干化学分析仪可减少人为操作的误差。

【结果分析】

(1) 必须了解所用试带各模块的反应原理、参考范围及干扰因素等。各检测项目的灵敏度、假阳性原因和假阴性原因分析,见表5-22。

表5-22 尿液干化学试带法各检测项目灵敏度及主要影响因素

检测项目	灵敏度	假阳性原因	假阴性原因
尿液酸碱度(pH)	尿pH在4.5~9.0之间变化	增高:久置后细菌繁殖或CO_2丢失	降低:试带浸入尿液时间过长,细菌污染后分解葡萄糖
尿比重(SG)	1.000~1.030	蛋白尿、强酸性尿	尿素>10 g/L、pH≥7.0可致尿比重降低

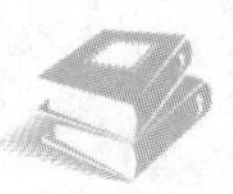
NOTE

续表

检测项目	灵敏度	假阳性原因	假阴性原因
蛋白质(PRO)	对白蛋白敏感(70～100 mg/L),对球蛋白、黏蛋白、本周蛋白不敏感	奎宁、嘧啶、季铵盐类清洗剂、聚乙烯吡咯烷酮;强碱性尿(pH>9)	大剂量青霉素、强酸性尿(pH<3)
葡萄糖(GLU)	1.67～5.5 mmol/L	污染过氧化氢、强氧化性物质(如漂白粉)	大量水杨酸盐、维生素 C 含量≥500 mg/L、陈旧尿,高比重尿、尿酮体含量>0.4 g/L 时灵敏度降低
酮体(KET)	乙酰乙酸:50～100 mg/L,丙酮:400～700 mg/L,β-羟丁酸:无反应	酞、苯丙酮酸、左旋多巴代谢物、阿司匹林、非那西丁、菌尿、高浓度非结晶尿酸盐	试带受潮、陈旧尿、酮症早期
亚硝酸盐(NIT)	0.5～0.6 mg/L	进食富含硝酸盐的食物、陈旧尿、亚硝酸盐或偶氮剂污染	食物含硝酸盐过低,尿液于膀胱中存留时间小于 4 h,非含硝酸盐还原酶细菌感染,维生素 C、利尿剂、高比重尿、尿胆原、尿液 pH<6
胆红素(BIL)	4～8 mg/L	吩噻嗪类药物、非那吡啶、大量氯丙嗪、盐酸苯偶氮吡啶	维生素 C 含量>500 mg/L,亚硝酸盐、光照
尿胆原(URO)	2～10 mg/L	吩噻嗪类、维生素 K、磺胺药、胆色素原	甲醛、亚硝酸盐、光照
白细胞(LEU/WBC)	5～25 个/μL	甲醛、毛滴虫属、氧化型清洁剂、高浓度胆红素、呋喃妥因	以淋巴细胞、单核细胞为主的尿液,蛋白尿、维生素 C、葡萄糖,大量使用庆大霉素或头孢菌素
隐血(BLD)或红细胞(RBC/ERY)	RBC:5～20 个/μL,Hb 0.2～0.6 mg/L	菌尿(微生物产生过氧化物酶)、氧化型清洁剂、不耐热的触酶	维生素 C 含量>0.1 g/L、大量亚硝酸盐(反应延迟)、过量甲醛、高蛋白尿、糖尿。高比重尿灵敏度降低
维生素 C	50～100 mg/L	龙胆酸、左旋多巴、内源性酚、巯基化合物	碱性尿(因维生素 C 易分解)

(2) 注意不同厂家的试带成分不同,反应呈色不同,检测灵敏度和特异性也不同,可因品牌不同造成结果的差异,勿轻易更换不同厂家的试带。

(3) 重视尿液干化学测定结果与传统湿化学法的差异。①尿葡萄糖:葡糖氧化酶法测定尿葡萄糖的灵敏度比班氏法高,维生素 C 使葡糖氧化酶法结果呈假阴性,而使班氏法结果呈假阳性。②尿蛋白:试带法以检测清蛋白为主,对球蛋白不敏感。③尿胆红素:试带法结果比 Harrison 法灵敏度低。④尿白细胞:试带法只能检测中性粒细胞,不能检测淋巴细胞和单核细胞。

(4) 必要时,试带法检测尿液结果应做确证实验。尿葡萄糖的确证实验为葡糖氧化酶定量法,尿蛋白的确证实验为磺基水杨酸法,尿胆红素的确证实验为 Harrison 法,尿红细胞、白细胞的确证

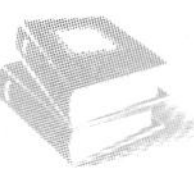
NOTE

实验为尿沉渣显微镜检查。

(5) 当显微镜检查血细胞结果为阴性,试带法结果为阳性时,不能一概否定仪器试带法检测的结果。肾脏病患者尿液中的红细胞常被破坏,尿液在膀胱中存留时间长、血细胞被破坏,都可能导致显微镜检查结果为阴性,试带法结果为阳性,此时,应以试带法结果为准。

(6) 尿液干化学试带法检测结果应与理学、显微镜检查结果相结合,互相印证才能为临床提供有价值的信息。①干化学分析“红细胞/血红蛋白/隐血”为阴性,而显微镜检查见大量红细胞;②干化学分析亚硝酸盐为阳性,而尿蛋白和白细胞均为阴性;③尿液显微镜检查红细胞、白细胞和管型增多,而干化学检查尿蛋白为阴性等。这些互不印证和矛盾的结果,均提示尿液干化学试带法检测结果可疑,应进一步复查,查明原因方能发出报告。

(7) 尿液干化学试带法检查仪是一个过筛检测,适用于健康普查和疾病筛检,不能完全替代尿有形成分显微镜检查,特别是红细胞、白细胞、蛋白质、亚硝酸盐中任一项为阳性时,必须进行人工镜检。

【实验讨论】

(1) 试述尿液干化学试带法的各检测项目的原理。

(2) 影响尿液干化学试带法各项检测结果的因素有哪些?

二、尿沉渣分析仪检查

【目的】 熟悉流式细胞型全自动尿沉渣分析仪的原理、测定项目和注意事项。

【原理】 流式细胞型全自动尿沉渣分析仪包括光学检测系统、液压系统、电阻抗检测系统和电路系统。尿液标本被稀释液稀释并经荧光染料染色后,通过鞘流进行激光照射,各有形成分产生不同程度的荧光强度、散射光强度和电阻抗。仪器正是通过对前向散射光强度、前向散射光脉冲宽度、前向荧光强度、荧光脉冲宽度和电阻抗值的大小综合分析,得出有形成分的形态、横截面积、染色片段的长度、体积等信息,形成红细胞、白细胞、上皮细胞、管型、细菌等定量参数及小圆上皮细胞、类酵母细胞、病理管型、结晶及精子等定性参数,并绘出直方图和散射图。

仪器区分有形成分的方式:前向散射光(Fsc)/荧光(F_1)散射图:根据细胞大小和染色强度区分红细胞、白细胞和细菌。前向荧光脉冲宽度(Flw)/前向散射光脉冲宽度(Fscw)散射图:区分上皮细胞、病理管型和非病理管型。

【器材】 流式细胞型全自动尿沉渣分析仪。

【试剂】 仪器配套的商品化试剂盒(含稀释液、鞘流液、染液),校准品及质控物。

【标本】 新鲜尿液标本 10 mL。

【操作步骤】 各种仪器操作步骤不尽相同,操作前应仔细阅读仪器使用说明书。

1. 开机 开机前对仪器进行全面检查,包括试剂、各种装置、废液桶及打印机等,确认无误后才能按要求的顺序打开电源,开机后仪器开始自检。

2. 本底和质控检测 自检无误后,仪器自动充液并进行本底检测。本底检测通过后,进行仪器质控检测。

3. 尿液标本检测 质控检测通过后才能进行样品测试。测试方式可选择手工或自动两种方式。如选择手动测试,把混匀的尿液标本置于进样口,按进样键,仪器完成测试过程。

4. 打印、分析报告单 分析报告单,结合尿液干化学结果,筛选异常标本进行人工显微镜复查。

5. 报告方式

(1) 定量参数 ①红细胞(RBC/μL 或 RBC/HP)。②白细胞(WBC/μL 或 WBC/HP)。③上皮细胞(EC/μL 或 EC/HP)。④管型(CAST/μL 或 CAST/HP)。⑤细菌(BACT/μL 或 BACT/HP)。

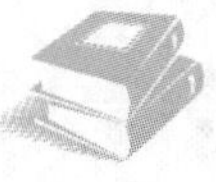

NOTE

(2) 定性参数 ①病理管型(Path. CAST/μL)。②小圆上皮细胞(SRC/μL)。③类酵母细胞(YLC/μL)。④结晶(Crystal/μL)。⑤精子(SPERM/μL)。

(3) 尿液有形成分的散点图与直方图。

【参考区间】 尚缺乏公认的参考值,实验室应根据所用仪器和试剂,建立符合自身实验室要求的参考范围。

【注意事项】

1. 测试环境 仪器的适宜工作温度为 20～25 ℃,相对湿度为 30%～85%,避免电磁干扰、热源,防止阳光直接照射。

2. 仪器保养 每天关机前用 5%次氯酸钠清洗仪器管道系统;每个月要清洗旋转阀和漂洗池;每年要检查、校正光学系统,以保证仪器的准确性。

3. 标本要求 尿液标本放置时间不能超过 2 h。检测前应充分混匀标本。尿液标本如果细胞数大于 2000 个/μL,会有细胞残留,从而影响下一个标本的测定结果,其中白细胞残留较显著。尿液标本中若有较大的颗粒污染物,可引起仪器阻塞。如果尿液标本里有荧光素或防腐剂,会降低分析结果的可靠性。

4. 结果分析 应了解所用尿沉渣分析仪检测的干扰因素及局限性。

(1) 假阳性:细菌、类酵母细胞、结晶等可致红细胞假性增高;大量上皮细胞、真菌、滴虫、脂肪滴等,可使尿液白细胞计数不同程度假性增高;大量白细胞、滴虫等可使上皮细胞计数假性增高;黏液丝、黏液聚集、棉毛、麻纤维等类管型异物可引起管型假阳性。

(2) 假阴性:血管造影剂应用后尿液中红细胞不易被染料染色;服用四环素等类似荧光染料的药物,以及尿液使用甲苯、甲醛、戊二醛等防腐剂均可影响红细胞检测;激光偏移、标本放置时间过久致红细胞溶解。有些管型短而小,易被仪器漏检。

(3) 仪器不能准确区分上皮细胞的种类,不能对病理管型进行分类,不能检出影红细胞、滴虫、药物结晶等有形成分,不能鉴别异常细胞。不能用尿沉渣分析仪检测完全取代人工显微镜检查,对于尿沉渣分析仪提示有异常成分的尿液标本一定要进行人工镜检复查。

【实验讨论】

(1) 流式细胞型全自动尿沉渣分析仪不能完全取代人工显微镜检查,为什么?

(2) 操作影像式尿沉渣分析仪,或查阅资料,分析该类型尿沉渣分析仪的工作原理。

(李立宏)

综合训练五 三种尿蛋白定性检查方法的比较实验

【实验目的】

掌握三种尿蛋白定性检查方法的原理、方法、结果判断与注意事项。

【学习内容】

(1) 磺基水杨酸法尿蛋白定性检查的原理、方法、结果判断与注意事项。

(2) 加热乙酸法尿蛋白定性检查的原理、方法、结果判断与注意事项。

(3) 干化学试带法尿蛋白定性检查的原理、方法、结果判断与注意事项。

(4) 三种不同的尿蛋白定性检查方法的比较及应用。对于这三种方法的干扰因素,学习在临床正确运用不同方法进行检测,当不同的定性检查方法结果不一致时如何处理。

【背景资料】

1. 主诉及病史 患者,男,69 岁,因"腹痛 3 天"入院,否认高血压、糖尿病、心脏病病史,无乙肝、结核病病史,无输血史,无食物药物过敏史。

2. 体格检查 T 36.5 ℃,BP 121/82 mmHg,精神差,皮肤巩膜轻度黄染,上腹部压痛。

3. 腹部 CT 脂肪肝;肝右叶肝内胆囊及胆总管结石、扩张。

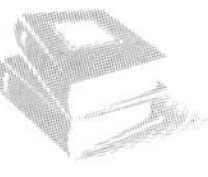

NOTE

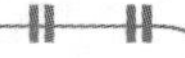

4. 实验室检查

(1) 血液一般检查：白细胞 13.03×10^9/L；红细胞 3.72×10^{12}/L；血红蛋白 128.9 g/L；血小板 96×10^9/L；中性粒细胞百分比 89.4%；淋巴细胞百分比 3.8%。

(2) 血液生化检查：谷丙转氨酶(ALT) 126U/L；谷草转氨酶(AST) 75U/L；总胆红素(TBIL) 106.5 μmol/L；直接胆红素(DBIL) 65.3 μmol/L；间接胆红素(IDBIL) 41.2 μmol/L；总蛋白(TP) 57.9 g/L；白蛋白(ALB) 29.2 g/L；γ谷氨酰转肽酶(GGT) 356 U/L；总胆汁酸(TBA) 112.9 μmol/L。

(3) 尿液常规检查：胆红素 阳性(2+)；葡萄糖 弱阳性(±)；隐血 阳性(+)；尿蛋白 阳性(+)。

【器材】 小试管、滴管、试管、双凹玻片或黑色反应板、酒精灯、试管夹、干化学试带。

【试剂】

(1) 200 g/L 磺基水杨酸溶液：取磺基水杨酸 20.0 g，用蒸馏水溶解后加至 100.0 mL。

(2) 5%(体积分数)冰乙酸溶液：冰乙酸 5.0 mL 加蒸馏水至 100.0 mL。

【实验标本】 新鲜尿液标本。

【实验讨论】

(1) 根据患者临床及实验室检查资料，分析实验室检查结果？

(2) 干化学试带法初筛尿蛋白阳性，临床应如何处理？

(3) 试分析，若三种尿蛋白定性检查方法得到不同的检测结果时如何判断？

(4) 三种尿蛋白定性检查方法各自的影响因素有哪些？

【实验要求】 实验要求 3～4 名同学为一组，应用三种尿蛋白定性检查方法检测标本，并对三种方法的检测结果进行讨论与比较，每个实验小组提交一份实验报告，内容包括：实验题目、组员姓名、比对思路与方案、材料与方法、实验比对结果、结果及各自干扰因素的分析与讨论等。

(黎安玲)

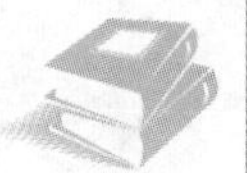

NOTE

第六章　粪便检查

实验一　粪便一般性状检查

【目的】 掌握粪便一般性状(理学)检查的方法与内容。

【原理】 肉眼观察粪便的颜色、性状及有无寄生虫、结石和异物等。

【器材】 一次性标本容器、竹签或塑料细棒。

【标本】 一次粪便中3～5个不同部位采集的新鲜粪便。

【操作步骤】

1. 观察粪便外观　仔细观察其颜色与性状。

2. 观察特殊成分　选择粪便异常的部分,仔细观察有无黏液、寄生虫虫体等,必要时将粪便过滤后再仔细检查有无寄生虫。

3. 报告方式　根据观察到的性状、颜色或寄生虫虫体,以客观性语言进行描述性报告:如浅黄色圆柱形条状成形便、棕色圆柱形条状成形便、灰白色或脓样黏液便、红色鲜血样便、稀糊状或稀汁样便、米泔样便、寄生虫虫体等。

【参考区间】

1. 成人　正常粪便呈黄褐色,成形或半成形圆柱状条形,质软,无寄生虫虫体。

2. 婴幼儿　正常粪便较稀软,呈黄绿色或金黄色,无寄生虫虫体。

【注意事项】

(1) 收集粪便的容器应为清洁干燥的玻璃瓶、塑料盒或一次性使用的专用纸盒。便盆或坐厕中的粪便常混有尿液、消毒剂及污水等,可破坏粪便的有形成分,不宜使用;无粪便而又必须检查时,可经肛门指诊采集粪便;灌肠或服油类泻剂者的粪便常因过稀且混有油滴等影响检验结果,不适宜做粪便检验。

(2) 常规检查应取新鲜标本,选择含有异常成分的粪便,如黏液或脓血等病理成分。为防止漏检,外观无异常的粪便必须从表面、深处等多处取材。

【实验讨论】

(1) 粪便检查标本采集时应注意的事项是什么?

(2) 病理情况下粪便颜色与性状改变可能与哪些疾病有关?

实验二　粪便显微镜检查

一、直接涂片法

【目的】 掌握粪便形态学显微镜检查的方法及粪便中各种有形成分的形态特点。

【原理】 将粪便与生理盐水混合制成厚薄合适的涂片,显微镜下根据粪便中各种细胞、寄生虫卵、食物残渣、结晶等有形成分的形态特点进行观察并计数报告。

【器材】

(1) 一次性标本容器、竹签或塑料细棒。

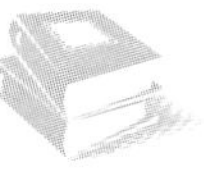

(2) 载玻片、盖玻片。

(3) 显微镜。

【试剂】 生理盐水。

【标本】 一次粪便中3～5处不同部位采集的新鲜粪便。

【操作步骤】

1. 制备涂片 在洁净载玻片上加生理盐水1～2滴，用竹签或塑料细棒挑取外观异常部分的粪便，外观无异常时一般须从不同部位3～5处取材以防漏检，挑取的标本与生理盐水混合制成薄涂片，涂片的厚度以能透视纸上字迹为宜。

2. 观察涂片 涂片加盖玻片后，先用低倍镜观察全片，查看有无寄生虫卵、原虫和食物残渣等，再换高倍镜仔细观察红细胞、白细胞、吞噬细胞、上皮细胞等，并对其数量进行估计。各种有形成分的形态特点见表6-1、表6-2、图6-1、图6-2。

表6-1 粪便细胞、食物残渣及结晶的形态特征

有形成分	形态特征
红细胞	双凹圆盘状，草黄色，略有折光性，与血液中红细胞大小相同
白细胞(脓细胞)	常见为中性粒细胞，呈灰白色，胞体肿胀、坏死、破碎、结构不完整、胞质内充满细小颗粒、胞核不清楚，常成堆出现(即为脓细胞)
大吞噬细胞	胞体大，直径大于20 μm，可为中性粒细胞体积3倍或以上，呈圆形、卵圆形或不规则形，胞核1～2个，大小不等，常偏于一侧；常含有吞噬的颗粒、细胞碎屑或较大的异物
小吞噬细胞	比白细胞略大，为中性粒细胞吞噬细胞碎片等后而形成
上皮细胞	呈卵圆形或两端钝圆的短柱状，细胞较厚，结构模糊
脂肪颗粒	大小不一、圆形、折光性强的小球状，苏丹Ⅲ染色后呈朱红色或橘红色
淀粉颗粒	呈圆形、椭圆形或多角形颗粒，大小不等，在盐水涂片中一般可见同心形的折光条纹，无色，具有一定折光性，滴加碘液后呈蓝黑色，若部分水解为糊精者则呈棕红色
肌纤维	为淡黄色条状、片状，有纤细的横纹，如加入伊红可染成红色，滴加乙酸可使结构清晰
植物细胞	呈螺旋小管状或蜂窝状，圆形、长圆形、多角形，有双层细胞壁，细胞内有叶绿素小体
夏科-莱登结晶	为菱形无色透明结晶，两端尖长、大小不等、折光性强

表6-2 粪便中常见人体寄生虫卵的形态特征

虫卵	大小/μm	形状	颜色	卵壳	卵盖	内含物
蛔虫卵(受精)	(45～75)×(35～50)	宽椭圆形	棕黄色	厚，有锯齿状蛋白膜	无	1个卵细胞
蛔虫卵(未受精)	(88～94)×(39～44)	长椭圆形	棕黄色	较厚，蛋白膜较薄	无	大小不等的屈光颗粒
钩虫卵	(56～60)×(36～40)	椭圆形	无色	很薄，壳与细胞间有透明带	无	分裂的卵细胞(常见四细胞期、桑葚期卵)
鞭虫卵	(50～54)×(20～23)	纺锤形(腰鼓状)	黄褐色	厚	两端有透明栓	卵细胞
蛲虫卵	(50～60)×(20～30)	不对称椭圆形	无色	厚，一侧平，另一侧稍凸	无	幼虫

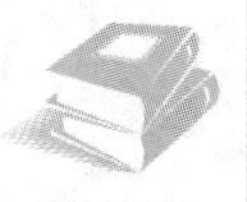

NOTE

续表

虫卵	大小/μm	形状	颜色	卵壳	卵盖	内含物
肝吸虫卵	(27～35)×(11～19)	电灯泡状或芝麻状	黄褐色	较厚，有肩峰，后端有小突起	有	毛蚴
姜片虫卵	(130～140)×(80～85)	长椭圆形	淡黄色	薄	有，较小	1个卵细胞，20～40个卵黄细胞
日本血吸虫卵	(70～106)×(50～80)	椭圆形	淡黄色	薄，一侧有小突起，壳外有附着物	无	毛蚴
肺吸虫卵	(80～118)×(48～60)	宽椭圆形	金黄色	较厚，不均匀	明显	1个卵细胞，10多个卵黄细胞
猪带绦虫卵	直径为31～43 μm	圆形	黄褐色	厚，胚膜有放射状条纹	无	六钩蚴

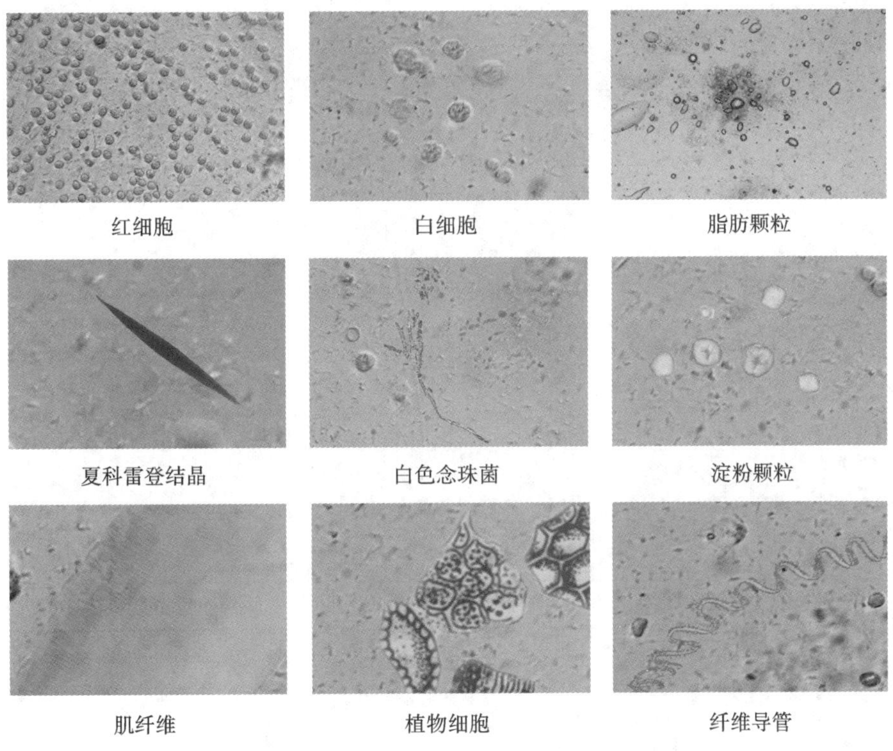

图 6-1　粪便细胞、食物残渣、真菌及结晶

3. 报告方式

（1）未发现异常成分可报告“未见异常”。

（2）发现原虫及包囊则报告“发现 XX 原虫或包囊”。

（3）食物残渣报告　粪便中有较多的植物细胞和纤维素，或用“+”半定量表示量的多少。

（4）寄生虫卵数以每低倍视野报告。

（5）细胞以每高倍视野所见最低值和最高值范围报告，见表 6-3。

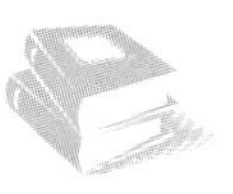

NOTE

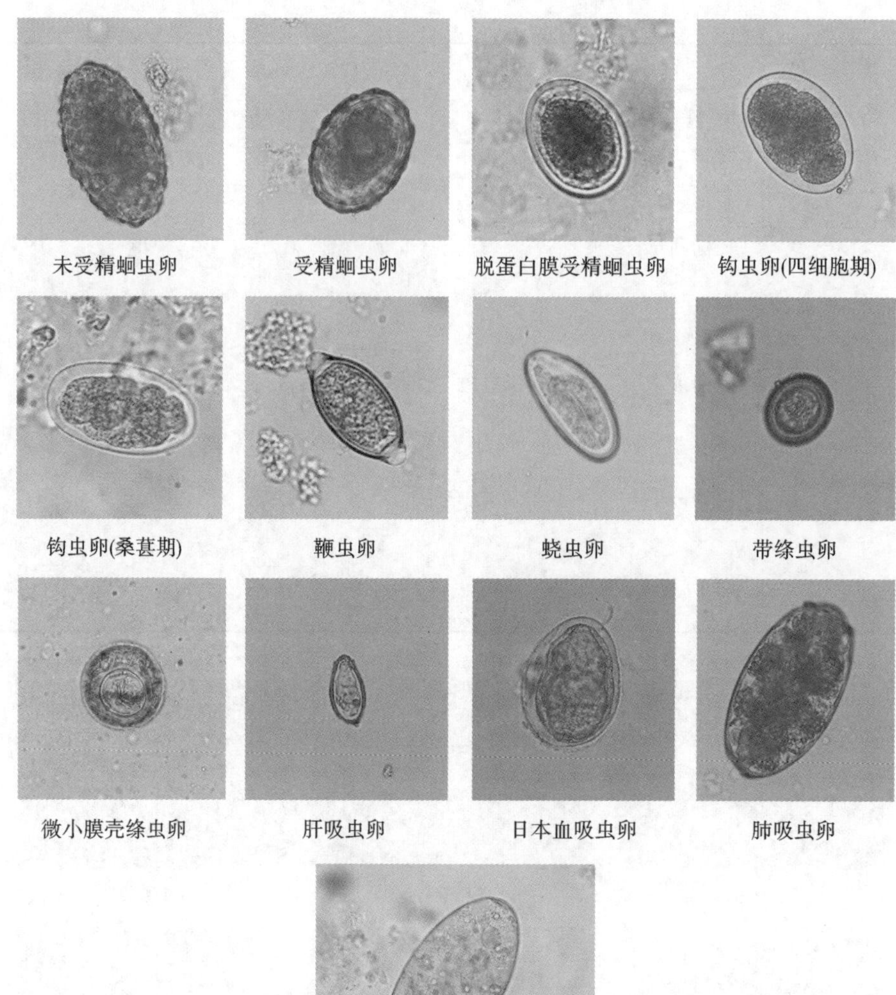

未受精蛔虫卵　受精蛔虫卵　脱蛋白膜受精蛔虫卵　钩虫卵(四细胞期)

钩虫卵(桑葚期)　鞭虫卵　蛲虫卵　带绦虫卵

微小膜壳绦虫卵　肝吸虫卵　日本血吸虫卵　肺吸虫卵

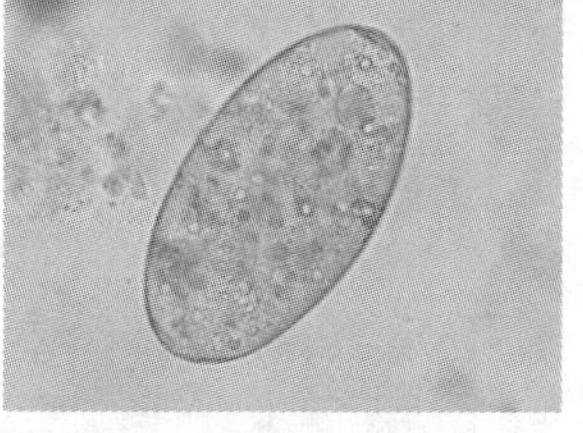

姜片虫卵

图 6-2　常见人体寄生虫卵

表 6-3　粪便显微镜检查报告方式

10 个以上高倍视野中某种细胞数	报告方式/HP
多个视野无发现	未见异常
10 个视野中只见 1 个	偶见
10 个视野中有时不见，最多见到 5 个/视野	0～5
10 个视野中，见到 5～10 个/视野	5～10 (＋)
10 个视野中，见到大于 10 个/视野	20～40 (2＋)
10 个视野中，每个视野中均匀分布，难以计数	50 个以上(3＋～4＋)

【参考区间】 无红细胞，不见或偶见白细胞，无寄生虫卵，可见少量食物残渣。

【注意事项】

(1) 制备多张涂片以备做进一步检查，寄生虫卵检查时应涂厚片；每张涂片至少观察 10 个视野，镜下观察涂片时由上至下、由左向右移动载玻片，可避免重复观察，以提高显微镜检查准确性和阳性率。镜检时应盖上盖玻片，以免污染物镜。

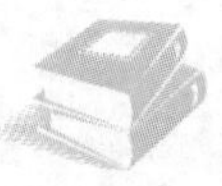

NOTE

(2) 必要时将涂片经瑞氏染色后再做显微镜检查。

(3) 粪便的细菌鉴定可用革兰染色后行油镜检查,但确诊仍需通过细菌培养后确定。

(4) 怀疑蓝氏贾第鞭毛虫感染的患者,应建议连续检查三天,1次/天以上。

(5) 应注意将植物纤维及其细胞与寄生虫、人体细胞相鉴别,并应注意有无肌纤维、结缔组织、弹力纤维、淀粉颗粒、脂肪颗粒等。若肌纤维、结缔组织、弹力纤维、淀粉颗粒、脂肪颗粒大量出现,则提示消化不良或胰腺外分泌功能不全。

二、虫卵及原虫直接涂片法

【目的】 熟悉虫卵及原虫直接涂片的方法。

【器材】

(1) 显微镜。

(2) 竹签(专用塑料细棒)、载玻片、盖玻片。

【试剂】

1. 生理盐水 称取氯化钠 8.5 g,溶于 1000 mL 蒸馏水中。

2. 碘液 配方较多,较为实用的有下列两种。

(1) Lugol 碘液:碘化钾 10 g,碘 5 g,蒸馏水 100 mL,棕色瓶储存。

(2) D'Autoni 碘液:碘化钾 1.0 g,碘 1.5 g,蒸馏水 100 mL。

【操作步骤】

1. 滴加试剂 将 1 滴生理盐水滴于载玻片左半侧的中央,然后加碘液于载玻片右半侧的中央。

2. 制备粪便悬液 用竹签挑起粪便约 2 mg(略小于火柴头大小),加入生理盐水中,并加入等量粪便到碘液滴中,混合粪便与碘液滴以形成悬液。

3. 加盖玻片 操作时应首先持好盖玻片,使之与载玻片成一角度,然后接触液滴边缘,并轻轻放下盖玻片到载玻片上,以避免气泡产生。

4. 镜检观察 用低倍镜检查,如需要鉴定,在高倍镜下,以上下或横向移动方式检查。使全部盖玻片范围都能被检查到。当见到生物体或可疑物时,调至高倍镜以进一步观察其形态。

【注意事项】

(1) 用 2 mg 粪便制备的理想涂片应是均一的,过厚的涂片会遮住虫体,过薄则存在空白区域。

(2) 涂片的厚度以透过载玻片隐约可辨认书上的字迹为宜。

(3) 虫卵都具有一定形状和大小,卵壳表面光滑整齐,具有固定的色泽,卵内含卵细胞或幼虫。应注意虫卵与粪便中的异物鉴别。

(4) 检查日本血吸虫毛蚴时,标本量至少为 30 g,必要时取全份标本送检;如查寄生虫虫体及虫卵计数,应采集 24 h 粪便;蛲虫卵检验用浸泡生理盐水棉签或透明薄膜拭子于晚 12 时或清晨排便前,自肛门皱襞处拭取粪便送检;原虫和某些蠕虫有周期性排卵现象,对疑为寄生虫感染又未查到寄生虫和虫卵时,应连续送检 3 天,以免漏诊。

(5) 检查阿米巴滋养体时要从粪便脓血和异常部分取材,立即送检,运送及检查时均需保温,保持滋养体活力以利检出;气温越接近体温,滋养体的活动越明显。秋冬季检查原虫的活力时,应先将载玻片及生理盐水略加温,必要时可用保温台保持温度,应尽可能在 15 min 内检查完毕。

三、虫卵及包囊浓聚法

粪便中可以见到的虫卵主要是蛔虫卵、钩虫卵、鞭虫卵、蛲虫卵、姜片虫卵等。各种虫卵的形态见图 6-2。除用直接涂片法观察外,为了提高虫卵的检出率,还可用沉淀法、饱和盐水浮聚法浓聚虫卵及包囊进行镜检。

(一) 沉淀法

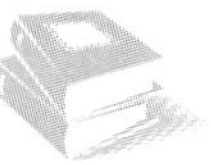
NOTE

【原理】 原虫包囊和蠕虫卵的比重大,可沉淀浓集于容器底部,取沉渣镜检有助于提高检出率。但比重小的钩虫卵和某些原虫包囊则效果较差。

【器材】

(1) 竹签或塑料细棒、载玻片、一次性标本容器。

(2) 纱布或金属筛、搪瓷(吸附性弱的塑料)杯、量杯。

(3) 显微镜、离心机。

【试剂】

(1) 蒸馏水。

(2) 汞碘醛液:1/1000 硫柳汞酊 200 mL,甲醛(40%)25 mL,甘油 50 mL,蒸馏水 200 mL。

(3) 5%卢戈氏液:碘 5 g,碘化钾 10 g,蒸馏水 100 mL。

【标本】 新鲜粪便。

【操作步骤】

1. 重力沉淀法(自然沉淀法) 本法主要用于蠕虫卵的检查。

(1) 制备粪便混悬液 取粪便 20～30 g,置于小搪瓷(或吸附性较小)杯中,加适量水调成混悬液。

(2) 过滤去渣 用 2 层纱布滤入 500 mL 的锥形量杯中,再加清水冲洗纱布上的残渣,尽量使黏附在粪渣上的虫卵能被冲入量杯。再加满水,静置 25～30 min(收集原虫包囊时则需静置 6～8 h),缓慢倾去上清液,重新加满水,以后每隔 15～20 min 换水一次(查原虫包囊时换水间隔时间为 6 h),如此反复数次,至上清液清澈为止。

(3) 制片镜检 最后倾去上清液,取沉渣制涂片镜检。

2. 离心沉淀法 临床常用方法。

(1) 制备粪便混悬液 取粪便 0.5～1 g 置于一次性标本容器内,加入适量的清水搅动使粪便成混悬液。

(2) 过滤去渣 将粪便混悬液经金属筛或 2～3 层湿纱布过滤至另一容器内,再加清水冲洗残渣,过滤去除粗渣。

(3) 离心混悬液 将混悬液置于离心管内以 1500～2000 r/min 离心 2 min,弃去上清液,再加清水调匀沉淀,如此 2～3 次直至上清液清晰为止。

(4) 制片镜检 弃去上清液取沉渣制涂片镜检。

3. 汞碘醛离心(MIFC)沉淀法

(1) 制备粪便混悬液 取粪便 1 g,加汞碘醛液适量(约 10 mL),充分调匀。

(2) 过滤去渣 将混悬液用 2 层脱脂纱布过滤,再加入 4 mL 乙醚,振摇 2 min。

(3) 离心混悬液 将混悬液置离心管以 2000 r/min 离心 1～2 min,使乙醚、粪渣、汞碘醛及沉淀物分成 4 层。

(4) 制片镜检 弃去上面 3 层液体,取沉渣制涂片镜检。

【注意事项】

(1) 离心沉淀法省时、省力,适用于常规临床检验;MIFC 沉淀法既可浓集,又可固定和染色,适用于原虫包囊、滋养体及蠕虫卵和幼虫的检查,此外还可以定量,如准确称取 1 g 粪便,即可做蠕虫卵的定量检查。

(2) 由于钩虫卵和某些原虫包囊比重较小,故效果较差,应注意选择应用,可选择饱和盐水浮聚法进行检查。

(3) 混合液在 8 h 后即变质,不能再用,碘液亦不宜于 1 周后再用。

(二) 饱和盐水浮聚(集)法

【原理】 利用比重较大的液体,使原虫包囊或蠕虫卵上浮,集中于液体表面,以载玻片黏附虫卵进行检查。

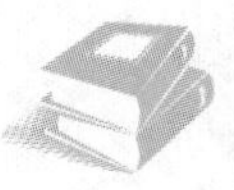

NOTE

【器材】

(1) 显微镜。

(2) 竹签或塑料细棒、载玻片、一次性标本容器(浮聚瓶)。

【试剂】 饱和盐水:食盐 400 g,徐徐加入盛有 1000 mL 沸水的容器内,不断搅动,直至食盐不再溶解为止。

【标本】 新鲜粪便。

【操作步骤】

1. 制备粪便混悬液 用竹签或塑料细棒取黄豆粒大小的粪便置于浮聚瓶中,加入少量饱和盐水调匀。

2. 加入饱和盐水 慢慢加入饱和盐水到液面略高于瓶口,但不溢出为止。

3. 制片 在瓶口覆盖一载玻片,静置 15 min 后,将载玻片提起并迅速翻转。

4. 镜检 将载玻片先以低倍视野观察全片,再转高倍视野仔细辨认。

【注意事项】

(1) 浮聚瓶要平整,可应用瓶高 3～4 cm,直径约 2 cm 的圆形直瓶。

(2) 载玻片必须清洁,覆盖在浮聚瓶上时不能产生气泡。

(3) 本法用于检查钩虫卵时效果最好,也可用于检查其他线虫卵和微小膜壳绦虫卵。但不适于检查吸虫卵和原虫包囊,因本法可致吸虫卵和原虫包囊变形。

(4) 离心后应立即取标本镜检,若放置时间超过 1 h,则使包囊或虫卵变形而影响观察结果。

【实验讨论】

(1) 粪便显微镜直接涂片法检查的主要内容有哪些?

(2) 粪便中红细胞与人体酵母菌如何鉴别?

(3) 如何提高粪便中寄生虫和(或)虫卵的检出率?

实验三　粪便隐血实验

一、邻联甲苯胺(o-tolidine)法

【目的】 掌握用邻联甲苯胺法进行粪便隐血实验的步骤及其评价。

【原理】 血红蛋白中的亚铁血红素具有类似过氧化物酶的作用,能将供氢体(邻联甲苯胺)中的氢转移给 H_2O_2 生成水,供氢体脱氢氧化后形成发色基团而显蓝色。显色的深浅可反映血红蛋白量的多少。

【器材】 竹签或塑料细棒、消毒棉签(滤纸或白瓷板)。

【试剂】

(1) 10 g/L 邻联甲苯胺-冰乙酸溶液　取邻联甲苯胺 1 g,溶于冰乙酸及无水乙醇各 50 mL 的混合液中,置于棕色瓶内,保存于 4 ℃冰箱内可用 2～12 个月,若变为暗色,应重新配制。

(2) 3%(体积分数)过氧化氢溶液。

【标本】 新鲜粪便。

【操作步骤】

1. 挑取标本 用竹签挑取少许粪便涂于消毒棉签(滤纸或白瓷板)上。

2. 加试剂 滴加 10 g/L 邻联甲苯胺-冰乙酸溶液及 3%过氧化氢溶液 1～2 滴于棉签(滤纸或白瓷板)的标本上。

3. 结果判断 见表 6-4。

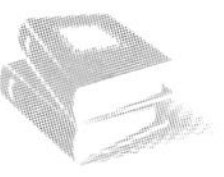

NOTE

表 6-4　粪便隐血实验结果判断

结果判断		判断标准
阴性	(—)	加入试剂后 2 min 仍不显色
阳性		加入试剂后 2 min 内显蓝色
	弱阳性(1＋)	加入试剂 10 s 后显浅蓝色，渐变蓝色
	阳性(2＋)	加入试剂后显浅蓝褐色，且逐渐加深
	强阳性(3＋)	加入试剂后立即显蓝褐色
	强阳性(4＋)	加入试剂后立即显蓝黑褐色

4. 报告方式　阴性(—)或阳性(1＋～4＋)。

【参考区间】　阴性。

【注意事项】

(1) 所有实验用具洁净、不得含有铁离子或被含过氧化物酶的其他成分污染，更不能污染血液或脓液。

(2) 检验前 3 天应禁食动物血、肉、脏器及含某些叶绿素类食物、铁剂、中药等，以免出现假阳性结果；齿龈出血、鼻出血、月经血等均可导致阳性反应；也不能服用富含维生素 C 的食物或药物，以免出现假阴性结果。

(3) 粪便标本采集后 1 h 内完成实验，否则灵敏度降低。

(4) 因 3%过氧化氢溶液不稳定，长时间放置可使反应减弱，所以实验前应检查其是否有效，可将 3%过氧化氢溶液滴于未染色的血涂片上，如产生泡沫表示 3%过氧化氢溶液有效。该试剂应避光保存。

(5) 邻联甲苯胺试剂应在密封的棕色玻璃瓶内保存，且不可接触橡胶制品。

(6) 每次应以阳性和阴性质控标本进行对照。

二、单克隆抗体胶体金(标记免疫层析)法

【目的】　熟悉用单克隆抗体胶体金法进行粪便隐血实验的步骤。

【原理】　利用免疫胶体金技术，用双抗体夹心法来检测人粪便中的血红蛋白(Hb)。胶体金是由氯化金和枸橼酸合成的胶体物质，呈紫红色。吸附胶体金标记的羊抗人 Hb 单克隆抗体的干片粘贴在乙酸纤维膜近下端，在试带的检测线上包被羊抗人 Hb 多克隆抗体，而在质控线处包被有鼠抗羊 IgG 抗体(抗抗体)。检测时将试带浸入被检的粪便混悬液中，粪便混悬液通过层析作用，沿着试带上行，如粪便中含有人 Hb，在上行过程中与胶体金标记的羊抗人 Hb 单克隆抗体结合，待行至羊抗人 Hb 多克隆抗体检测线时，形成胶体金标记的羊抗人 Hb 单克隆抗体-粪便 Hb-羊抗人 Hb 多克隆抗体复合物，此时即在试带上显现第 1 条紫红色线(胶体金显示的颜色)，即为粪便隐血实验阳性；试带上未被结合的胶体金标记的羊抗人 Hb 单克隆抗体随粪便悬液上行至鼠抗羊 IgG 抗体处时即与之结合形成抗抗体复合物(第 2 条紫红色线)，为阴性对照线(质控线)。即粪便隐血实验阳性时试带出现 2 条紫红色线，如果只显现 1 条紫红色线(质控线位置处)为粪便隐血实验阴性，试带无紫红色线出现即说明已失效。

【器材】　载玻片、试管。

【试剂】　商品试剂盒、蒸馏水。

【标本】　新鲜粪便。

【操作步骤】

1. 标本处理　取洁净干燥的小试管加入 0.5 mL 蒸馏水(或洁净载玻片 1 张，滴加 2～3 滴蒸馏水)，取粪便 10～50 mg，调成均匀混悬液。

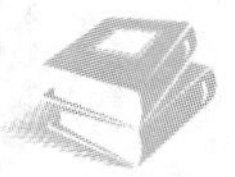

NOTE

2. 浸试带观察结果　将吸附胶体金标记的羊抗人 Hb 单克隆抗体干片的试带的反应端浸入粪

便混悬液中，5 min 内观察试带上有无颜色变化。

3. 结果判断

(1) 反应线和质控线同时呈现红色为阳性。

(2) 只有 1 条质控线呈现红色为阴性。

(3) 反应线与质控线均不呈色，说明试带失效。

4. 报告方式 阴性或阳性。

【参考区间】 阴性。

【注意事项】

(1) 浸入试带时不能超过 MAX 标记线处。结果观察时间应在 5 min 内，5 min 后结果改变较大者无效。不同试剂盒的使用方法有差异，应以所用试剂盒的操作说明要求为准。

(2) 实验所用的器材要清洁、干净，无酸碱残留，无血迹等污染。

(3) 如金标试纸渗透性差，粪液渗透不良，可造成假阴性结果。

(4) 上消化道出血患者有时可因为血红蛋白经过肠道消化酶降解变性而不具有原来的免疫原性，单克隆抗体与血红蛋白抗原不匹配；消化道大量出血时，抗原过剩出现后带现象，必要时将原粪浆稀释 50 倍后再做检查。若粪便留取时间较长，血红蛋白会被细胞分解。

(5) 技术和操作上的失误或标本中存在干扰物质，会导致实验结果出现错误，所以要结合患者的临床症状对可疑结果做相应的进一步检测。

【实验讨论】

(1) 影响邻联甲苯胺法粪便隐血实验结果的因素有哪些?

(2) 试分析胶体金法粪便隐血实验出现假阴性结果的原因及处理方法。

(3) 比较邻联甲苯胺法与胶体金法这两种粪便隐血实验方法的优缺点。

实验四 粪便分析工作站

【目的】 熟悉粪便分析工作站(fecal analysis workstation)检查的方法，了解粪便分析工作站检查的工作原理。

【原理】 粪便分析工作站自动化程度高，包括标本浓缩收集管、自动加样装置、流动计数室、显微镜、电脑控制部分，可自动吸样、染色、混匀、重悬浮、传动装置，通过观察判断粪便沉渣各种成分做出定量计数，具有图像清晰、可实现粪便显微镜检查部分自动化等优点，可替代粪便手工镜检，减轻粪便检验工作人员的压力，使粪便检验更加标准化、规范化。粪便分析工作站采用专用的粪便寄生虫离心管、标本采集匙、过滤环、残渣收集器、生物安全防护、沉渣收集锥形部分等特殊结构。检验时从专用管内取出标本采集匙，用标本采集匙采集粪便标本后，再放回该管“混合室”内并拧紧。在标本室中加入甲醛盐水和乙酸乙酯处理后与离心管连接，离心管自动封闭。经过振摇，粪便成混悬液，经管内过滤环过滤，粪便中大颗粒分子粪渣被隔于残渣收集器内，而寄生虫卵、幼虫、包囊、细胞则通过滤孔进入离心管内，经离心沉淀后收集于底部呈浓集液。系统根据动力管道产生吸力的原理，在微电脑控制台的控制下自动吸样，在蠕动泵作用下，自动吸入沉淀物、染色、混匀、重悬浮，在光学流动管标准流动计数池内计数。系统每次吸入量和吸入时间恒定，并可对高浓度样本自动稀释，观察分析后自动冲洗。

粪便分析工作站系统内置数码相差显微镜和成像系统，根据光学原理来观察粪便有形成分的立体结构和平面结构，通过计算机数据处理，在成像系统下进行文字、图像的传输，最后打印出粪便检查报告单(包含肠道寄生虫卵、幼虫、原虫、细胞、食物残渣等图像结果)。

【器材】 粪便沉渣工作系统：粪便分析仪、定量分析系统、部件内置数码位相差显微镜计算机、打印机、粪便寄生虫离心管。

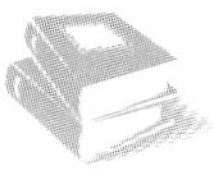

NOTE

【试剂】

(1) 液体试剂(按 2.5%甲醛生理盐水 1 g+乙酸乙酯 0.8 mL 比例配制)。

(2) 粪便染液。

【标本】 新鲜粪便。

【操作步骤】

(1) 把流动计数室安置在显微镜载物台上,固定连接管道,调整可调加样器距离心管底部 1～2 mm 处,检查试剂。

(2) 打开粪便沉渣工作系统的所有仪器的电源。在计算机桌面双击代表此系统的图标。

(3) 启动系统后,输入自己的工号和密码,系统进入操作界面。

(4) 选择患者资料项,包括样本号、患者住院号、患者姓名、性别及床号等资料。输入完成后,按“保存”或“F2”键。

(5) 在基本桌面中选“镜检”,选择样本号范围,进入粪便沉渣分析部分,实时显示显微镜视野中的粪便沉渣图像。

(6) 取新鲜粪便标本 1 g,装入有液体试剂的刻度试管内。振荡混匀,离心(1000 r/ min,3 min)。取出试管,倾弃上清液,留管底的 0.6 mL 沉渣以备分析。

(7) 将进样针插入准备分析的试管中,进样针头应插到试管距底部 1～2 mm 处,按下进样开关,自动吸入 0.6 mL 的粪便沉渣于流动计数池中。

(8) 屏幕上显示粪便沉渣图像(染色、不染色两种)以供镜检分析。

(9) 在粪便沉渣数据输入窗口中,用户通过操作键盘和鼠标,可输入相应的粪便沉渣成分的数目,换算所需的参数。结果为零或阴性的项目不必输入,系统默认其为零或阴性。输入完成后按“保存”键(F2)保存该粪便沉渣数据和当前粪便沉渣图像。序号自动跳到下一标本,用吸样针吸入下一标本即可进行检测和分析。

(10) 分析完一批标本后选择“报告单打印”,并在弹出的对话框内输入拟打印的报告单序号,即可打印出完整的粪便系统分析报告单。可单个打印,也可批量打印。

(11) 根据检验日期、患者姓名、性别等资料可对患者检验结果进行查询。

(权志博)

综合训练六　细菌性痢疾诊断的设计性实验

【实验目的】

(1) 掌握细菌性痢疾(简称菌痢)的实验诊断设计、相关实验室检查项目的应用与结果判断。

(2) 熟悉仪器的规范性操作与校准方法、实验报告书写的基本格式。

(3) 了解相关资料的查找和整理方法。

【背景资料】

1. 主诉及病史　患者陈某,男,30 岁,发热、腹痛及脓血便 2 天。患者于 2 天前食入带黑点的未洗水果后突然出现畏寒发热,下腹部阵发性疼痛和腹泻,大便每天 10 余次,为黏液脓血便,以脓液为主,患者有里急后重感,但无恶心及呕吐。

2. 体格检查　体温 38.5 ℃,脉搏 76 次/分,呼吸 26 次/分,血压 120/80 mmHg。急性痛苦面容,全腹压痛,以左下腹压痛明显,无肌紧张及反跳痛。心、肺、肝、脾等未见异常。

3. 实验室检查

(1) 血液一般检查　血红蛋白 125 g/L,白细胞 14.0×10^9/L,中性粒细胞 0.85,单核细胞 0.04,淋巴细胞 0.11。

(2) 粪便常规检查　外观为黏液脓血便,镜检白细胞 15～20 个/HP,红细胞 3～5 个/HP。

(3) 尿常规检查正常。

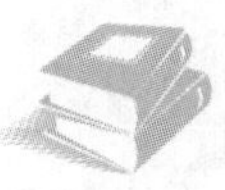

NOTE

【器材及试剂】

（1）一次性标本容器、竹签或塑料细棒。

（2）载玻片、盖玻片。

（3）显微镜。

【实验标本】 新鲜粪便。

【实验讨论】

（1）根据患者临床表现及实验室检查资料，考虑什么系统疾病？初步诊断是什么？

（2）如何分析实验室检查结果？

（3）为明确诊断，还需做哪些检查？

（4）如何从粪便常规检查鉴别细菌性痢疾与阿米巴痢疾？

【实验要求】 每个实验小组提交一份实验报告，内容包括：实验设计题目、组员姓名、设计思路与方案、材料与方法、实验结果、结果分析与讨论，并做出诊断且提供诊断依据等。同时要求整个实验过程内容真实、正确及完整。

（权志博）

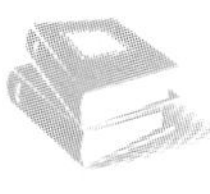

NOTE

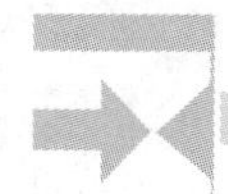

第七章　体液检查

实验一　脑脊液检查

一、脑脊液一般性状检查

【目的】 掌握脑脊液一般性状检查的内容与方法。

【原理】 肉眼观察脑脊液的颜色、透明度及凝块或薄膜的形成情况。

【器材】 小试管、滴管。

【标本】 新鲜脑脊液。

【操作步骤】

1. 观察颜色 肉眼观察脑脊液的颜色，根据具体颜色准确报告。

2. 观察透明度 以黑色作为背景，仔细观察脑脊液的透明度。

3. 观察凝块或薄膜 轻轻倾斜试管，肉眼观察有无凝块、薄膜形成。

4. 报告方式 根据不同颜色、透明度及有无凝块、薄膜形成，用文字如实报告。

(1) 颜色　具体颜色可报告为无色、乳白色、红色、暗红色、黄色、褐色或黑色、绿色等。

(2) 透明度　可报告为清晰透明、微混、混浊等。

(3) 凝块或薄膜　可报告为无凝块、有凝块、有薄膜。

【参考区间】 无色(新生儿胆红素较多，呈黄色)；清晰透明；放置 12～24 h 后无薄膜、凝块或沉淀物形成。

【注意事项】

1. 标本 ①标本采集后需立即送检，一般不能超过 1 h。标本放置过久可致细胞被破坏，影响细胞计数和有核细胞分类计数。②将脑脊液分别收集于 3 个无菌试管中，每管 1～2 mL。第 1 管用作化学或免疫学检查；第 2 管用作病原微生物学检查；第 3 管用作理学与显微镜检查。

2. 结果观察 ①观察时应将标本混匀，确保光线明亮，当标本颜色或透明度改变不明显时，应在灯光下以白色或黑色作为背景仔细观察。②观察凝块或薄膜时，如怀疑为结核性脑膜炎，应将标本在 2～4 ℃环境中放置 12～24 h，再观察脑脊液表面有无薄膜形成；如怀疑为化脓性脑膜炎，可将脑脊液在常温下放置 1～2 h，再观察脑脊液表面有无薄膜或凝块形成。

3. 结果分析 见表 7-1。

表 7-1　脑脊液外观及其形成原因

外　观	原　因
无色，清晰透明，无凝块或薄膜形成	正常脑脊液、病毒性脑膜炎
红色	中枢神经系统出血性疾病
黄色	陈旧性出血、黄疸、蛛网膜下腔梗阻
米汤样、乳白色	各种化脓性细菌感染引起的脑膜炎
褐色或黑色	侵犯中枢神经系统的黑色素瘤或黑色素肉瘤
绿色	铜绿假单胞菌、肺炎链球菌等引起的脑膜炎、高胆红素血症等
微混、混浊、凝块	乙型脑炎、脊髓灰质炎、化脓性脑膜炎等
凝块或薄膜，毛玻璃状	结核性脑膜炎

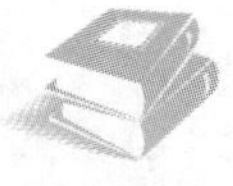

NOTE

4. 实验用品处理 实验后残余标本和所用器械，应按照相应标准处理，防止污染环境和造成室内感染。

【实验讨论】

(1) 如怀疑为结核性脑膜炎，可采用什么方法提高阳性检出率？

(2) 脑脊液标本采集、运送与处理时应注意哪些问题？

二、脑脊液蛋白质定性检查

(一) 潘迪试验

【目的】 掌握潘迪试验的原理与方法。

【原理】 脑脊液中球蛋白与苯酚结合，形成不溶性蛋白盐，产生白色混浊或沉淀，混浊程度与球蛋白含量相关。

【器材】 小试管、刻度吸管、滴管、吸耳球。

【试剂】 饱和苯酚溶液：取苯酚 10 mL(有结晶时，先放入 56 ℃水浴箱中加热助溶)，加蒸馏水至 100 mL，充分混匀，置于 37 ℃温箱中数小时，可见底层有苯酚析出，上层溶液即为饱和苯酚溶液，取饱和苯酚溶液置于棕色瓶中避光保存。

【标本】 新鲜脑脊液。

【操作步骤】

(1) 加试剂 吸取饱和苯酚溶液 2 mL 加于小试管中。

(2) 加标本 用滴管垂直滴加脑脊液 1～2 滴于小试管中。

(3) 观察结果 在黑色背景下，立刻用肉眼观察脑脊液在下沉过程中有无白色雾状及混浊出现，轻轻混匀，再继续观察。

(4) 结果判断 判断标准见表 7-2。

表 7-2 潘迪试验结果判断标准

结 果	观察现象
—	清晰透明，不显现云雾状
±	微呈白雾状，仅黑色背景下可见
+	灰白色云雾状
2+	白色混浊或白色薄雾状沉淀
3+	白色浓絮状沉淀或白色浓云块状
4+	白色凝块

(5) 报告方式 阴性或阳性(阳性程度依据表 7-2 报告)。

【参考区间】 阴性或弱阳性。

【注意事项】

(1) 器材 实验中应选用小口径试管，直径一般为 12 mm，加入试剂后应立即观察结果，且所用试管和滴管必须洁净，否则易出现假阳性结果。

(2) 试剂 苯酚不纯时可引起假阳性结果；当室温低于 10 ℃时，应将苯酚保存在 37 ℃温箱中，否则可导致苯酚饱和度降低，出现假阴性结果。

(3) 标本 若标本中红细胞过多，应离心沉淀取上清液检测；若脑脊液穿刺出血，标本混入血清蛋白或红细胞过多，可引起假阳性结果。

(4) 操作 加标本时，应用滴管将待检标本垂直加于小试管中，勿使滴管倾斜和接触试管壁，以免影响检查结果。

(5) 阳性对照 潘迪试验灵敏度高，部分正常人亦可出现弱阳性结果，可在正常脑脊液或配制

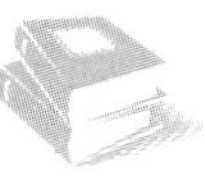

NOTE

与正常脑脊液基本成分相似的基础液中加不同浓度的球蛋白作为阳性对照。

(6) 结果观察　加入标本后应立即在黑色背景下观察结果。

(7) 实验用品处理　实验后残余标本和所用器械，应按照相应标准处理，防止污染环境和造成室内感染。

(二) 硫酸铵实验

【目的】 掌握硫酸铵实验(罗-琼实验(Ross-Jones test)与诺-爱实验(Nonne-Apelt test))的原理与方法。

【原理】 饱和硫酸铵溶液可沉淀球蛋白。正常脑脊液内球蛋白含量很低，加入饱和硫酸铵溶液后不出现白色反应环，为阴性；若脑脊液球蛋白含量增加，则可在两液交界处出现白色反应环，为阳性，此为罗-琼实验。去除球蛋白后，用乙酸煮沸法测定白蛋白，此为诺-爱实验。

【器材】 小试管、刻度吸管、滴管、吸耳球。

【试剂】

(1) 饱和硫酸铵溶液　称取硫酸铵 85 g 加蒸馏水至 100 mL。

(2) 5%乙酸溶液。

【标本】 新鲜脑脊液。

【操作步骤】

(1) 加试剂和标本　在小试管中加入饱和硫酸铵溶液 0.5～1 mL，用滴管吸取脑脊液 0.5 mL 沿管壁缓慢加入，勿摇动，3 min 内观察两液交界处有无白色混浊环，此为罗-琼实验。

(2) 将试管内两种液体振摇混合，3 min 内再观察有无白色混浊或沉淀，此为诺-爱实验Ⅰ相。

(3) 将上述混合液过滤，向滤液内滴加少许 5%乙酸溶液，使其呈酸性，加热煮沸，3 min 内再观察有无白色混浊或沉淀，此为诺-爱实验Ⅱ相。

(4) 结果判断

①罗-琼实验：两液交界处出现白色混浊环，为阳性，反之为阴性。

②诺-爱实验Ⅰ相：出现白色混浊或沉淀，表示脑脊液内球蛋白含量增高；如仍清晰或略呈微白色混浊，为阴性。

③诺-爱实验Ⅱ相：出现白色混浊或沉淀，为阳性，表明脑脊液内白蛋白含量增高；若加酸加热煮沸后仍清晰，或呈轻度乳白色或微白色混浊，均为阴性。

【报告方式】 阴性或阳性(报告阳性程度)。

【参考区间】 阴性或弱阳性。

【注意事项】

1. 试剂　硫酸铵不纯可导致假阳性结果。

2. 操作　罗-琼实验加脑脊液时应沿管壁缓慢加入，加入后防止振荡；诺-爱实验加酸量应适宜，太多或太少都可引起假阳性。

3. 其他　同潘迪试验注意事项。

【实验讨论】

(1) 简述脑脊液蛋白质定性检查的注意事项。

(2) 硫酸铵实验的影响因素有哪些，如何控制？

三、脑脊液显微镜检查

(一) 细胞总数计数

【目的】 掌握脑脊液细胞总数计数的原理与方法。

【原理】 将脑脊液直接或稀释一定倍数后充入改良牛鲍计数板，在显微镜下计数一定范围内的细胞总数，经换算可求出每升脑脊液中细胞总数。

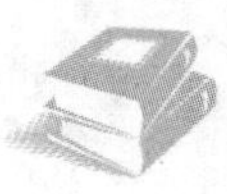

NOTE

【器材】 小试管、吸管、微量吸管、吸耳球、改良牛鲍计数板、光学显微镜。

【试剂】 生理盐水或红细胞稀释液。

【标本】 新鲜脑脊液。

【操作步骤】

1. 直接计数法(适用于清晰透明或微混的脑脊液标本)

(1) 充池 将脑脊液混匀,用微量吸管吸取适量标本,直接充入计数板的上、下 2 个计数池。

(2) 计数 静置 2～3 min 后,低倍镜下计数 2 个计数池内四角和中央大方格共 10 个大方格内的细胞数。

(3) 计算 10 个大方格内的细胞总数即为每微升脑脊液中细胞总数,再乘 10^6 换算成每升脑脊液中细胞总数。

2. 稀释计数法(适用于混浊、细胞过多的脑脊液标本)

(1) 稀释 根据脑脊液的混浊程度和细胞多少,用生理盐水或红细胞稀释液将标本进行一定倍数稀释。

(2) 充池 将稀释脑脊液混匀,用微量吸管吸取适量标本,充入计数池。

(3) 计数 静置 2～3 min 后,低倍镜下计数计数池内四角 4 个大方格内的细胞数。

(4) 计算 $\frac{4\text{个大方格内的细胞总数}}{4}\times 10\times\text{稀释倍数}\times 10^6$,即换算成每升脑脊液中细胞总数。

【报告方式】 细胞总数 XX×10^6/L。

【参考区间】 无红细胞,仅有少数白细胞。

【注意事项】

(1) 实验所用器材均需清洁干燥。

(2) 标本 ①标本采集后应在 1 h 内进行细胞计数,若放置太久,细胞可能与纤维蛋白凝聚成块或变形、破坏,影响检查结果。②应避免标本凝固,高球蛋白标本可用 EDTA 盐抗凝。③脑脊液检查脑膜炎奈瑟菌时,因该菌对外界环境和理化因素的抵抗力弱,标本采集后应立即送检或 37 ℃ 预温送检,或床边接种标本。

(3) 操作 充池时应充分混匀标本,断续充池、充池不足、液体外溢、充池后移动盖玻片等,均会使细胞分布不均匀,影响细胞计数结果的准确性。

(4) 观察 细胞计数时应注意新型隐球菌与白细胞、红细胞的区别。新型隐球菌和白细胞均不溶解,前者加优质墨汁后可见不着色荚膜,后者加酸后胞核和胞质更为明显;红细胞加乙酸后则溶解。

(5) 实验用品处理 实验后残余标本和所用器械,应按照国家相关标准处理,防止污染环境和造成室内感染。

(二) 有核细胞计数

【目的】 掌握脑脊液有核细胞计数的原理与方法。

【原理】 将脑脊液用冰乙酸溶解红细胞或用白细胞稀释液稀释一定倍数后充入改良牛鲍计数板中,显微镜下计数一定范围内的有核细胞总数,换算出每升脑脊液有核细胞数。

【器材】 小试管、吸管、微量吸管、吸耳球、改良牛鲍计数板、光学显微镜。

【试剂】 冰乙酸、白细胞稀释液。

【标本】 新鲜脑脊液。

【操作步骤】

1. 直接计数法(适用于清晰透明或微混的脑脊液标本)

(1) 去除红细胞 在小试管中加入冰乙酸 1～2 滴,转动试管,使内壁黏附少许冰乙酸后倾去多余冰乙酸,滴加混匀的脑脊液 3～4 滴,混匀,静置数分钟使红细胞破坏;或者用微量吸管吸取冰乙酸后,尽可能全部吹出,仅使内壁黏附少许冰乙酸,再将混匀的脑脊液加入试管中,放置数分钟,使红细胞溶解。

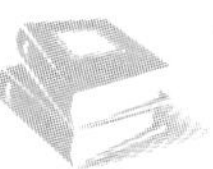
NOTE

(2) 充池　用微量吸管吸取破坏红细胞后的混匀的脑脊液，充入 2 个计数池。

(3) 计数　静置 2～3 min 后，在低倍镜下计数 2 个计数池内四角和中央大方格共 10 个大方格内有核细胞数。

(4) 计算　10 个大方格内的有核细胞总数即为每微升脑脊液中有核细胞数，再乘以 10^6 换算成每升脑脊液有核细胞数。

2. 稀释计数法(适用于混浊、白细胞数较高的脑脊液标本)

(1) 稀释破坏红细胞：根据标本混浊度不同，用白细胞稀释液对标本进行一定倍数稀释，混匀，放置数分钟并破坏红细胞。

(2) 充池：用微量吸管吸取稀释后混匀的脑脊液，充入计数池。

(3) 计数：静置 2～3 min 后，低倍镜下计数计数池四角 4 个大方格内的有核细胞总数。

(4) 计算：根据 4 个大方格内有核细胞总数和稀释倍数，计算出每升脑脊液的有核细胞数。

3. 报告方式　$XX\times10^6/L$。

【参考区间】 成人(0～8)$\times10^6/L$，儿童(0～15)$\times10^6/L$，新生儿(0～30)$\times10^6/L$。

【注意事项】

(1) 操作　在有核细胞直接计数法操作过程中，尽可能全部去除试管或者吸管内的冰乙酸，否则可引起标本被稀释，计数结果降低。

(2) 校正　对于血性脑脊液标本，有核细胞数须校正。校正方法是分别计数血液红细胞、有核细胞数，以及脑脊液细胞总数、有核细胞数，并剔除因出血而带进脑脊液的有核细胞数。

$$\text{每升脑脊液有核细胞数校正数}=\text{每升脑脊液有核细胞数未校正数}-\frac{\text{每升脑脊液红细胞数}\times\text{每升血液有核细胞数}}{\text{每升血液红细胞数}}$$

(3) 其他　同脑脊液细胞总数计数注意事项。

(三) 有核细胞分类计数

【目的】 掌握脑脊液有核细胞分类计数的原理与方法。

【原理】 有核细胞计数后，在高倍镜下依据有核细胞形态特征分类，或将脑脊液制成涂片，染色后在油镜下分类。

【器材】 小试管、吸管、微量吸管、吸耳球、载玻片、光学显微镜。

【试剂】 瑞氏染液或瑞-吉染液。

【标本】 新鲜脑脊液。

【操作步骤】

(1) 直接分类法　有核细胞计数后，转换成高倍镜，依据细胞形态、细胞核形态直接进行分类，分别计数单个核细胞(包括淋巴细胞、单核细胞、内皮细胞)和多个核细胞(多为粒细胞)的数量，共计数 100 个细胞，以百分数表示。

(2) 涂片染色分类法　若采用直接分类法不易将细胞区分时，可将脑脊液以 1000 r/min 离心 5 min，制成均匀薄片，置于室温下或 37 ℃温箱内干燥，用瑞氏染液或瑞-吉染液染色，油镜下进行分类计数，结果报告方式与外周血有核细胞分类计数报告方式相同。

(3) 报告方式

①有核细胞直接分类：单个核细胞：XX%，多个核细胞：XX%。

②有核细胞染色分类：以百分数表示各种细胞所占比值。

【参考区间】

(1) 以单个核细胞为主，多为淋巴细胞与单核细胞，两者之比约为 7∶3，偶见内皮细胞。

(2) 淋巴细胞：成人 40%～80%，新生儿 5%～35%；单核细胞：成人 15%～45%，新生儿 50%～90%。

(3) 中性粒细胞：成人 0%～6%，新生儿 0%～8%。

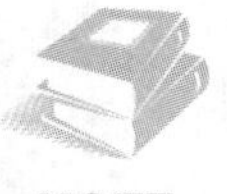

NOTE

【注意事项】

(1) 标本　若标本陈旧、细胞变形,有核细胞直接分类法误差大,应改用涂片染色分类法计数。

(2) 操作　①有条件者可采用玻片离心沉淀法、细胞室沉淀法收集细胞,以提高计数准确度。②标本离心速度亦不能过高,离心时间不能过长,否则可影响细胞形态。③细胞涂片时,为使细胞容易黏在玻片上,可取沉淀的细胞悬液 2 滴,加血清 1 滴,混匀后涂片。④涂片固定时间不能太长,更不能在高温下固定,以免细胞皱缩。

(3) 计数　如有核细胞数不足 100 个,可直接写出单个核细胞和多个核细胞具体个数;若有核细胞数低于 30 个,可以不做直接分类计数。

(4) 观察　①若见激活型单核细胞(比普通单核细胞大,胞质边缘呈花边状,胞质内有空泡)、转化型淋巴细胞(形似异型淋巴细胞)及室管膜细胞(形似大淋巴细胞)应计入分类的百分比中。②细胞分类计数时,如发现较多皱缩或肿胀的异常红细胞,应如实报告以协助临床医生鉴别陈旧性出血或新鲜出血;如见间皮细胞或分类不明的异常细胞,则另行描述报告,必要时用巴氏或 H-E 染色查找肿瘤细胞。

(5) 其他　同脑脊液细胞总数计数注意事项。

【实验讨论】

(1) 如何鉴别新鲜出血和陈旧性出血的脑脊液标本?

(2) 若脑脊液细胞计数中红细胞过多,应如何处理?如何确保脑脊液有核细胞分类计数的质量?

实验二　浆膜腔积液检查

一、浆膜腔积液一般性状检查

【目的】 掌握浆膜腔积液一般性状检查的内容与方法。

【原理】 肉眼观察浆膜腔积液的颜色、透明度、凝固性和测定标本比重,因漏出液与渗出液形成原因不同,所以二者的一般性状也不同。

【器材】 小试管、比重计、比重筒。

【标本】 新鲜浆膜腔穿刺液。

【操作步骤】

1. 观察颜色　肉眼观察浆膜腔积液颜色,根据具体颜色准确报告。

2. 观察透明度　在黑色背景下,轻摇标本,肉眼观察浆膜腔积液透明度,报告结果。

3. 观察凝固性　倾斜试管,肉眼观察浆膜腔积液有无凝块形成,报告结果。

4. 测定比重　充分混匀浆膜腔积液,将其沿筒壁缓慢倒入比重筒中,以能悬浮起比重计为佳。将比重计轻轻放入比重筒中并捻转,待其静置并能自由悬浮于浆膜腔积液中(勿使其接触比重筒侧壁)时,读取与浆膜腔积液凹面相重合的比重计上的标尺刻度数值,并记录。

5. 报告方式　根据不同颜色、透明度、有无凝块及测定的比重值,用文字及数字如实报告。

(1) 颜色　浆膜腔积液颜色包括淡黄色、黄色、红色、乳白色、绿色、咖啡色与黑色等。

(2) 透明度　可报告为清晰透明、微混、混浊等。

(3) 凝固性　可报告为无凝块、有凝块等。

(4) 比重　1.XXX。

【参考区间】

1. 外观　淡黄色、清晰透明、无凝块。

2. 比重　漏出液比重<1.015;渗出液比重>1.015。

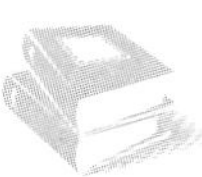

NOTE

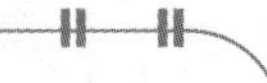

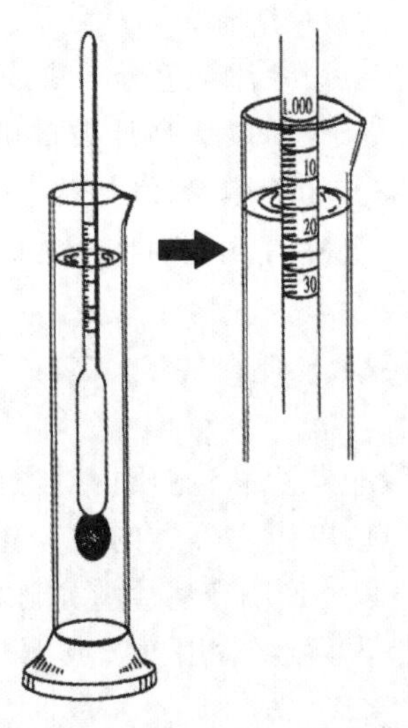

图 7-1 浆膜腔积液比重测定

【注意事项】

1. 器材 比重计应清洁、刻度准确。比重测定完毕后，应立即用流水将比重计冲洗干净，并浸泡于饱和酚溶液中消毒，再用流水冲洗并浸泡在清水中，以免蛋白质凝固在比重计上，影响准确性。如标本量少，可用折射仪法测定比重；或将标本加入蒸馏水中稀释一定倍数后再测定。

2. 标本 留取中段液体于无菌试管中，各留取 2 mL 分别用作一般性状检查、细胞检查和化学检查。为防止标本凝固引起细胞变性而破坏影响结果，可用 100 mg/mL 的 EDTA-Na_2 或 EDTA-K_2抗凝(每 0.1 mL 可抗凝 6 mL 浆膜腔积液)。另留取 1 管不加抗凝剂，用来观察标本有无凝固现象。

3. 观察 ①观察标本颜色或透明度改变不明显时，可衬以白色或黑色背景，仔细观察。②观察凝固性时，如凝块不明显，可倾斜试管仔细观察，如标本中含有纤溶酶可将纤维蛋白溶解而看不到凝块，应结合其他实验全面分析。

4. 结果分析 见表 7-3。

表 7-3 浆膜腔积液颜色变化及临床意义

颜色	临床意义
红色	肿瘤、结核病、出血性疾病等
黄色	各种原因引起的黄疸
绿色	铜绿假单胞菌感染
乳白色	化脓性胸膜炎、淋巴结肿瘤、淋巴结结核、肝硬化、丝虫病等
黑色	曲霉菌感染等
咖啡色	内脏损伤、恶性肿瘤、穿刺损伤等

5. 实验用品处理 实验后残余标本和所用器械，应按照国家相关标准处理，防止污染环境和造成室内感染。

【实验讨论】

(1) 浆膜腔积液一般性状检查的方法及其临床意义是什么?

(2) 简述浆膜腔积液比重测定的方法学评价。

二、浆膜腔积液黏蛋白定性检查

【目的】 掌握浆膜腔积液黏蛋白定性试验(即李凡他试验，Rivalta test)的原理与方法。

【原理】 黏蛋白是一种酸性糖蛋白，等电点(pI)为 3～5，炎症刺激使黏蛋白分泌增多，可在稀乙酸中出现白色沉淀。

【器材】 100 mL 量筒、滴管、pH 试纸。

【试剂】 冰乙酸、蒸馏水。

【标本】 新鲜浆膜腔穿刺液。

【操作步骤】

1. 加试剂 加 0.1 mL 冰乙酸于 100 mL 量筒中，再加入 100 mL 蒸馏水，充分混匀，此时溶液 pH 为 3～5，静置数分钟。

2. 加标本 靠近量筒液面，垂直滴加标本 1～3 滴。

3. 观察结果 在黑色背景下立即观察有无白色云雾状沉淀生成及其下降程度。

4. 判断结果 见表 7-4。

NOTE

表 7-4 浆膜腔积液黏蛋白定性检查结果判断

结果	观察现象
—	清晰，不出现白色雾状混浊，或有轻微白色雾状混浊，但在下降过程中消失
±	渐呈白色雾状
+	加标本后立即呈白色雾状
2+	白色薄云状
3+	白色浓云状

5. 报告方式 阴性或阳性(阳性程度根据表 7-4 报告)。

【参考区间】 漏出液：阴性；渗出液：阳性。

【注意事项】

1. 器材 量筒与滴管应清洁，且量筒要有足够高度。

2. 试剂 ①蒸馏水的量要足够。②制备稀乙酸时，应先加冰乙酸，再加蒸馏水，并充分混匀，否则会出现假阴性结果。冰乙酸不宜加多，以防止 pH 远离黏蛋白等电点而产生假阴性结果。

3. 标本 血性浆膜腔积液离心沉淀后，可用上清液进行检查。

4. 操作 加标本时，勿倾斜滴管，勿接触量筒壁，将标本靠近量筒液面垂直逐滴缓慢滴加。

5. 观察 ①如白色混浊不明显，可衬以黑色背景仔细观察。②标本中球蛋白含量增高可使实验结果呈假阳性，可进行以下鉴别：将标本滴入未加冰乙酸的蒸馏水中观察，球蛋白因不溶于水，也可出现白色雾状沉淀。

6. 方法局限 本实验结果与蛋白质含量有关，蛋白质含量在 30 g/L 以下时全部为阴性，蛋白质含量超过 30 g/L 时全部为阳性，蛋白质含量在 30～40 g/之间者 80%检测结果为阳性。

7. 实验用品处理 实验后残余标本和所用器械，应按照国家相关标准处理，防止污染环境和造成室内感染。

【实验讨论】 浆膜腔积液黏蛋白定性试验的影响因素有哪些？如何控制？

三、浆膜腔积液显微镜检查

(一) 细胞总数计数

【目的】 掌握浆膜腔积液细胞总数计数的原理与方法。

【原理】 将浆膜腔积液直接或稀释一定倍数后充入改良牛鲍计数板，显微镜下计数一定范围内的细胞总数，换算出每升浆膜腔积液中细胞总数。

【器材】 小试管、吸管、微量吸管、吸耳球、改良牛鲍计数板、光学显微镜。

【试剂】 生理盐水。

【标本】 新鲜浆膜腔穿刺液。

【操作步骤】

1. 直接计数法(适用于清晰透明或微混、细胞总数不高的浆膜腔积液标本)

(1) 充池 将浆膜腔积液混匀，用微量吸管吸取适量标本，充入改良牛鲍计数板的上、下 2 个计数池。

(2) 计数 静置 2～3 min 后，在低倍镜下计数 2 个计数池内四角和中央大方格共 10 个大方格内的细胞总数。

(3) 计算 10 个大方格内的细胞总数即为每微升浆膜腔积液细胞总数，再乘以 10^6 换算成每升浆膜腔积液细胞总数。

2. 稀释计数法(适用于混浊、细胞过多的浆膜腔积液标本)

(1) 稀释 如标本细胞过多，可用生理盐水将标本进行一定倍数稀释。

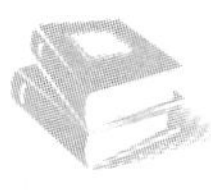

NOTE

(2) 充池　将稀释浆膜腔积液混匀，用微量吸管吸取适量标本，充入改良牛鲍计数板的上、下 2 个计数池。

(3) 计数　静置 2～3 min 后，低倍镜下计数 2 个计数池内四角和中央大方格共 10 个大方格内的细胞总数。

(4) 计算　10 个大方格内细胞总数×稀释倍数×10^6，即换算成每升浆膜腔积液细胞总数。

3. 报告方式　XX×10^6/L。

【参考区间】

(1) 红细胞　无。

(2) 漏出液细胞总数＜100×10^6/L，渗出液细胞总数＞500×10^6/L。

【注意事项】

(1) 标本　①标本采集后应在 1 h 内进行细胞计数，若放置太久，浆膜腔积液凝固或细胞破坏、变形，将影响检查结果。②应采用第 3 管标本用于细胞检查，尽量减少穿刺出血对血细胞计数的干扰，可加入 100 mg/mL EDTA-K_2抗凝(每 0.1 mL 可抗凝 6 mL)，以免标本凝固。

(2) 操作　充池时应充分混匀标本。断续充池、充池不足、液体外溢、充池后移动盖玻片等，均会使细胞分布不均匀，影响结果的准确性。

(3) 计数　①细胞总数计数应包括间皮细胞。②稀释倍数和计数面积需根据细胞多少进行调整，从而将细胞计数误差控制在变异系数 5%以内(至少需要计数 400 个细胞)。

(4) 实验用品处理　实验后残余标本和所用器械，应按照国家相关标准处理，防止污染环境和造成室内感染。

(二) 有核细胞计数

【目的】 掌握浆膜腔积液有核细胞计数的原理与方法。

【原理】 将浆膜腔积液用冰乙酸溶解红细胞或用白细胞稀释液稀释一定倍数后充入改良牛鲍计数板，显微镜下计数一定范围内的有核细胞总数，再换算出每升浆膜腔积液中有核细胞数。

【器材】 小试管、吸管、微量吸管、吸耳球、改良牛鲍计数板、光学显微镜。

【试剂】 冰乙酸、白细胞稀释液。

【标本】 新鲜浆膜腔穿刺液。

【操作步骤】

1. 直接计数法(适用于清晰透明或微混、细胞总数不高的浆膜腔积液标本)

(1) 去除红细胞　在小试管中加入冰乙酸 1～2 滴，转动试管，使内壁黏附少许冰乙酸后倾去，滴加混匀的浆膜腔积液 3～4 滴，混匀，静置数分钟使红细胞破坏。

(2) 充池　用微量吸管吸取混匀的破坏红细胞后的浆膜腔积液(吸取前应混匀)，充入改良牛鲍计数板上、下 2 个计数池。

(3) 计数　静置 2～3 min 后，低倍镜下计数 2 个计数池内四角和中央大方格共 10 个大方格内有核细胞总数。

(4) 计算：10 个大方格内的有核细胞总数即为每微升浆膜腔积液中有核细胞数，再乘以 10^6 换算成每升浆膜腔积液有核细胞数。

2. 稀释计数法(适用于混浊、细胞过多的浆膜腔积液)

(1) 稀释破坏红细胞　根据标本混浊度不同，用白细胞稀释液对标本进行一定倍数稀释，混匀，放置数分钟并破坏红细胞。

(2) 充池　用微量吸管吸取混匀的稀释脑脊液，充入改良牛鲍计数板上、下 2 个计数池。

(3) 计数　静置 2～3 min 后，低倍镜下计数 2 个计数池内的四角和中央大方格共 10 个大方格内的有核细胞总数。

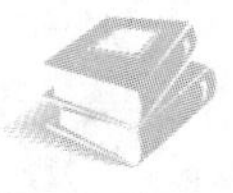

(4) 计算：10 个大方格内的有核细胞总数即为每微升浆膜腔积液中有核细胞数，再乘以 10^6 换算成每升浆膜腔积液有核细胞数。

NOTE

3. 报告方式 XX×10^6/L。

【参考区间】 漏出液有核细胞数<100×10^6/L，渗出液有核细胞数>500×10^6/L。

【注意事项】

(1) 操作 直接计数法中，应全部去除试管中的冰乙酸，否则可使标本稀释，导致结果偏低。

(2) 计数 ①有核细胞计数应包括间皮细胞。②如为血性浆膜腔积液，需校正有核细胞计数，其公式同脑脊液有核细胞计数的校正公式。

(3) 其他 注意事项同浆膜腔积液细胞总数计数。

(三) 有核细胞分类计数

【目的】 掌握浆膜腔积液有核细胞分类计数的原理与方法。

【原理】 有核细胞计数后，在高倍镜下依据有核细胞形态特征分类，或将浆膜腔积液制成涂片，染色后在油镜下进行有核细胞分类。

【器材】 小试管、吸管、微量吸管、吸耳球、载玻片、光学显微镜。

【试剂】 瑞氏染液或瑞-吉染液。

【标本】 新鲜浆膜腔穿刺液。

【操作步骤】

(1) 直接分类法 有核细胞计数后，转换成高倍镜，依据细胞形态、细胞核形态直接进行分类，共计数 100 个细胞，分别计数单个核细胞(包括淋巴细胞、单核细胞、间皮细胞)和多个核细胞(多为粒细胞)的数量，以百分数报告。

(2) 涂片染色分类法 若采用直接分类法不易区分细胞时，可将浆膜腔积液以 1000 r/min 离心 5 min，取沉淀物制成均匀薄片，置于室温下或 37 ℃恒温箱内尽快干燥，用瑞氏染液或瑞-吉染液染色，油镜下进行分类计数，结果以百分数表示。

(3) 报告方式

①直接分类：单个核细胞：XX%，多个核细胞：XX%。

②染色分类：以百分数表示各种细胞所占比值。

【注意事项】

(1) 标本 对于陈旧性、细胞变形的标本，采用直接分类法计数误差较大，推荐采用涂片染色分类法分类计数。

(2) 操作 ①标本离心速度不能过高，时间不能过长，否则可影响细胞形态。②细胞涂片时，为使细胞容易黏在玻片上，可取沉淀的细胞悬液 2 滴，加正常血清 1 滴，混匀后涂片。③涂片固定时间不能太长，更不能以高温固定，以免细胞皱缩。

(3) 计数 若有核细胞数低于 100×10^6/L，可直接写出单个核细胞、多个核细胞的数量，必要时可采用细胞玻片离心沉淀仪收集细胞，以提高有核细胞分类计数的准确性。

(4) 观察 有核细胞分类计数时，如见间皮细胞或异常细胞，则另行描述报告，必要时制备厚涂片，干燥前用乙醇、乙醚等量混合，固定 30 min，用巴氏或 H-E 染色查找肿瘤细胞。

(5) 其他 同浆膜腔积液细胞总数计数注意事项。

【实验讨论】

(1) 浆膜腔积液细胞总数计数的影响因素有哪些？如何控制？

(2) 如何提高浆膜腔积液有核细胞分类计数检查的质量？

(3) 血性浆膜腔积液常见于哪些疾病，其有核细胞计数结果如何校正？

(赵莉平)

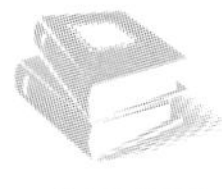

NOTE

实验三　精液一般检查

一、精液一般性状检查

【目的】 掌握精液一般性状检查的主要内容、操作方法，熟悉注意事项。

【原理】 通过简单的理学方法检测精液量，观察精液颜色及透明度。精液排出体外后将发生液化，测定精液液化时间、黏稠度等。

【器材】 刻度吸管、广口刻度小量杯、刻度离心管、Pasteur滴管(5 mL)、玻棒、计时器、37 ℃恒温箱或水浴箱、广口玻璃杯、一次性塑料杯。

【标本】 新鲜精液。

【操作步骤】

1. 观察外观　取刚排出的新鲜精液，肉眼观察其透明度与颜色。

2. 液化时间测定　将全部精液放置于容器内，记录采集时间，立即观察凝固性。然后置于37 ℃恒温箱中，每5～10 min观察一次流动性，当精液从胶冻状转为流动状液体时，停止计时，此过程需要的时间为液化时间，以液化时间"XX min"报告。液化不完全或不液化的标本，报告为"未完全液化"或"未液化"。

3. 黏稠度测定

(1) 滴管法　待精液完全液化后，用Pasteur滴管(5 mL)吸取液化精液，让其依靠自身重力滴落，观察并记录拉丝长度。

(2) 玻棒法　用玻棒直接挑取完全液化的精液，观察有无拉丝和拉丝长度，判断黏稠度。玻棒法检测精液黏稠度的分级和评价见表7-5。

表7-5　玻棒法检测精液黏稠度的分级和评价

分　级	液化时间	评　价
Ⅰ级	30 min内液化	提拉时出现丝状黏稠丝，拉丝长度小于2 cm
Ⅱ级	60 min不液化	提拉时出现粗大黏液丝，涂片有较明显黏稠感
Ⅲ级	24 h不液化	黏稠性很高，无法提拉，涂片困难

4. 精液量测定　精液完全液化后用刻度吸管、刻度离心管或广口刻度小量杯测量全部精液体积，精确到0.1 mL，记录体积。

5. 结果报告

(1) 颜色和透明度

①颜色报告为乳白色、灰白色、淡黄色、黄色、鲜红色、暗红色或棕色等。

②透明度报告为不透明、半透明和透明。

(2) 液化时间　XX min；标本液化不全或不液化时，结果报告为"未液化"或"液化不全"。

(3) 黏稠度　精液有无拉丝，拉丝长度为X cm，拉丝等级X。

(4) 精液量　XX mL。

【参考区间】

1. 颜色和透明度　刚射出的精液为灰白色或乳白色，呈均质性，微混不透明。若精子浓度非常低，可略显透明，久未射精者可为浅黄色。液化后呈乳白色半透明状。

2. 液化时间　小于60 min。正常精液射出后立即凝固，呈半固态凝胶状。室温下15～30 min开始自行液化，60 min内完全液化，若超过60 min液化则为异常。精液可含有不液化的胶冻状颗粒，无任何临床意义。

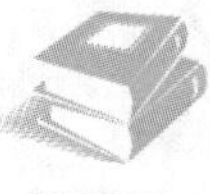

3. 黏稠度 ①滴管法:正常精液呈水样,形成不连续小滴。②玻棒法:正常精液为Ⅰ级,拉丝长度小于 2 cm。

4. 精液量 每次射精的精液量为 1.5～6 mL,小于 1 mL 或大于 8 mL 都视为异常。

【注意事项】

1. 标本采集前 标本采集前应禁欲 3～5 天,弱精患者禁欲 2～4 天,少精患者禁欲 5～7 天,但都不宜超过 7 天。如果需要多次检测,每次采集前应保持禁欲天数一致,间隔 1～2 周连续 2～3 次复查,间隔时间不宜超过 3 周。容器应干燥、洁净、不吸水、不渗漏、对精子无损伤。如果用塑料容器,应先确定该类塑料是否对精子有毒。容器应有盖,便于开启、放置和粘贴标签,最好采用专门的一次性容器,不宜用乳胶避孕套。容器必须注明受检者姓名、识别号、采集日期、禁欲时间、采精至分析的时间间隔。

2. 标本采集 采集时,受检者先消毒手指,进行手淫,把全部精液射入灭菌、干燥、洁净的广口玻璃杯之中。在天气寒冷时,应对容器进行预热,最大限度减少精子冷休克。精液采集后应保温送检,可将盛有精液的容器放入贴身处运送,并记录采集时间。如标本不完整,应重新采集,并在检测中注明。如果需要进行微生物培养,必须按无菌要求操作,应先排尿,然后冲洗阴茎和双手,把精液射入消毒灭菌的容器内。

3. 标本运送 标本采集后立即送检,从采集至送入实验室时间不超过 60 min,送检温度在 20～37 ℃。

4. 标本检测 观察液化时间时注意使标本接近正常体温,精液黏稠度检测应在精液完全液化后进行。

5. 检测后处理 精液和所有体液标本一样,按潜在生物危险物质处置,检测完毕的精液标本和一次性容器应焚毁。检测结束后将使用过需要回收的器材,立即浸入 5%甲酚皂溶液 24 h,或 0.1%过氧乙酸溶液 12 h,或其他消毒剂中浸泡过夜。然后由实验室专门人员再清洗、消毒、高压蒸汽灭菌、烘干后继续使用。

二、精液酸碱度测定

【目的】 掌握精液酸碱度测定的方法。

【原理】 用精密 pH 试纸或 pH 计检测液化精液酸碱度。

【器材】 精密 pH 试纸、玻棒、滤纸、pH 计、温箱。

【试剂】 蒸馏水。

【标本】 新鲜液化精液。

【操作步骤】

1. pH 试纸法

(1) 将采集的精液标本置于温箱内,充分液化。

(2) 用玻棒蘸取液化精液滴在 pH 试纸上。

(3) 将 pH 试纸颜色与比色卡对照。

(4) 报告精液 pH。

2. pH 计法

(1) 准备 取下复合电极套,用蒸馏水清洗电极,滤纸吸干电极表面的水分。

(2) 开机 开机预热。

(3) 标定 以标准缓冲液标定 pH 计。

(4) 测定 将电极浸入待测的液化精液标本中,读出 pH。

(5) 关机 用蒸馏水冲洗电极,用吸水纸吸干表面水分,套上含有少量补充液的复合电极套,关机。

(6) 结果报告 酸碱度(pH) X.X。

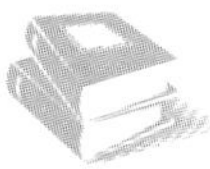

NOTE

【参考区间】 pH 7.2～8.0，平均7.8。

【注意事项】

(1) 精液酸碱度测定应该在射精后1 h内完成，放置时间过长可致pH下降。

(2) 细菌污染会导致精液pH升高。

(3) 检测后处理参照“精液一般性状检查”。

三、精子活动率、活动力和存活率检查

(一) 精子活动率、活动力检查

【目的】 掌握精子活动率(sperm motility rate)、精子活动力(sperm motility)检查的原理和方法，熟悉注意事项。

【原理】 精液液化后混合均匀，取液化后的新鲜精液1滴于载玻片上，显微镜下观察活动精子占精子总数的百分比，计算精子活动率；观察精子的前向运动能力，评价精子活动力。

【器材】 显微镜、载玻片、盖玻片、滴管。

【标本】 新鲜的已液化精液。

【操作步骤】

1. 观察精子活动率

(1) 制片 将置于37 ℃中已自行完全液化的精液标本混合均匀，取1滴于清洁干燥的载玻片上，加盖玻片，静置片刻。

(2) 镜检 在高倍镜下至少观察10个视野，计数200个精子，根据精子尾部是否活动，计算活精子所占比例，即精子活动率。

$$\text{精子活动率}=\frac{\text{活动精子数}}{(\text{活动精子数}+\text{不活动精子数})}\times 100\%$$

2. 观察精子活动力

(1) 制片 取完全液化精液1滴于载玻片上，加盖玻片，静置片刻。

(2) 镜检 高倍镜下至少连续观察10个视野，根据精子的运动情况，对200个精子进行分级，计算各级精子的比例，用百分率表示。精子的活动力可按传统判断标准分为a、b、c、d四级，见表7-6。

表7-6 传统的精子活动力标准

分级	特点
a级	活动力良好，精子前向快速运动，呈直线很快穿过一视野。20 ℃时速度≥20 μm/s，37 ℃时速度≥25 μm/s(25 μm相当于半个尾部长度或5个精子头部长度)
b级	呆滞或缓慢前向运动，呈中速运动，可为直线、回旋运动
c级	精子活动力不良，非前向运动，表现为前向运动缓慢微弱，原地旋转、摆动、抖动，速度<5 μm/s
d级	不动精子或死精子，镜下可见精子但不活动，即便加温仍不活动

精子的活动力也可按WHO推荐的精子活动力划分标准，分为前向运动、非前向运动和不活动精子，见表7-7。首先计数视野内的前向运动(PR)精子，接着计数同一个视野内非前向运动(NP)和不活动(IM)精子，然后计算各级活动力精子的百分率。

表7-7 WHO推荐的精子活动力标准

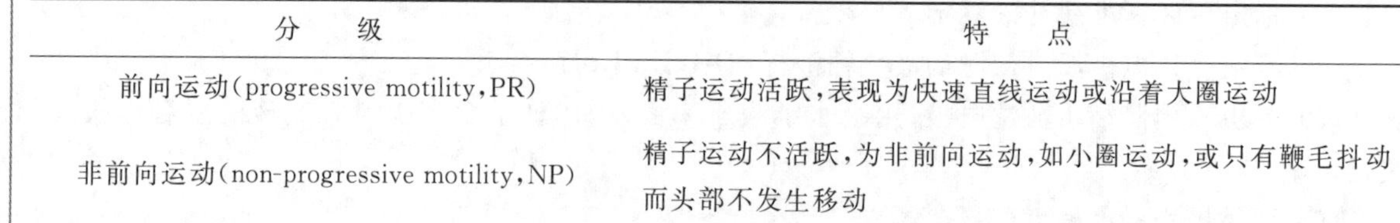

分级	特点
前向运动(progressive motility，PR)	精子运动活跃，表现为快速直线运动或沿着大圈运动
非前向运动(non-progressive motility，NP)	精子运动不活跃，为非前向运动，如小圈运动，或只有鞭毛抖动而头部不发生移动

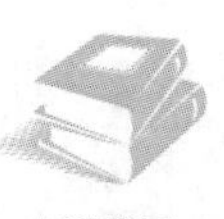

续表

分　级	特　点
不活动(immotility,IM)	精子没有运动

3. 结果报告

(1) 精子活动率:XX%(排精 60 min 内)。

(2) 精子活动力

①传统的精子活动力划分标准:a 级 XX%,b 级 XX%,c 级 XX%,d 级 XX%。

②WHO 推荐的精子活动力划分标准:总活动力(PR+NP)≥XX%,前向运动(PR)≥XX%。

【参考区间】

1. 精子活动率　排精后 60 min 内,精子活动率为 80%～90%,应大于 60%。

2. 精子活动力　排精后 60 min 内,传统标准:a 级≥25%,a 级+b 级≥50%;WHO 推荐标准:前向运动(PR)≥32%,精子总活动力(PR+NP)≥40%。

【注意事项】

1. 标本采集

(1) 禁止采用安全套采集标本,因安全套内含有损伤精子的物质。如果用安全套采集标本,大多数精子在取材 2～3 h 后死亡。

(2) 过久禁欲会降低精子的活动率、活动力和存活率。

(3) 精液中混入过多精囊液可降低精子活动力,细菌污染可使精子凝集或不活动。

2. 标本运送　排精后应立即保温送检,若不能立即送检,放置时间也不能超过 30 min。检测结果可受时间、温度和液化程度影响,时间过长,温度过低,精子活动率和活动力减低。如温度过低,可将收集的标本放入 37 ℃温箱保温。

3. 标本检测

(1) 标本完全液化后才能检测。液化后应先充分混匀,然后立即取样检测,防止精子沉淀而失去代表性。

(2) 检测过程中注意 37 ℃保温。天气太热温度过高时,应于盖玻片四周涂抹凡士林以防标本蒸发干燥脱水,使精子活动力降低,影响检测结果。

(3) 温度过低,会使精子活动率和活动力降低。温度过低时,可在保温台上进行检测,检测温度与标本孵育保持相同。

(4) 可按 WHO 推荐的精子活动力划分标准进行检测,检测精子活动力的先后顺序:前向运动精子→非前向运动精子→不活动精子。避免先计数存在的精子,又计数后来游入视野的精子,致使精子活动结果偏高。

(5) 为保证检查结果的准确性,最好重复检查一次,取平均值,两次检测变异系数应控制在 5%内。

4. 检测后处理　参照“精液一般性状检查”。

(二) 精子存活率检查

【目的】 掌握精子存活率检查的原理和方法,熟悉注意事项。

【原理】 活精子的细胞膜能阻止台盼蓝、伊红 Y 等染液进入细胞内,故活精子不被染色。死精子的细胞膜受损,完整性被破坏,失去屏障功能,死精子易被染上颜色。使用台盼蓝、伊红 Y 等染料对精子进行染色,根据精子着色情况判断精子是否存活。观察活精子所占精子总数的比例,计算精子存活率。

【器材】 滴管、载玻片、盖玻片、显微镜、滤纸、量筒。

【试剂】

(1) 5 g/L 伊红 Y 染液　称取 5 g 伊红 Y 溶解于 1000 mL 生理盐水中。

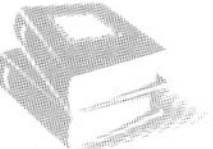

NOTE

(2) 10 g/L 伊红 Y 染液　称取 1 g 伊红 Y，加蒸馏水至 100 mL。

(3) 100 g/L 苯胺黑染液　称取 10 g 苯胺黑，加蒸馏水至 100 mL。

【标本】 新鲜液化精液。

【操作步骤】

1. 伊红染色

(1) 湿片法

①制片、染色：取完全液化的精液和 5 g/L 伊红 Y 染液各 1 滴于载玻片上，混匀后加盖玻片，静置染色 30 s。

②镜检：高倍镜下共计数 200 个精子，计算不着色精子（活精子）的百分率，并报告结果。

(2) 干片法

①染色、制片：取新鲜的完全液化精液和 5 g/L 伊红 Y 染液各 1 滴于载玻片上，混匀，1 min 后推成薄片，自然晾干。

②镜检：高倍镜下计数 200 个精子，计算不着色精子（活精子）的百分率，并报告结果。

2. 伊红-苯胺黑染色

(1) 取新鲜液化精液和 10 g/L 伊红 Y 染液各 1 滴加入小试管内，混匀。

(2) 30 s 后，加 100 g/L 苯胺黑染液 3 滴，混匀。

(3) 30 s 后，取精液-伊红-苯胺黑混合液 1 滴于载玻片上，推成涂片，自然晾干。

(4) 在油镜下观察，结果：死精子头部呈暗粉红色或红色，活精子头部呈淡粉红色或白色。计数 200 个精子，计算活精子占精子总数的比例，得出精子存活率。

3. 结果报告　精子存活率（XX 法）：XX%。

【参考区间】 精子存活率：伊红染色的精子存活率在射精后 30～60 min，应不小于 58%。

【注意事项】

(1) 精液标本完全液化后，应在排精后 1 h 内检测精子存活率，以防止温度变化或脱水对检测结果的影响。

(2) 由于精子存在"颈段膜渗漏"，精子可出现颈段区域染色，头部等其他区域未染色的现象，这样的染色精子仍被定为活精子。

四、精子计数

【目的】 掌握手工精子计数（sperm count）的原理和方法，熟悉注意事项。

【原理】 精子计数，又名精子密度、精子浓度，乘以精液量可得出一次排精总精子数。在液化精液标本中加入一定量的精液稀释液，使液化精液标本稀释到一定倍数。精液稀释液中的甲醛可杀死并固定精子，碳酸氢钠可破坏精液黏稠度。取混匀稀释的精液充入改良牛鲍计数板，在显微镜下计数一定范围的中方格内的精子数，再通过换算得出每升精液中的精子数。

【器材】 改良牛鲍计数板、盖玻片、小试管、微量吸管、带孔乳胶吸头、干脱脂棉签、洗耳球、0.5 mL 或 1 mL 刻度吸管、显微镜。

【试剂】 精液稀释液：称取 5 g 碳酸氢钠，与 40%甲醛 1 mL 一起加入 100 mL 蒸馏水，完全溶解后过滤使用。为增加精子的清晰度，可将 0.5 mL 甲紫饱和水溶液加入上述 100 mL 溶液中。

【标本】 排精后 1 h 内的新鲜液化精液。

【操作步骤】

1. 加稀释液　取 0.38 mL 精液稀释液于小试管内。

2. 稀释精液　将液化精液混匀，用刻度吸管取 20 μL 置于精液稀释液中，充分混匀。

3. 充池　用微量吸管取 1 滴混匀的稀释精液充入改良牛鲍计数板内，静置 1～2 min，待精子下沉。

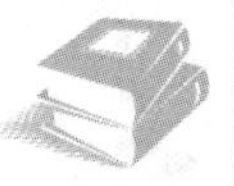

NOTE

4. 计数　高倍镜或油镜下以头部为准计数，计数中央大方格的精子数。

①如果每个中央大方格中每个中方格内精子数少于 10 个，应计数中央大方格内所有 25 个中方格内的精子数。

②如果每个中央大方格中每个中方格内精子数为 10～40 个，应计数中央大方格中 10 个中方格内的精子数。

③如果每个中央大方格中每个中方格内精子数多于 40 个，应计数中央大方格中 5 个中方格内的精子数。

5. 换算

$$\text{精子数/L}=\frac{\text{计数精子总数}}{\text{计数中方格数}}\times 25\times 10\times 20\times 10^{6}$$

$$\text{精子总数}=\text{精子数/L}\times\text{精液量(mL)}\times 10^{-3}$$

式中：计数精子总数/计数中方格数表示每个中方格的精子数；25 表示换算成 1 个大方格的精子数(即 0.1 μL 被稀释精液的精子数)的系数；10 表示将 0.1 μL 精液内精子数换算成 1 μL 精液内精子数的系数；20 表示精液的稀释倍数；10^6 表示 1 μL 换算成 1 L 的系数。

6. 结果报告 精子数：XX×10^9/L；每次射精精子总数：XX×10^6。

【参考区间】 精子数：≥15×10^9/L；每次射精精子总数：≥40×10^6。

【注意事项】

1. 标本采集前 国内外的禁欲时间不一，国内一般强调采集前禁欲 3～5 天，射精后 1 h 内送检，冬季应注意保温。

2. 检测前 精液标本应完全液化，稀释前必须混匀标本，再准确吸取加入精液稀释液里。吸管固定专用、清洁干净，使用前定期检查精液稀释液的稳定性，吸液量应精确。精液稀释后应充分混匀，但注意防止产生过多气泡。

3. 计数前 充池前必须充分混匀，充池顺利，不要反复多次充池，注意避免充池不足、外溢、产生气泡，充池后勿移动盖玻片。

4. 计数时 以精子头部为准，计数头和尾完整的精子数，计数方法如同细胞计数。有缺陷的精子(如无头或无尾的精子)不计在内，若缺陷精子数量较多，则分开计数并单独记录。为降低取样误差，同一份标本可重复两次实验计数。

5. 离心检查 如低倍镜、高倍镜检查均无精子，应将精液标本离心后取沉淀物检查(3000 *g*，15 min)，取沉淀物涂片镜检，若 2 张涂片均未观察到精子，则报告“无精子”，同时标明“离心后”。

6. 计数次数 精子数量变化差异较大。在 2～3 个月内分别采集 3 次及以上的精液标本，能得出比较准确的计数。检查出现 1 次结果异常时，应间隔 1～2 周后复查，反复检查 2～3 次后才能得出较准确的判断。

7. 检测后处理 标本处理见“精液一般性状检查”注意事项。

五、精子形态检查

【目的】 掌握精子形态(sperm morphology)检查的方法，能辨认正常和各种异常的精子的形态。

【原理】

1. 湿片法 做完精子计数之后，在高倍镜下或用相差显微镜直接观察精子形态。

2. 染色法 用液化精液涂片，进行巴氏染色，或用瑞-吉染色等其他方法染色，用油镜观察计数 200 个精子，计算形态正常和异常精子的数目和百分率。

【器材】 载玻片、显微镜。

【试剂】 改良巴氏染液、95%乙醇-乙醚混合固定液、瑞氏染液或瑞-吉染液、香柏油。

【标本】 新鲜液化精液。

【操作步骤】

1. 制片 取 1 滴(5～10 μL)液化精液于载玻片一端，用推片法或压拉涂片法制片，在空气中

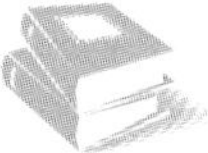
NOTE

自然晾干。

2. 固定 用95%乙醇-乙醚混合液，固定5～15 min。

3. 染色 用改良巴氏法、瑞氏染色法或瑞-吉染色法。

4. 镜检 先在低倍镜下观察涂片、染色情况，油镜观察200个精子，根据精子形态，报告正常和异常精子的百分率，以及有无凝集情况。

5. 结果判断

(1) 正常精子 正常精子形如蝌蚪，长50～60 μm。评估精子正常形态时，只有头部、颈段、中段、主段、尾部都正常的精子才正常，如图7-2所示。

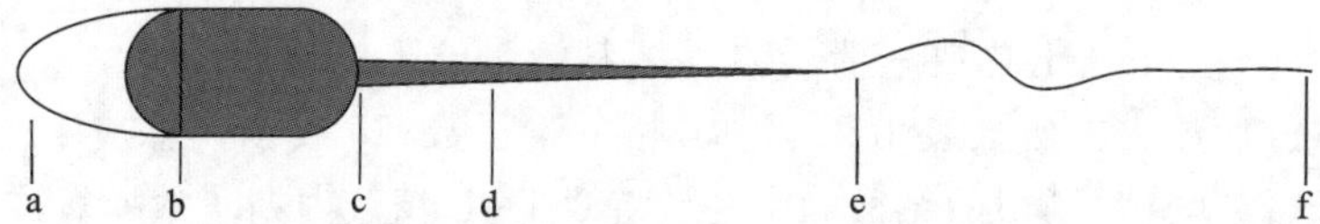

图7-2 正常精子结构模式图

注：a—顶体；b—头部；c—颈段；d—中段；e—主段；f—尾部。

①头部正面呈椭圆形，侧面呈扁平梨形，外观光滑，轮廓规则。长4.0～5.0 μm，宽2.5～3.5 μm，长宽之比应为1.50～1.75。顶体的界限清晰，占头部的1/3以上，顶体区无大空泡，小空泡不多于2个，空泡大小占头部的20%以内。头部顶体区巴氏染色呈淡蓝色，顶体后区呈深蓝色，无空泡。

②中段细长均匀，轮廓直且规则，巴氏染色呈淡红色，宽度小于1 μm，长度为7～8 μm，为头部的1～1.5倍。在轴线上紧贴头部，中段与头部长轴成直线。胞质小滴位于中段周围或头部后面，巴氏染色呈淡绿色，大小不到正常头部大小的1/3，若残留胞质过量，大小超过头部的1/3，为异常。

③主段长，外观均一可弯曲，比中段细。巴氏染色呈蓝色或浅红色，比中段细，长度约为45 μm，约为头部长度的10倍，尾部无锐利折角。

(2) 异常精子 所有形态学处于临界状态的精子均列为异常，如图7-3所示。精子形态异常包括以下情况。

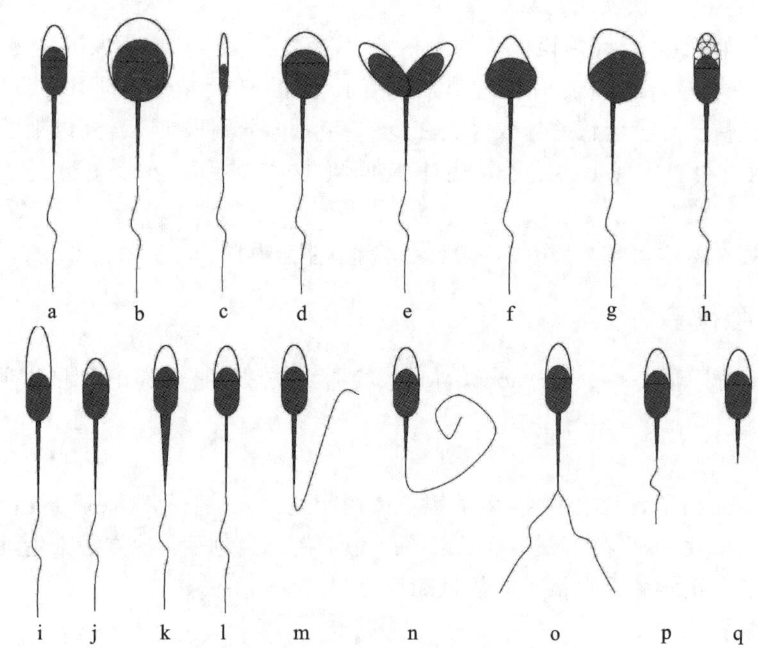

图7-3 正常与异常精子形态模式图

注：a—正常精子；b—大头精子；c—小头精子；d—圆头精子；e—双头精子；f—尖头精子；g—梨形头精子；h—顶体空泡；i—顶体过大；j—顶体过小；k—中段增粗；l—中段变细；m—尾部锐角弯曲；n—卷曲尾；o—双尾；p—短尾；q—缺尾。

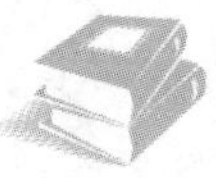

NOTE

①头部异常：常见大头、小头、圆头、尖头、梨形头、染色不均、空泡头（空泡超过 2 个，大小超过头部的 20%，顶体后有空泡）、无定形头、双头、多头、头部边缘不齐、顶体过大或过小（大于头部的 70%，小于头部的 40%）或异常的联合体等。

②颈段和中段异常：常见有颈段弯曲，中段非对称地接在头部，中段增粗、变细、消失、不规则、锐角弯曲、分支或异常的联合体等。中段残留胞质超过精子头部大小 1/3，即为残留胞质过量。

③主段和尾部异常：常见长尾、短尾、无尾、多尾、断尾、发夹状尾、尾部宽度不规则、锐角弯曲（小于 90°）、尾部末端有微滴或异常的联合体等。

④其他异常：如胞质小滴异常，大小超过精子头部的一半。精子的头部、颈段、中段和尾部有两种或以上的异常。

6. 结果报告 正常形态精子：XX%；有无异常形态精子、异常精子类型和百分率。

【参考区间】 正常形态者≥30%，异常精子<20%。

【注意事项】

1. 检测前

(1) 精液必须液化后才能制片，涂片厚薄要适宜。涂片时，不要在精液滴的后面用玻片"推"制涂片，应在精液滴的前面用推玻片"拖"制涂片。

(2) 如果精子计数大于 $10\times10^9/L$，可直接涂片观察形态。如果精液标本过于黏稠或碎片过多，可用生理盐水洗涤 3 次，然后取沉淀物制片，干燥后染色镜检。如精子计数小于 $10\times10^9/L$，应将精液以 2000 r/min 离心 15～20 min，除去大部分上清液，取沉淀物涂片，但精子浓度不宜超过 $50\times10^9/L$。

2. 检测中

(1) 应采用严格的标准评价精子的正常形态，头部、颈段、中段、主段和尾部都正常的精子才正常，形态学处于临界状态的精子列为异常。

(2) 同一精子若有多种形态异常时，优先记录头部异常，然后记录颈段、中段异常，最后记录尾部异常。衰老的精子体部膨大有被膜，不宜划归为异形精子。游离、脱落的精子头作为异常形态计数，不计数游离精子尾。

(3) 观察精子形态时，如果发现有未成熟的生殖细胞，计数包括精子在内的 200 个生殖细胞，计算未成熟生殖细胞的百分率，正常应小于 1%。精液中的非精子细胞称为"圆细胞"，包括生精细胞、泌尿道上皮细胞等，圆细胞数应小于 $5\times10^9/L$。

(4) 观察时注意有无白细胞、红细胞和肿瘤细胞等，中性粒细胞为正常精液的主要白细胞成分，数量小于 $1\times10^9/L$（甲苯胺蓝-过氧化酶染色）。若过多说明有感染，为白细胞精子症。

3. 检测后 检测后处理参照"精液一般性状检查"。

【思考题】

(1) 在精液标本的采集和运送过程中，哪些因素可影响其检测结果？应怎样做好质量控制，保证检测质量？

(2) 精子存活率、精子活动率、精子活动力的区别是什么？

(3) 为了提高精子计数的准确性和重复性，应注意哪些环节？

(4) 正常精子的形态特点是什么，异常精子包括哪些形态？

实验四 精液其他检查

一、精浆果糖含量测定

(一) 间苯二酚比色法

【目的】 掌握间苯二酚比色法测定精浆果糖（seminal fructose）的原理和方法，熟悉注意事项。

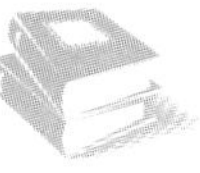

【原理】 精浆果糖与间苯二酚在强酸环境中一起加热，在 90 ℃时发生化学反应，生成红色化合物，颜色深浅与果糖含量成正比，通过比色法测定吸光度，从而计算出果糖的含量。

【器材】 试管、容量瓶、分光光度计、离心机、水浴箱、刻度吸管或移液枪。

【试剂】

(1) 0.175 mol/L 硫酸锌($ZnSO_4$)溶液　称取 50.3 g $ZnSO_4$，溶解于 100 mL 蒸馏水中。

(2) 0.15 mol/L 氢氧化钡($Ba(OH)_2$)溶液　称取 47.5 g $Ba(OH)_2 \cdot 8H_2O$，溶解于 1000 mL 蒸馏水中。

(3) 10 mol/L 盐酸溶液。

(4) 果糖标准储存液(30 mmol/L)　称取 540 mg 果糖(分析纯)于 100 mL 容量瓶中，加 2 g/L 苯甲酸溶液至 100 mL 刻度，充分溶解备用。

(5) 果糖标准应用液(0.3 mmol/L)　取 1 mL 果糖标准储存液于 100 mL 容量瓶中，加 2 g/L 苯甲酸溶液至 100 mL 刻度。

(6) 1 g/L 间苯二酚乙醇溶液　称取 100 mg 间苯二酚(雷锁辛)，溶于 95%乙醇 100 mL 中。

【操作步骤】

1. 稀释精液　取 0.1 mL 液化精液加入 2.9 mL 蒸馏水中，再加 0.175 mol/L 硫酸锌溶液 0.5 mL 和 0.15 mol/L 氢氧化钡溶液 0.5 mL，混匀。

2. 静置离心制备上清液　混匀后静置 5 min，以 3000 r/min 离心 10 min 取上清液备用。

3. 加试剂　取 3 支试管，标明空白管、标准管和测定管，按表 7-8 操作。

表 7-8　用间苯二酚比色法定量测定精浆果糖

标本/试剂	空白管/mL	标准管/mL	测定管/mL
上清液	—	—	1.0
果糖标准应用液	—	1.0	—
蒸馏水	1.0	—	—
1 g/L 间苯二酚	1.0	1.0	1.0
10 mol/L 盐酸	3.0	3.0	3.0

4. 加热　将各管混匀后，把试管置于 90 ℃水浴中加热 10 min，然后用流水冷却。

5. 比色　在波长 490 nm 处比色，将空白管调零，测定标准管和测定管的吸光度 A。

6. 计算　$\text{精浆果糖含量(mmol/L)}=\dfrac{\text{测定管吸光度}}{\text{标准管吸光度}}\times 12$

式中：12 表示果糖标准应用液浓度 0.3 mmol/L 乘以稀释倍数 40 所得的结果。

7. 结果报告　精浆果糖含量：XX mmol/L。

【参考区间】 9.11～17.67 mmol/L(间苯二酚比色法)。

【注意事项】

(1) 精液液化后必须立即离心，充分彻底除去蛋白质，使上清液不含蛋白质和其他干扰物质。

(2) 精液中精子可分解果糖，标本离心处理后立即检测，如果不能及时检测，应将标本冷冻保存。

(3) 严格控制反应温度和时间，防止间苯二酚与其他糖类反应，致使测定结果较真实值偏高，影响测定结果的准确性。

(4) 标准液配制时应准确。

(二) 吲哚显色法

【目的】 掌握吲哚显色法测定精浆果糖的原理和方法，熟悉注意事项。

【原理】 果糖与吲哚在浓盐酸之中相互作用而发生化学反应，生成黄色化合物，果糖浓度与其颜色深浅成正比。通过分光光度计测定吸光度，计算出果糖的含量。

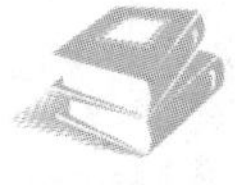
NOTE

【器材】 试管、分光光度计、离心机、水浴箱、刻度吸管或移液枪。

【试剂】

(1) 18 g/L 硫酸锌($ZnSO_4$)溶液 称取 1.8 g $ZnSO_4 \cdot H_2O$ 溶于 100 mL 蒸馏水中。

(2) 0.1 mol/L 氢氧化钠(NaOH)溶液 称取 4 g NaOH 溶于 1000 mL 蒸馏水中。

(3) 浓盐酸。

(4) 吲哚试剂 称取 200 mg 苯甲酸溶于 100 mL 蒸馏水中,在 60 ℃热水浴中反复振荡加热溶解。在全部苯甲酸溶解后,加入 25 mg 吲哚,完全溶解后过滤,4 ℃储存备用。

(5) 2.8 mmol/L 果糖标准储存液 称取 50.4 mg 果糖加蒸馏水至 100 mL,充分溶解,冰冻储存备用。

(6) 果糖标准应用液 于分析当天,在检测前将果糖标准储存液分别稀释成 0.14 mmol/L 和 0.28 mmol/L 两种浓度的标准应用液。

【标本】 新鲜液化精液。

【操作】

1. 离心 取新鲜液化精液,以 3000 r/min 离心 10 min,用刻度吸管或移液枪吸取上层精浆。

2. 制备上清液 取 0.1 mL 精浆加 4.9 mL 蒸馏水,制成 1∶50 稀释精浆。取 1 mL 稀释精浆,加 18 g/L $ZnSO_4$溶液 0.3 mL,混匀后加入 0.1 mol/L NaOH 溶液 0.2 mL,充分混匀后室温放置 15 min,以 3000 r/min 离心 10 min 后取上清液进行分析,即去蛋白质精浆。

3. 加试剂 取试管 4 支,标明测定管、标准管 1、标准管 2 和空白管,按表 7-9 操作。

表 7-9 吲哚显色法测定精浆果糖的操作程序

标本/试剂	测定管/mL	标准管 1/mL	标准管 2/mL	空白管/mL
待测上清液	0.5	—	—	—
0.14 mmol/L 果糖标准应用液	—	0.5	—	—
0.28 mmol/L 果糖标准应用液	—	—	0.5	—
蒸馏水	—	—	—	0.5
吲哚试剂	0.5	0.5	0.5	0.5
浓盐酸	0.5	0.5	0.5	0.5

4. 加热 各管混匀后将试管加塞,置于 50 ℃水浴中加热 20 min,然后冷却至室温。

5. 比色 用分光光度计于 470 nm 波长处比色,以空白管调零,测定标准管和测定管吸光度 A。

6. 计算

$$\text{果糖含量(mmol/L)}=\text{测定管吸光度}\times\left(\frac{0.14}{\text{标准管 1 吸光度}}+\frac{0.28}{\text{标准管 2 吸光度}}\right)\times\frac{1}{2}\times 75$$

式中:0.14 与 0.28 分别为标准管 1 和标准管 2 的果糖标准应用液的浓度;$\frac{1}{2}$表示两种浓度的果糖标准应用液测定结果的平均值;75 表示精浆稀释倍数。

果糖含量(mmol/L)乘以 1 次射精量,即每次射精的精浆果糖含量。

7. 结果报告 每次射精的精浆果糖含量 XX μmol。

【参考区间】 每次射精的精浆果糖含量≥13 μmol。

【注意事项】

(1) 吲哚显色法的优点是操作简单,结果准确,为 WHO 推荐的方法;缺点是吲哚不易购置,配制较烦琐。

(2) 果糖标准应用液配制后在放置 2 周后才趋于稳定,才可使用。使用 2 周后出现吸光度降低时,应立即更换新的果糖标准应用液。

(3) 精液液化后应立即离心分离精子和精浆,否则精子将不断消耗果糖,使精浆果糖含量

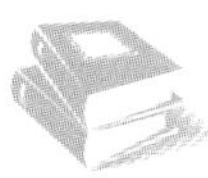
NOTE

降低。

(4) 对于不液化精液标本，可用糜蛋白酶或胰蛋白酶处理，再测定精浆果糖含量。

(5) 标本采集后不能立即检测精浆果糖时，可将精浆冷冻至−20 ℃保存，

二、抗精子抗体测定

(一) 精子凝集试验(sperm agglutination test，SAT)

【目的】 掌握测定抗精子抗体(AsAb)实验的原理，熟悉使用试管-玻片法测定精子凝集性的方法。

【原理】 如果生殖道分泌物或血清中存在抗精子抗体，在一定条件下，抗精子抗体可与精子膜固有抗原发生抗原-抗体结合反应，精子出现头-头、头-尾、尾-尾凝集的免疫结合现象。使用显微镜观察精子凝集现象，检测是否有抗精子抗体。

【器材】 一次性注射器、载玻片、盖玻片、显微镜、水浴箱、试管、吸管。

【试剂】 0.01 mol/L PBS缓冲液(pH7.4)，NaCl 8.5 g，KCl 0.2 g，K_2HPO_4 0.2 g，$Na_2HPO_4 \cdot 12H_2O$ 2.9 g，用蒸馏水溶解后准确定容至1000 mL。

【标本】 新鲜液化精液。

【操作步骤】

1. 制备精子悬液 精液液化后，用PBS缓冲液把全部液化精液洗涤三次，用一次性注射器使精子分散，然后用PBS缓冲液配成5×10^7/mL精子悬液。

2. 灭活血清 取夫妻双方血清各0.1 mL于两支试管内，置于56 ℃水浴中温育灭活。

3. 加试剂温育 按表7-10操作程序进行。

表7-10 精子凝集试验操作程序

精子悬液/试剂	测定管1/mL	测定管2/mL	阴性对照/mL
丈夫血清	0.1	—	—
妻子血清	—	0.1	—
PBS缓冲液	0.2	0.2	0.3
精子悬液	0.1	0.1	0.1

混匀后，将各管置于37 ℃水浴中温育1 h。

4. 结果观察 取出各管后轻轻混匀，各取1滴反应液于各载玻片上，加盖玻片后用高倍镜观察精子凝集情况。

5. 结果判断 出现3个以上精子结合即为精子凝集。

(1) 阴性 精子呈单个散在分布，几乎不可见相互凝集的精子。

(2) 阳性 精子出现头-头、头-尾、尾-尾凝集状态，10个视野里有5个以上视野出现精子凝集就可报告为“阳性”。

6. 结果报告 精子凝集试验(试管-玻片法)：X性。

【参考区间】 阴性。

【注意事项】

(1) 精子悬液的制备应规范，使精子充分分散，避免精子自身凝集。

(2) 每次实验均应设阴性对照和精子自身凝集对照。

(二) 免疫珠试验(immunobead test，IB)

【原理】 用亲水性聚丙烯酰胺珠与兔(或羊)抗人免疫球蛋白共价结合制成免疫珠，可检测精子表面结合的抗精子抗体。观察精子被免疫珠吸附的现象，可检测精子表面结合的抗精子抗体，也可检测血清、精浆或宫颈黏液中的抗精子抗体。直接法是将待测精子与免疫珠悬液混合，若精子表

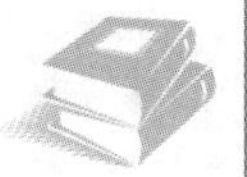

面有抗精子抗体，则精子黏附于相应的免疫珠表面。间接法是将待测体液与精子、免疫珠悬液混合，若待测体液有抗精子抗体，则精子与抗精子抗体将黏附于免疫珠表面。

【器材】 锥形离心管、载玻片、盖玻片、容量瓶、湿盒、显微镜、微孔膜、水浴箱。

【试剂】

1. 免疫珠悬液 用兔(或羊)抗人 IgG、IgM、IgA 包被。

2. 0.01 mol/L PBS 缓冲液(pH7.4) K_2HPO_4 0.2 g，$Na_2HPO_4 \cdot 12H_2O$ 2.9 g，NaCl 8.5 g，KCl 0.2 g，用蒸馏水溶解后准确定容至 1000 mL。

3. 缓冲液Ⅰ(0.3%牛血清清蛋白) 称取 0.3 g 牛血清清蛋白，加入 PBS 缓冲液，用 0.22 μm 或 0.45 μm 微孔滤膜过滤，于 25～35 ℃水浴箱温热，定容至 100 mL。

4. 缓冲液Ⅱ(0.5%牛血清清蛋白) 称取 0.5 g 牛血清清蛋白，加入 PBS 缓冲液，用 0.22 μm 或 0.45 μm 微孔滤膜过滤，于 25～35 ℃水浴箱温热，定容至 100 mL。

【操作步骤】

1. 直接法(Jones 法) 直接检测精子表面的抗精子抗体。

(1) 标记 取 4 支锥形离心管，其中 3 支分别标记 IgG、IgM、IgA，为免疫珠管，另一支标记为精液管。

(2) 加免疫珠 在上述 3 支免疫珠管内，分别加入 0.2 mL 兔(或羊)抗人 IgG、IgM、IgA 包被的免疫珠悬液，再分别加入 10 mL 缓冲液Ⅰ。

(3) 加精液 将待测精液加入标记的精液管内，再加缓冲液Ⅰ定容至 10 mL。精液加入量由精子密度和精子活动力决定，具体参照表 7-11。

表 7-11 用免疫珠检测抗精子抗体所需精液量

精子活动力(a 级+b 级)/(%)	精子密度/(10^6/mL)	所需精液量/mL
	≥50	0.2
>40%	20～50	0.4
<40%	20～50	0.8
>40%	<20	1.0
<40%	<20	2.0
	<10	>2.0

注：a 级，指快速前向运动精子；b 级，指缓慢或呆滞前向运动精子。

(4) 离心 精液管和免疫珠管均以 500 g 离心 5～10 min。

(5) 精液管 弃去上清液。同法再洗 1 次，加入 10 mL 缓冲液Ⅰ，轻轻混悬精子，再次以 500 g 离心 5～10 min，倾倒去上清液。若精液量大于 1.0 mL，应再加洗 1 次，总共洗 3 次。用 0.2 mL 缓冲液Ⅱ将精子团轻轻混悬。

(6) 免疫珠管 弃去上清液，每管加入 0.2 mL 缓冲液Ⅱ，将免疫珠团轻轻混悬。

(7) 黏附 每种免疫珠悬液各吸取 5 μL，分别滴于载玻片上，分别滴加 5 μL 混悬的精液，混匀后加盖玻片，在湿盒中放置 10 min。

(8) 镜检 用普通光学显微镜高倍镜观察，同时记录免疫珠的 IgG、IgM、IgA 种类。

(9) 结果判断 在高倍镜下观察 2 次，每次至少计数 200 个活动精子，每高倍视野下 2～3 个以上能动的精子黏附到免疫珠上，即为阳性，尾尖黏附于免疫珠的精子不计在内。记录精子黏附于免疫珠的部位，如精子头部、中段、尾部。

2. 间接法 检测待测血清、精浆或宫颈黏液等体液中的抗精子抗体。

(1) 取正常供精者的精液 0.2 mL，参照直接法中步骤(3)(4)(5)，将其洗 2～3 次，然后用缓冲液Ⅱ调整精子悬液，精子密度为 50×10^6/mL。

(2) 待测血清在 56 ℃处理 30 min，与 40 μL 缓冲液Ⅱ加入锥形离心管，精浆或宫颈黏液直接

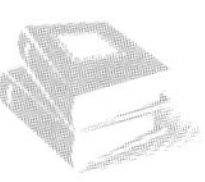
NOTE

与 40 μL 缓冲液Ⅱ加入锥形离心管。再加入 50 μL 上述精子悬液，37 ℃孵育 1 h。

(3) 参照直接法中步骤(4)(5)，将精子洗两遍，然后参照直接法中 (6)(7)(8)(9)步骤进行检测。

【参考区间】 阴性。

【注意事项】

(1) 精液或体液标本应当新鲜。

(2) 每次检验应同时设 1 个阴性对照和 1 个阳性对照，阳性对照可用具有高滴度的抗精子抗体的志愿捐献者血清。

(3) 正常男性和女性的抗精子抗体均为阴性。

三、精子低渗肿胀试验

【目的】 了解精子低渗肿胀试验(hypo-osmotic swelling test，HOST)的原理和方法，熟悉注意事项。

【原理】 精子细胞膜结构完整时，细胞膜内渗透压高于细胞膜外。当精子处于低渗溶液环境中，为了维持内、外体液间水的平衡，水分穿过精子膜进入精子内，使细胞膜内、外渗透压平衡。因精子尾部细胞膜比头部细胞膜更柔韧、疏松，液体容易进入尾部，使精子尾部发生不同程度的肿胀。如果精子尾部细胞膜无损伤，精子尾部应整体肿胀。若精子尾部细胞膜有损伤或不完整，仅局部肿胀或不肿胀。显微镜下计数总肿胀精子百分率和 g 型精子(尾部全部肿胀)百分率。

【器材】 显微镜、水浴箱、载玻片、容量瓶、试管。

【试剂】

1. 0.15 mol/L 低渗试剂 称取 13.51 g 果糖，7.35 g 枸橼酸钠，置于容量瓶中加蒸馏水至 1000 mL 刻度，混合摇匀，分装储存。平时储存于−20 ℃的冰冻状态，使用前解冻，充分混匀。

2. 伊红 Y 溶液 称取 5 g 伊红 Y，溶解于 0.01 mol/L PBS 缓冲液 100 mL 中(pH 7.40)。

【标本】 新鲜液化精液。

【操作】

1. 取精液 取液化精液 0.1 mL 于试管中，加入 1.0 mL 低渗试剂，充分混匀。

2. 温育 37 ℃水浴温育 30 min。

3. 加试剂 加入伊红 Y 溶液 0.05 mL，混匀，室温静置 2 min。

4. 涂片并观察 取少量精液置于载玻片上，加盖玻片，在显微镜高倍镜下观察精子尾部肿胀情况，如图 7-4 所示。数 200 个精子，计算总肿胀精子百分率和 g 型精子百分率。

5. 结果报告 总肿胀精子：XX%；g 型精子：XX%。

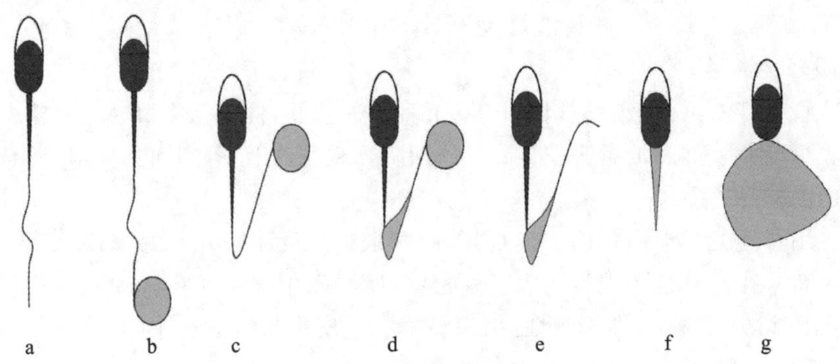

图 7-4 精子尾部肿胀模式图

注：a 型为未肿胀精子；b 型为尾尖肿胀；c 型为尾尖弯曲肿胀；d 型为尾尖肿胀伴弯曲肿胀；e 型为尾部弯曲肿胀；f 型为尾部粗短肿胀，g 型为尾部全部肿胀。

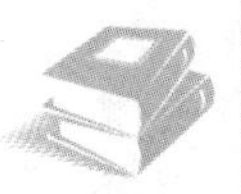
NOTE

【参考区间】 g 型精子 25%～45%；总肿胀精子百分率≥60%。

【注意事项】

(1) 低渗试剂配制要准确。

(2) 注意标本保暖,可在保温台上进行观察。

(3) 显微镜下观察时注意应无气泡,尾部全部肿胀呈球状归为 g 型精子。

【思考题】

(1) 查阅资料,还有其他哪些方法测定精浆果糖含量?它们各自的检测原理是什么?

(2) 简述精子凝集试验检测抗精子抗体的原理?

(3) 精子低渗肿胀试验中精子尾部会出现哪些肿胀?

(4) 查阅资料,还有其他哪些方法检测抗精子抗体?它们各自的优缺点是什么?

实验五 精子分析仪检查

一、计算机辅助精液分析

【目的】 了解计算机辅助精液分析(computer-aided semen analysis,CASA)的原理和相关参数。

【原理】 CASA 技术是将显微镜、摄像机、电子计算机等部件相互结合起来的一项先进的精液分析技术。CASA 系统分为硬件和软件系统两个部分,硬件系统包括显微摄像系统、温度控制系统、图像采集系统、微机处理系统等;软件系统是仪器设备专用的精子分析软件。显微镜把精液标本放大,摄像机对精子的静态图像和运动图像进行连续拍摄,经视频输出口输入监视器和计算机图像采集系统中,分析软件根据参数所设定的精子大小、灰度、运动位移等,对采集到的图像进行动态分析处理,得出精子密度、活动力、存活率、运动速度、运动轨迹等有关参数。检测结果可纸质打印,也可以视频格式长期储存。CASA 系统分析精子密度、活动率、活动力等指标具有客观、快速、准确等优点,特别是在分析精子运动能力方面具有独特的优越性。不同厂家不同型号的 CASA 系统的分析结果的可比性不够理想,而且价格昂贵,造成其推广普及有一定难度,但精液分析自动化是今后发展的趋势。

【器材】 CASA 系统(包括显微镜或相差显微镜、Microcell 精子计数板、恒温装置、计算机分析处理系统、CCD 摄像系统、监视器、打印机、计数板、微量吸管)等。

【试剂】 厂家配套专用试剂。

【标本】 新鲜液化精液。

【操作】 参见不同厂家 CASA 仪器用户使用手册。

【检测参数】 CASA 系统分析的参数主要分三类:精子活动参数、精子运动方式参数和运动精子浓度。

1. 精子活动参数

(1) 轨迹速度(VCL) 又名曲线速度,指精子头部沿其实际行走曲线的运动速度。

(2) 平均路径速度(VAP) 又名平均跨径速度,精子头部沿其空间轨迹移动的平均速度,是计算机将精子运动的实际轨迹平均后计算出来的。

(3) 直线运动速度(VSL) 又名前向运动速度,指精子头部在开始检测时的位置与最后所处位置之间的直线运动的时间平均速度。

(4) 摆动频率(BCF) 又名鞭打频率,指精子头部曲线轨迹跨越其平均路径轨迹的平均速度。

2. 精子运动方式参数

(1) 前向性(STR) 空间平均路径的直线性,即 VSL/VAP。

(2) 直线性(LIN) 又名线性度,指精子运动曲线轨迹的直线性,即 VSL/VCL。

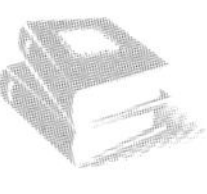
NOTE

(3) 摆动性(WOB) 精子头部沿其实际运动轨迹的空间平均路径摆动的尺度,即 VAP/VCL。

(4) 精子头侧摆幅度(ALH) 精子头部沿其空间实际运动轨迹对平均路径的侧摆幅度,以侧摆的平均值或最大值表示。

(5) 平均移动角度(MAD) 精子头沿其运动曲线轨迹瞬间转折角度的平均时间值。

3. 运动精子浓度 活动率、前向运动率、前向运动精子浓度(每升精液中前向运动精子的浓度)。

【注意事项】

1. 检测前 标本采集后立即送检,注意保温,液化后才能分析。

2. 检测中

(1) CASA 系统对精子密度有一定要求,在(25～50)×10^6/mL 范围内检测结果比较准确理想。精子密度过高时(大于 50×10^6/mL),精子相互碰撞的概率会增加,产生错误的结果。可用特殊稀释液(葡萄糖 1 g/L、人和牛血清清蛋白 0.3 g/L)或同源精浆稀释精液,防止稀释后精子运动发生改变。精子密度过低时(每个视野中只有 1～2 个精子),应选择比较适宜视野采样观测(每个视野中有 30～50 个精子)。

(2) 精子对温度很敏感,CASA 系统使用恒温装置将温度控制在 37 ℃。如果温度低于 30 ℃,则精子活力降低,影响精子活动率和精子活动力检测。如果温度高于 37 ℃,则精子运动速度加快,精子能量消耗过快而运动减弱。

(3) 精液标本千变万化,精液中混有较多大小、形态不同的精子,以及杂质成分时,可以根据实际情况调整系统参数设置,待参数调整合适后,再进行检测。

3. 检测后处理 参照"精液一般性状检查"。

二、精子质量分析仪

【目的】 了解精子质量分析仪(sperm quality analyzer,SQA)的原理和相关参数。

【原理】 SQA 系统是利用光电比浊原理和特定数学模型对较大样本量精液进行自动检测的一种精液分析系统。检测光通过精液时,密度不同和活动力强弱不等的精子可产生不同的衍射或散射光信号,仪器检测并收集其信号。根据信号特点,分析精子的运动引起精液光密度的变化,再将光信号转变为电信号,通过特定的数学模型计算出精子密度,分辨出不同活动程度的精子。光密度变化愈大,精子质量愈好,反之,则精子质量愈差。SQA 系统的特点是将精子置于一个 0.5 mL 体积的计数空间中,精子活动的深度和广度都比较接近精子排出体外的自然状态。CASA 系统所采用的计数池空间较薄,精子只能单层活动。

【器材】 全自动精子质量分析仪、水浴箱、吸管。

【试剂】 厂家配套专用试剂。

【标本】 新鲜液化精液。

【操作】 参见不同厂家 SQA 仪器用户使用手册。

【检测参数】

1. 前向运动精子密度(PRC) 指前向运动精子量,以前向运动精子率(A 级)与总精子密度的乘积表示。

前向运动精子密度=快速前向运动精子率(A 级)×总精子密度

2. 有效精子密度(FSC) 指同时具有前向运动及正常形态的精子密度。

3. 有效精子数(TFSC) 指精液标本中有效精子的总数,以 FSC 与精液量的乘积表示。

有效精子数=有效精子密度×精液量

4. 活动精子密度(MSC) 指运动精子数目,以总精子活动率与总精子密度的乘积表示。

活动精子密度=总精子活动率×总精子密度

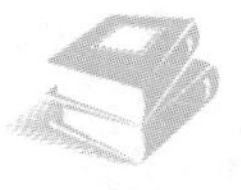
NOTE

5. 活动精子总数(TMSC) 指精液标本中活动精子的总数,以 MSC 与精液量的乘积表示。

活动精子总数=活动精子密度×精液量

6. 精子活动指数(SMI) SMI值是SQA检测系统的特色精液参数，在定量评价精液质量方面具有重要的临床应用价值。它是表达精子质量的参数，反映了运动精子和精子平均运动速率间的关系，通过相应的公式转换成可定量分析精子质量的SMI值。

【注意事项】

(1) 标本采集前禁欲3～5天。

(2) 标本采集后1 h内检测完毕。

(3) 标本应存放于25 ℃恒温水浴中。

(4) 标本检测时必须完全液化并混匀，吸取精液时，保证精液充满移液管。

(5) 严格按照仪器操作规程进行质控和检测。

(6) 每天测试结束后必须按正确的方法清洁测量通道。

【思考题】

(1) CASA检测和SQA检测的原理是什么？

(2) CASA系统和SQA系统在精液检查中应用的优缺点是什么？

(3) CASA系统和SQA系统的检测参数有哪些？

(4) 将精子分析仪与传统手工检测法进行比较，各自的长处和不足是什么？

(周小东)

实验六　前列腺液检查

一、前列腺液理学检查

【目的】 掌握前列腺液理学检查(physical examination of prostatic fluid)的内容、操作方法和注意事项。

【原理】 运用理学方法观察新鲜前列腺液的颜色、性状，检测其pH变化。

【器材】 载玻片、pH试纸、一次性吸管。

【标本】 新鲜前列腺液。

【操作步骤】

1. 外观颜色观察 取新鲜前列腺液1滴于载玻片上，肉眼观察其颜色和性状。

2. 酸碱度测定 用pH试纸检测前列腺液酸碱度，并记录其pH。

3. 报告方式

(1) 外观　颜色以“乳白色、红色或黄色等”报告；性状以“稀薄、黏稠、混浊或脓性等”报告。

(2) 酸碱度　pH X.X。

【参考区间】 正常前列腺液呈淡乳白色，稀薄，为不透明而有光泽的液体，pH 6.3～6.5。

【注意事项】

(1) 标本采集前3天应禁止性生活，因性兴奋可导致前列腺液内细胞数量增加而影响外观性状。

(2) 采集标本后应立即送检，以避免干涸。

二、前列腺液显微镜检查

【目的】 掌握前列腺液显微镜检查的内容、操作方法和注意事项。

【原理】 前列腺液涂片后在显微镜下直接观察，或干燥后染色观察其成分变化。

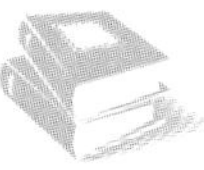
NOTE

【器材】 载玻片、盖玻片、显微镜、一次性吸管。

【试剂】

(1) 乙醇-乙醚固定液 95% 乙醇 49.5 mL、乙醚 49.5 mL 和冰乙酸 1 mL 混匀备用。

(2) 瑞-吉染液、巴氏染液或 H-E 染液、革兰染液。

【标本】 新鲜前列腺液。

【操作步骤】

1. 直接涂片法

(1) 制片 取新鲜前列腺液 1 滴于载玻片上，加盖玻片。

(2) 镜检 低倍镜下观察涂片全貌，然后转换高倍镜，观察 10 个视野内的卵磷脂小体、前列腺颗粒细胞、淀粉样小体和红细胞、白细胞、上皮细胞、精子等有形成分的数量、种类和分布情况。

(3) 报告方式 参照尿沉渣检测报告方式报告。

2. 涂片染色法

(1) 制片 取新鲜前列腺液 1 滴加在载玻片上制备涂片，自然干燥。

(2) 固定 干燥后的涂片于乙醇-乙醚固定液中固定 10 min 后取出，自然干燥。

(3) 染色 根据检测目的选择适宜的染色方法。

(4) 镜检 显微镜高倍镜下观察前列腺液内各种成分的变化。

(5) 报告方式 ①卵磷脂小体：以“满视野(4+)、3/4 视野(3+)、1/2 视野(2+)、1/4 视野(+)”来报告数量，并以“是否均匀”描述分布情况；②前列腺颗粒细胞：X 个/HP；③红细胞：X 个/HP；④白细胞：X 个/HP。

【参考区间】 卵磷脂小体：量多，满视野均匀分布；前列腺颗粒细胞：<1 个/HP；红细胞：<5 个/HP；白细胞：<10 个/HP。

【注意事项】

1. 标本 前列腺液必须及时送检，保证标本新鲜、不干涸。

2. 制片 前列腺液涂片薄厚要适宜，染色检查的涂片要薄；湿片加盖玻片时要避免产生气泡。

3. 显微镜检查 ①观察时应先用低倍镜，然后换高倍镜；②高倍镜检查至少 10 个视野，对有形成分较少或标本量较少的标本，应扩大观察视野；③观察卵磷脂小体时，光线应偏暗，并反复调节细螺旋；④若采用直接涂片镜检，在发现较大、形态异常的细胞时应进行染色检查。

【实验讨论】

(1) 前列腺液的外观异常包括哪些方面？与什么原因有关？

(2) 前列腺液显微镜检查应重点观察哪些有形成分？它们各有何形态特点？

实验七 阴道分泌物检查

一、阴道分泌物理学检查

【目的】 掌握阴道分泌物理学检查(physical examination of vaginal discharge)的主要内容、操作方法和注意事项。

【原理】 通过理学方法检查观察新鲜阴道分泌物颜色、性状和 pH。

【器材】 pH 试纸、消毒棉拭子。

【标本】 新鲜阴道分泌物。

【操作步骤】

1. 外观观察 肉眼认真仔细观察阴道分泌物的颜色和性状。

2. 测定酸碱度 用 pH 试纸检测阴道分泌物酸碱度，并记录 pH。

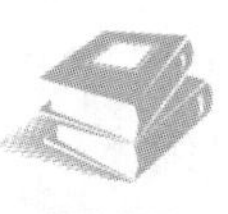
NOTE

3. 报告方式

(1) 外观　以"无色、黄色、黄绿色或红色等"报告。

(2) 性状　以"透明黏性、血性、水样、脓性、豆腐渣样等"描述。

(3) 酸碱度　pH X. X。

【参考区间】 在正常女性的月经周期中，新鲜阴道分泌物临近排卵期量多，清澈透明、稀薄似蛋清；排卵期 2～3 天后，阴道分泌物量少，混浊黏稠；pH 4.0～4.5。

【注意事项】

1. 标本采集前　标本采集前 24 h 内禁止性交、阴道局部用药、冲洗及盆浴等。

2. 标本采集　标本采集时要根据不同的目的从不同部位取材，一般情况下采用生理盐水浸湿的棉拭子从阴道后穹隆、宫颈口或阴道等不同部位取材。

3. 标本运送　采集的阴道分泌物应及时送检，以保证标本新鲜。

二、阴道分泌物显微镜检查

【目的】 掌握阴道分泌物显微镜检查的内容和方法。

【原理】 用显微镜分别观察阴道分泌物湿片和染色涂片，观察其清洁度及有无特殊细胞和细菌等。

【器材】 显微镜、载玻片、盖玻片、消毒棉拭子、一次性滴管。

【试剂】

(1) 生理盐水　0.9 g NaCl 溶解于 100 mL 蒸馏水中。

(2) 2.5 mol/L KOH 溶液　取 140 g KOH 溶于 1000 mL 蒸馏水中。

(3) 革兰染液、瑞-吉染液、H-E 染液或巴氏染液。

【标本】 新鲜阴道分泌物。

【操作步骤】

1. 湿片检查

(1) 制片　取 1 滴阴道分泌物加生理盐水制成涂片，然后加盖玻片。

(2) 阴道清洁度判断　先用低倍镜观察，再用高倍镜观察，根据鳞状上皮细胞、杂菌、乳酸杆菌和白细胞的多少来判断阴道清洁度，具体判断标准见表 7-12。

表 7-12　阴道清洁度判断标准

清洁度	乳酸杆菌	鳞状上皮细胞	杂菌	白细胞(个/HP)
Ⅰ	4+	满视野	—	0～5
Ⅱ	2+	1/2 视野	—	5～15
Ⅲ	+	少	2+	15～30
Ⅳ	—	—	3+	>30

(3) 滴虫观察　在检查清洁度的同时用高倍镜检查有无阴道毛滴虫。

(4) 真菌检查　加 1 滴 2.5 mol/L KOH 溶液于阴道分泌物涂片上，混匀并加盖玻片。先在低倍镜下观察有无菌丝，再用高倍镜确认并观察是否有孢子。

(5) 报告方式　阴道清洁度 X 度；有无真菌、阴道毛滴虫及线索细胞。

2. 涂片染色检查

(1) 制片　取阴道分泌物涂片，自然干燥。

(2) 染色　根据检测目的选择不同的染色方法。

(3) 镜检　用显微镜油镜观察有无病原体及各种细胞成分的变化。

(4) 报告方式　有无病原体或特殊细胞。

【参考区间】 清洁度Ⅰ～Ⅱ级，无病原体和特殊细胞。

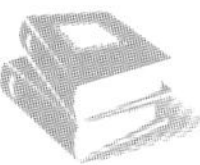

NOTE

【注意事项】

1. 器材 载玻片必须干净，生理盐水必须新鲜，棉拭子必须清洁干燥，避免其他细菌或各种化学试剂的污染。

2. 标本送检 标本采集后应立即送检，注意保温，防止污染。

3. 制片 涂片时应均匀平铺，避免聚集。

4. 显微镜检查 湿片观察时应采用弱视野，光线不能太强；检查时应观察足够多的视野，以防漏检。

【思考题】

(1) 阴道分泌物检查的主要内容和方法有哪些？

(2) 阴道清洁度的分级和判断标准有哪些？

(3) 阴道分泌物检查的注意事项有哪些？

（温晓艳）

综合训练七　女性生殖道感染性疾病诊断的设计性实验

【实验目的】 要求学生根据所学的女性生殖道感染性疾病的知识，掌握和巩固生殖道感染性疾病的实验诊断设计思路，培养学生对检测项目的综合应用能力和对检验结果的解释能力，熟悉所选检测项目的规范性操作，熟悉设计性实验报告书写的基本格式。

【学习内容】 女性生殖道感染性疾病的诊断思路如下。

(1) 判断是否有生殖道感染性疾病。

(2) 综合各方面资料推断病因，做出初步诊断。

(3) 通过实验室检查确诊。

【背景资料】 患者，女，30 岁，已婚。以“白带增多、外阴瘙痒、性交痛”为主诉就诊。体格检查：阴道内可见大量稀薄脓性分泌物，阴道壁有散在红色斑点，其余无异常。

【器材】 棉拭子、载玻片、试管、精密 pH 试纸、光学显微镜。

【试剂】 生理盐水、10%KOH 溶液、革兰染液。

【实验标本】 阴道分泌物。

【实验要求】 每实验组提交一份格式正确、内容完整的实验设计报告。主要内容包括实验设计题目、参加人员、设计思路和方案、实验材料与方法、预期实验结果、结果分析与讨论、诊断和诊断依据、参考文献。

（赵莉平）

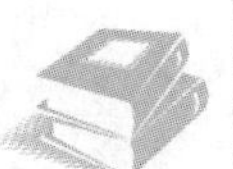

NOTE

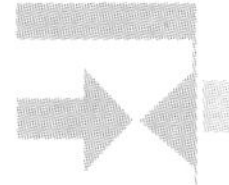

第八章　细胞病理学基本检查

实验一　标本采集和涂片制作

一、标本采集

【目的】 了解脱落细胞的标本采集方法、注意事项及其临床应用。

【原理】 正确地采集标本是细胞学诊断的关键和基础，标本采集要遵循以下原则。

(1) 正确地选择采集部位，尽可能对病变区细胞进行直接采集。

(2) 采集的标本必须保持新鲜，采集后应立即涂片固定，避免细胞自溶或污染。

(3) 采集标本的方法应尽可能简便且容易掌握，既要减少患者的痛苦，又要防止引起并发症或肿瘤扩散。

(4) 避免血液、黏液等干扰物混入。

【器材】 木制或竹制刮板、金属或玻璃吸管、载玻片、清洁干燥小玻璃瓶或塑料杯等。

【试剂】 各类固定液。

(1) 95％乙醇固定液。

(2) 乙醚-乙醇固定液　由95％乙醇49.5 mL、乙醚49.5 mL、冰乙酸1 mL组成。

(3) Carnoy固定液(用于血液含量较多的标本)　由95％乙醇60 mL、氯仿30 mL和冰乙酸10 mL组成。

(4) Saccomanno固定液(可用于痰液标本固定，多用于痰液细胞DNA提取)，由蒸馏水434 mL、95％乙醇526 mL和聚乙二醇1540储存液40 mL组成。

【操作步骤】

1. 脱落细胞标本

(1) 宫颈脱落细胞取材　宫颈外口恰为宫颈管的柱状上皮与宫颈阴道部的鳞状上皮交界处，该处为宫颈癌好发部位。采集细胞时必须充分暴露宫颈外口，以棉签拭净黏液，然后用木制宫颈小刮板和宫颈毛刷在移行带(转化区)做360°旋转拭刮。将所得标本制成涂片，立即固定。

(2) 痰液脱落细胞取材　用竹签或镊子将痰液牵引开，首选血丝及其附近痰液、鲜血旁的黏液、灰白及细丝线样痰液。有组织块提示可能有癌细胞，应送病理组织检查。血块、脓块、灰黑色胶冻痰、泡沫痰中癌细胞少见。

(3) 浆膜腔积液脱落细胞取材　肉眼观察送检积液的物理性状很重要，可提示某些有关的疾病。应详细记录，以供观察涂片时参考。漏出液蛋白质含量低，细胞数量少，肉眼观常为淡黄色水样清亮液体，主要由心力衰竭、肝硬化等引起。渗出液蛋白质含量高，细胞数量较多，肉眼观呈混浊状，主要由炎症或肿瘤引起。若积液中含较多红细胞，则呈淡红色或暗红色；含大量白细胞时，积液常呈黄白色；若积液凝固则说明有较多的纤维蛋白成分；含大量癌细胞时可见有细小颗粒，有沙粒感。

(4) 尿液脱落细胞取材　①自然尿，留取新鲜晨尿，以中段尿为佳，一般不少于50 mL，连续检测三天。②导尿，如怀疑有肾盂或输尿管肿瘤，可在膀胱镜下用输尿管导尿。此法尿液中细胞成分较多，形态保存完整，并能提示肿瘤发病部位，留取输尿管和肾盂尿液不少于10 mL。③膀胱冲洗液，用50～100 mL生理盐水或林格液，由尿道做膀胱冲洗，反复注入和抽吸5～10次，获得膀胱冲

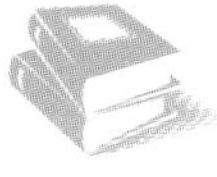
NOTE

洗液。此法对膀胱鳞癌、原位癌及憩室内癌检测效果较好。④细胞刷片，在内镜的直视下，可对膀胱、输尿管及肾盂等可疑部位，采用特制小刷子来刷取细胞成分，细胞刷取后，直接制片，并立即放入2%聚乙二醇和50%乙醇的混合液中固定，若不能立即制片，也可将刷子直接固定在70%的乙醇溶液中。切勿直接浸入甲醛或Bouin液中，防止细胞黏在刷子上不易制成涂片。

2. 针吸细胞标本 可通过细针穿刺获得的标本：实体器官(如淋巴结、乳腺肿块、甲状腺结节等)、充满液体的器官(胸腔积液、腹腔积液、心包积液等)。下面以淋巴结穿刺和腹腔积液吸引术为例。

(1) 淋巴结穿刺 一般取肿大较明显的淋巴结，常规消毒局部皮肤和术者手指，术者以左手示指和拇指固定淋巴结，右手持带18～19号针头的10 mL干燥注射器将针头沿淋巴结长轴方向刺入淋巴结内，深度依淋巴结大小而定，然后边拔针边用力抽吸，利用空针内的负压将淋巴结内的液体和细胞成分吸出。

注意事项如下。

①最好在饭前穿刺，以免抽出物中含脂质过多，影响染色。

②若细针抽吸未能获得抽出物，可将针头再由原穿刺点刺入，并在不同方向连续穿刺，抽吸数次，只要不发生出血，直到取得抽出物为止。

③注意选择易于固定的部位，淋巴结不宜过小，且应远离大血管。

(2) 腹腔积液吸引术 术前嘱患者排尿，患者取仰卧位或侧卧位。常规消毒局部皮肤，在脐与耻骨联合连线的中心旁1 cm处进针2～3 cm，抽吸液体。

注意事项：采集的积液标本应及时送检，接到送检标本后立即离心取沉淀物涂片，以保持标本的新鲜，然后固定、染色后镜检。

二、涂片制作

【目的】 掌握细胞病理学常见标本的涂片制作方法及原理。熟悉细胞病理学标本涂片制备流程。

【原理】 不同的标本有各自不同的标本制备方法，所采用的标本制备方法应使有效成分最大限度地、薄厚均匀地分布于载玻片上。正确的细胞病理学诊断取决于有代表性的、制备良好的标本涂片，以利于客观、准确地在显微镜下观察分析。

【器材】

(1) 载玻片 厚度应以0.95～1.06 mm为宜。

(2) 50 mL离心管(带盖)、吸管。

(3) 标本架 用于涂片固定时载玻片相互间保持独立。

(4) 离心机、振荡仪。

(5) 竹签。

【试剂】

(1) Mayer清蛋白黏附剂，购买商品化产品或自行配制。配制方法：将新鲜蛋清(1 g蛋清加20 mL蒸馏水)和纯甘油按1∶1充分搅拌混合，在55～58 ℃条件下用粗滤纸过滤，最后加入少量麝香草酚或樟脑等防霉剂，装入试剂瓶中，4 ℃储存。

(2) 明胶-铬明矾黏附剂 明胶1.0 g，铬明矾0.1 g，溶解于100 mL蒸馏水中，再加入10%麝香草酚溶液1 mL。

(3) 多聚赖氨酸黏附液 商品化0.1%多聚赖氨酸储存液使用前用去离子水做1∶10稀释。

(4) Shaklee Basic H和Surgipath Sta-on混合黏附剂 将商品化的Shaklee Basic H和Surgipath Sta-on按1∶9比例混合为储存液，至少保存1年；工作液是将储存液20 mL加入去离子水480 mL中，该液可保存1周。

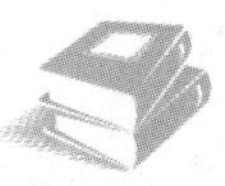

(5) 乙醇-冰乙酸溶液 25%乙醇95 mL+冰乙酸5 mL。

(6) 二硫苏糖醇(DTT)溶液　由 0.2% DTT、60%乙醇、3%聚乙二醇组成。

(7) 95%乙醇或类似固定液。

(8) 膜式液基薄层细胞制片仪及其配套产品,如消化液、保存液、DTT 溶解液(1 g DTT+10 mL 消化液,避光冷藏保存)等。

【标本要求】 新鲜标本,标本的制备应在细胞发生损伤前。由于细胞病理学的标本种类复杂多样,各种标本的保存时间各异,如痰液、呼吸道吸出物或黏液囊肿液等富含黏液的标本,可以冷藏保存 12～24 h;胸腹腔积液、心包积液等富含蛋白质的液体标本在室温条件下可以保存 24～48 h;尿液、脑脊液等标本或蛋白含量低的标本如不加保存液应在 1～2 h 内制片完毕;胃液等 pH 低的标本应在数分钟内制片完毕。

【操作步骤】

1. 宫颈脱落细胞涂片制备

1) 制片

(1) 常规巴氏制片　①转圈涂抹法,用竹签挑取宫颈刮取物或分泌物,从载玻片中心开始顺时针方向,由内向外转圈涂抹,切忌不可重复或反向涂抹。②往返涂抹法,即从载玻片的一端开始,与载玻片平行从左向右来回涂抹,一般涂抹的宽度比载玻片稍窄,留 1/3 处贴标签。

(2) 液基薄层制片　即将装有标本的细胞保存液瓶置于振荡仪中振荡 10 min,分离标本中的血液,打散黏液,静置 15 min 后,待上机制片。

2) 固定　涂片制备完后,立即放入固定液中至少固定 15 min。

3) 染色　见本章实验二。

2. 痰液脱落细胞涂片制备

1) 制片

(1) DTT 黏液液化法　在标本中加入 2 倍体积的 DTT 溶液(如 5 mL 痰液加入 10 mL DTT 溶液),充分混匀后,置于室温下 30～60 min,并不断混匀,最后离心制片。

(2) 压拉涂片法　将标本挑取到载玻片约 1/3 交界处,用另一张清洁的载玻片盖在痰液上,轻轻旋转,然后在水平位置边压边拉,快速分开两张涂片。

(3) 其他:同宫颈脱落细胞涂片制备的两种方法。

2) 固定与染色　同宫颈脱落细胞涂片制备。

3. 浆膜腔积液脱落细胞涂片制备

1) 制片

(1) 液态标本　①将标本上部液体轻轻倒去,留底部 20～40 mL,摇匀后分装于离心管中,以 600 *g* 离心 10 min。②用吸管小心吸去上清液,慢慢吸取沉淀物表层细胞 0.2～0.5 mL 涂片。③将吸取的标本滴在载玻片一端,左手平执载玻片(标本在载玻片右端),右手持推片从前方靠近标本,使标本沿推片边缘展开成适当的宽度,立即将推片与载玻片呈 30°～45°角,推制成厚薄适宜的涂片(同血涂片制备法)。如沉淀物少于 0.5 mL 也可将吸取的标本滴在载玻片一端,用吸管将其均匀摊开即可。浆膜腔积液也可使用液基薄层制片。

(2) 凝块标本　蛋白质或血液含量高的标本如果没有做抗凝处理则容易凝固,凝块通常黏附在容器一侧,需用竹签挑出凝块制成细胞块(即将凝块放入离心管中,加入 10%中性福尔马林溶液固定 30 min 以上,然后脱水、石蜡包埋、切片、H-E 染色或巴氏染色),剩余液体按照方法(1)制片。如是瑞-吉染色,则弃去凝块,按照方法(1)制片。

(3) 血性标本　H-E 或巴氏染色。多先溶解红细胞后再按照方法(1)制片,常用的溶解红细胞方法如下。①制片前溶解红细胞,在 50 mL 标本中加冰乙酸 1 mL 或溶血剂几滴或 0.1 mol/L 盐酸几滴,红细胞溶解后,可形成棕色外观,但此法有可能引起脱落细胞形态改变。商品化 Cytorich Red 和 Cytolyte 试剂不仅能溶解红细胞,还能固定相关细胞成分。操作时,在 25～50 mL 标本中加入试剂 1 mL。②制片后溶解红细胞,在涂片制备后,加入 Cytorich Red 溶液几滴或浸入 Cytorich

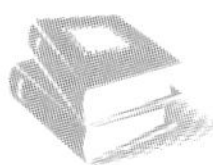
NOTE

Red 溶液 30 s,再浸入固定液中。或将涂片放到 Carnoy 固定液中,Carnoy 固定液能溶解涂片上已经染色或未染色的红细胞。③染色时溶解红细胞,将染色或未染色涂片,在 95%乙醇中固定 5 min 后,浸入含 2 mol/L 尿素溶液(将尿素 120 g 加入蒸馏水 1000 mL 中)20～30 s,再浸入固定液中。对已经染色封片的标本,需先将涂片浸入二甲苯、乙醇和水中,取下盖玻片后浸入尿素溶液中 20～30 s,再将标本重新固定、复染、封片。瑞-吉染色时,按照方法(1)制片。

2) 固定　涂片制备完后,待其自然干燥或用电吹风冷风风干后立即放入固定缸内固定 15 min;血性标本可用 Carnoy 固定液固定 3～5 min,直到涂片无色,然后放入 95%乙醇固定液中。

3) 染色:见本章实验二。

4. 尿液脱落细胞涂片制备

1) 制片

(1) 离心沉淀法　一般采用二次离心浓集法处理效果较好。①将全部尿液标本摇匀后,倒入 4～6 支离心管内,以 600 *g* 离心 10 min。②倾去上清液,如细胞成分较多,即可直接涂片。③如沉淀很少,则将各管内沉淀再集中于 1 支试管内,以同样条件离心 5～10 min。④倾去上清液,将沉淀混匀,在载玻片上推成薄片或用竹签涂开,厚度以略能流动为佳。

(2) Bales 法:此法制片细胞丰富,平铺,单层,细胞形态和结构保存好,可用于细胞图像分析。①取 50 mL 尿液,以 600 *g* 离心 10 min。②倾去上清液,用滤纸吸去多余水分。③加入 3～5 mL 2%聚乙二醇和 50%乙醇混合的固定液,固定 10 min,④再同上法离心、去上清液,取沉渣混匀后涂片。⑤自然干燥 10～30 min,用 95%乙醇滴片固定 10 min 即可。

(3) 细胞离心法:按照 Bales 法步骤①②处理标本后再按下面步骤操作。①用移液枪准确吸取沉淀物 3 μL,放入含 400 μL 含 2%聚乙二醇和 50%乙醇的混合溶液的试管中。②用涡旋混匀器充分振荡,并防止细胞聚集。③取 2 支细胞离心管,用移液枪各加入 200 μL 沉淀物,放入细胞离心机中离心 5 min。④倾去上清液,将沉淀混匀,在载玻片上推成薄片或用竹签涂开,厚度以略能流动为佳,自然干燥 10～30 min。

2) 固定　上述标本制片后均在 95%乙醇或其他固定液中固定 10 min。

3) 染色　见本章实验二。

【参考区间】 适宜的涂片:细胞成分应涂在载玻片的右侧三分之二处,在镜下各个视野都布满细胞,间隙很少,细胞重叠不明显。

【注意事项】

(1) 制片时操作须轻巧,避免损伤细胞。

(2) 涂片应厚薄适宜,太厚则细胞过多、重叠;太薄则细胞数量太少,影响检出率。

(3) 如标本为大量液体,则需离心沉淀后,取沉渣制作涂片。

(4) 如标本为澄清液体(细胞成分少),处理前需加入少量黏附剂,提高细胞黏附率。

【实验讨论】

(1) 一张好的制片应有哪些特征?

(2) 如何溶解血性标本中的红细胞?

(3) 涂片制好后为什么要固定?

实验二　染 色 方 法

一、巴氏染色法

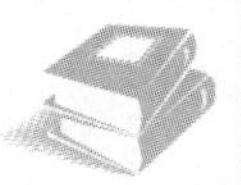

【目的】 掌握巴氏染色(Papanicolaou stain)标本中各种细胞的着色特点、操作方法及注意事项。

NOTE

【原理】 细胞染色是使染料透入被染物，并存留于其内部的一种过程。细胞成分对各种染料的反应取决于其化学结构对染料的吸附程度与亲和力。因而染色后在同一张标本上可以看到不同的着色，从而区分各种细胞。巴氏染液中含有阳离子、阴离子和两性离子，具有多色性染色效能，染色透明性好、细胞核结构清晰及显示细胞分化程度等特点。适用于来自鳞状上皮组织的标本及观察阴道分泌物涂片中雌激素水平对上皮细胞的影响。

【器材】 载玻片、盖玻片、染液缸、镊子等。

【试剂】

(1) Harris 苏木素染液　将 1 g 苏木素溶解于无水乙醇或 95%乙醇 10 mL 中。另将 20 g 已研细的硫酸铝钾放于 1000 mL 的烧杯中，加入蒸馏水 200 mL，加热使其完全溶解，当温度达到 90 ℃时，加入苏木素-乙醇溶液，一边加一边搅拌并迅速加热至沸腾。离开火源，将 0.5 g 黄色氧化汞粉末徐徐加入其中，并不断搅拌，注意防止液体沸腾溢出，再继续加热至溶液呈深紫色为止。立即放入冷水中冷却，以免过度氧化变为棕色沉淀。次日过滤，放于棕色试剂瓶中保存(原液)，可以立即使用，也可存放数月到数年。使用时将苏木素原液加入等量的蒸馏水混合后即可。

配制染料时，在上述 200 mL 染液中加入 2 mL 枸橼酸或冰乙酸，可以起到稳定苏木素染色基团及抗氧化的作用，使细胞不易过染，同时减少沉淀形成。

(2) 橘黄 G(Orange G，OG)染液　染液的配制按表 8-1 进行。

表 8-1　橘黄 G(OG)染液的配制方法(1000 mL)

成　　分	改良 OG 染液	OG-6 染液
橘黄 G	10%水溶液* 20 mL	10%水溶液* 50 mL
95%乙醇	980 mL	950 mL
磷钨酸	0.15 g	0.15 g

注：* 指 10 g 橘黄 G 染料溶解于 100 mL 蒸馏水中，储存于深棕色瓶中，使用前过滤。

(3) 乙醇-伊红(eosin-alcohol，EA)染液

①EA 水溶性储备液的配制(下列各储备液均把染料溶解于 100 mL 的蒸馏水中)　a. A 液：10%俾斯麦棕；b. B 液：2%淡绿；c. C 液：20%伊红；d. D 液：3%淡绿；e. E 液：3%固绿 FCF。

②EA 乙醇溶性储备液的配制　a. F 液：0.1%淡绿(由 B 液 50 mL 加入 95%乙醇 950 mL 配成)；b. G 液：0.5%俾斯麦棕(由 A 液 5 mL 加入 95%乙醇 95 mL 配成)；c. H 液：0.5%伊红(由 5 g 伊红加入 1000 mL 的 95%乙醇配成)。

EA 染液的配制方法见表 8-2。

表 8-2　EA 染液的配制方法(1000 mL)

成　　分	改良 EA-1 染液(用于涂片方法)	改良 EA-2 染液(用于滤膜方法)	EA36 染液	EA65 染液
淡绿	D 液 10 mL	D 液 5 mL	F 液 450 mL	F 液 225 mL
固绿		E 液 5 mL		
俾斯麦棕			G 液 100 mL	G 液 100 mL
磷钨酸	2 g	2 g	2 g	6 g
饱和碳酸锂			10 滴	
伊红	C 液 20 mL	C 液 20 mL	H 液 450 mL	H 液 450 mL
95%乙醇	700 mL	700 mL		225 mL
纯甲醇	250 mL	250 mL		
冰乙酸	20 mL	20 mL		

(4) 稀碳酸锂溶液　于 100 mL 蒸馏水中加饱和碳酸锂溶液 1 滴。

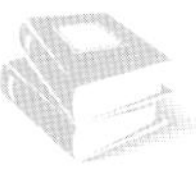
NOTE

(5) 0.5%盐酸乙醇溶液　于100 mL的70%乙醇溶液中加入浓盐酸0.5 mL即可。

(6) 乙醇　浓度为50%、70%、80%。

(7) 乙醚-乙醇固定液　100 mL配方：乙醚49.5 mL,95%乙醇49.5 mL,冰乙酸1 mL。

(8) 光学树脂胶。

【标本】 脱落细胞及细针吸取细胞的涂片。

【操作】

1. 固定　将涂片放入固定液中固定15～30 min。

2. 渐进入水　将已固定的涂片依次放入80%、70%、50%乙醇溶液,最后放入蒸馏水中各1 min。

3. 染核　将涂片放入苏木素染液中5～10 min,取出后用流水漂洗干净。

4. 分色　将涂片放入0.5%盐酸乙醇溶液中分色数秒,涂片变淡红色,取出后用流水漂洗干净。

5. 蓝化　将涂片放入稀碳酸锂溶液中,蓝化2 min,涂片变蓝色,用流水漂洗干净。

6. 渐进脱水　将涂片依次放入50%、70%、80%、95%乙醇溶液中各1～2 min。

7. 染胞质　①先放入橘黄G染液中染色1～2 min,然后放入95%乙醇溶液中洗涤2次。②再放入EA染液(EA36染液、EA65染液或改良EA染液)染色2～3 min,然后放入95%乙醇溶液中洗涤2次。

8. 脱水透明　依次将涂片放入2缸无水乙醇液中各2 min,再放入2缸二甲苯中各2 min。

9. 封片　用光学树脂胶1滴,加盖玻片封固。

【染色结果】

1. 上皮细胞　胞质的染色随分化程度和细胞类型不同可染成蓝绿色、粉红色或橘黄色,胞核染成深紫色或深蓝色,核仁染红色。

2. 白细胞　核染深蓝黑色,胞质染绿色、淡蓝色。

3. 红细胞　染鲜红色。

4. 黏液　染粉红色或淡蓝色。

【注意事项】

(1) 标本应新鲜、立即固定。

(2) 苏木素染细胞核的时间长短可随室温和染料情况而定。放置过久的染液或夏季容易着色,染色时间可略短;新配制的苏木素染液、应用已久较稀释的苏木素染液或冬季不易着色,染色时间可稍长。一般苏木素染液可以使用较长时间,每天增加少量新鲜染液即可。

(3) 苏木素染液经放置后,表面常浮有一层带金属光泽的染料膜,因此在染色前应将染液过滤,以免染料膜黏附在标本表面妨碍镜检。

(4) 因分色作用在瞬间完成,时间切勿过长。分色完毕后,立即用流水彻底清洗干净,以免细胞核褪色。若苏木素染色太深,可适当延长分色时间。盐酸乙醇溶液需每天更换新液。

(5) 细胞核着色不佳原因

①细胞核着色过浅:a. 盐酸分色时间过长或苏木素染液使用时间过长;b. 在固定之前涂片已干燥,所以对巴氏染色的涂片需要严格遵守湿固定的原则;c. 使用Carnoy固定液时间过长,使核物质损失过多;d. 自来水的pH偏酸性。

②细胞核着色过深:a. 盐酸溶液浓度不够;b. 血液多和蛋白质多的液体标本,容易造成细胞核染色过深,可先处理之后再制备标本。

(6) 蓝化后要充分清洗才不会妨碍胞质着色及标本制成后颜色的保存。稀碳酸锂溶液需每天更换新液。蓝化步骤可以用自来水替代。

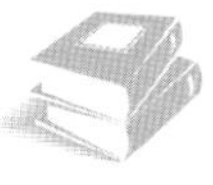

(7) EA染液和橘黄G染液性质不太稳定,最好每周更换新液。

(8) 细胞质着色不佳原因

NOTE

①全片内胞质都淡染：需要延长染色时间或更换新液。

②巴氏染色胞质不分色，均为浅红色，提示：a. 涂片在固定前已干燥；b. 涂片内有大量球菌样细菌影响胞质染色；c. 由于 EA 染液的 pH 不恰当所致，如染色均为红色，可以加少许磷钨酸溶液纠正，如染色均为蓝色或绿色，可以加少许饱和碳酸锂溶液纠正。对于改良 EA 染液，每 100 mL 染液加入 2 mL 冰乙酸后染色效果更佳，染液使用更持久。

③胞质染成灰色或紫色：由于苏木素染色时间过长或盐酸分色不佳。

④使用含有碳蜡或油脂固定液固定的涂片，在染色之前，应放入 95%乙醇中充分浸泡 30 min 以上甚至过夜，否则会影响染色效果。

⑤对不同的标本应该使用不同的 EA 染液。一般认为，EA36 染液用于妇科标本，而 EA65 染液或改良 EA 染液用于非妇科标本。

(9) 浸入法固定涂片，固定液要每天过滤或经常更换新液，以防污染。

(10) 加水、脱水、透明用的乙醇溶液要每天过滤、定期测其浓度，适时更换新液。

(11) 不需保存的标本，可免去脱水、透明、封片的步骤。

二、苏木素-伊红染色法

【目的】 掌握苏木素-伊红染色法(hematoxylin-eosin stain，H-E)标本中各种细胞的着色特点、染色方法及注意事项。

【原理】 苏木素染胞核，伊红染胞质，试剂配制及染色过程与巴氏染色法相似。本法染色透明度好，核与胞质对比鲜明，染色效果稳定，且方法较简便，易掌握，染液渗透性强，广泛用于各种脱落细胞染色。

【器材】 载玻片、盖玻片、染液缸、标本杯、竹签、镊子等。

【试剂】

(1) 固定液、苏木素染液、0.5%盐酸乙醇溶液、稀碳酸锂溶液，各种浓度的乙醇溶液等，均同巴氏染色法。

(2) 0.5%伊红溶液：将 5 g 伊红 Y 完全溶解于 1000 mL 蒸馏水中，加入 10 滴冰乙酸和少许麝香草酚，可以增强染色效能和防腐作用。

【标本】 脱落细胞及细针吸取细胞涂片。

【操作】

1. 固定 将涂片放入固定液中 15～30 min，取出后用流水冲洗 1 min。

2. 染核 放入苏木素染液中 5～10 min，流水冲洗数秒钟。

3. 分色 放入 0.5%盐酸乙醇溶液中数秒，流水冲洗。

4. 蓝化 放入稀碳酸锂液中 1～2 min，流水冲洗，至标本变为蓝色。

5. 染胞质 放入伊红染液中 1～2 min，流水冲洗。

6. 渐进脱水 依次放入 50%、70%、80%、95%乙醇溶液中各 1～2 min。

7. 透明脱水、封片 同巴氏染色法。

【染色结果】

1. 上皮细胞 胞质染淡玫瑰红色，细胞核染深紫蓝色。

2. 白细胞 细胞核染蓝黑色，胞质染红色。

3. 红细胞 染淡红色。

【注意事项】 本法胞质染色多彩性不及巴氏染色法，故不宜做鳞状上皮细胞分化情况的观察。其他同巴氏染色法。

三、瑞-吉染色

【目的】 掌握瑞-吉染色下各种上皮细胞的着色特点、操作方法及注意事项。

NOTE

【原理】 同血涂片染色。本法常用于血液及骨髓细胞标本、胸腹腔积液、穿刺标本等，尤其适用于鉴别恶性淋巴瘤的类型。操作简单，对胞质中颗粒与核染色质结构显示较清晰。

【器材】 蜡笔、染色架、吸球。

【试剂】

1. 瑞氏染液 瑞氏粉 1 g，加入甲醇（AR 级以上）500 mL，充分混匀，密封瓶口，室温暗处存放 7 天后即可应用，染液放置越久，则染料溶解、分解就越好，其染色效果越好，一般储存 3 个月以上为佳。

2. 吉姆萨染液 吉姆萨粉 0.5 g，加入 33 mL 丙三醇（甘油，AR 级以上）中混匀，放入 56 ℃水浴箱中 3 h 以上，中间混匀 3～5 次，取出冷却至室温，再加入 33 mL 甲醇（AR 级以上）中，混匀后放棕色瓶内，室温下静置 7 天，过滤后再使用。染色放置越久，其染色效果越好。

3. 磷酸盐缓冲液(pH6.4～6.8) 同血涂片染色。

4. 吉姆萨-磷酸盐缓冲液混合液 吉姆萨染液 2～3 mL，加磷酸盐缓冲液 30～40 mL 混匀即可应用。每天上、下午各新鲜配制 1 次。

【标本】 脱落细胞及细针吸取细胞涂片。

【操作】

(1) 将脱落细胞涂片在瑞氏染液中染 2～3 s。

(2) 取出立即放入吉姆萨-磷酸盐缓冲液混合液中，染色 15～25 min（根据涂片质量和细胞数量适当调整染色时间，如穿刺物涂片染 15 min，体液细胞涂片染 20 min）后取出。

(3) 用流水从载玻片一侧冲洗，自然晾干或用干净滤水纸吸干后镜检。

【染色结果】

(1) 涂片外观为淡紫红色，低倍镜下细胞分布、着色均匀。

(2) 成熟粒细胞胞质染淡粉红色并可见颗粒，幼稚阶段粒细胞胞质染蓝色并可见颗粒，淋巴细胞胞质染天蓝色，单核及吞噬细胞胞质染灰蓝色。

(3) 红细胞呈粉红色双凹圆盘状。

(4) 分化好的鳞癌细胞胞质多染淡粉红色，分化差的鳞癌细胞胞质染深蓝色，腺癌细胞胞质多染深蓝色并可见囊状大空泡，间皮细胞胞质染淡蓝色或深蓝色。

(5) 细胞核呈紫红色，染色质和副染色质清晰，粗细松紧可辨。由于瑞-吉染色没有脱水过程，各种细胞核体积比前两种染色法都大一倍左右，核染色质清楚，固缩现象少见。

【注意事项】 同血涂片染色。

鳞状上皮细胞的三种染色结果形态比较见图 8-1。

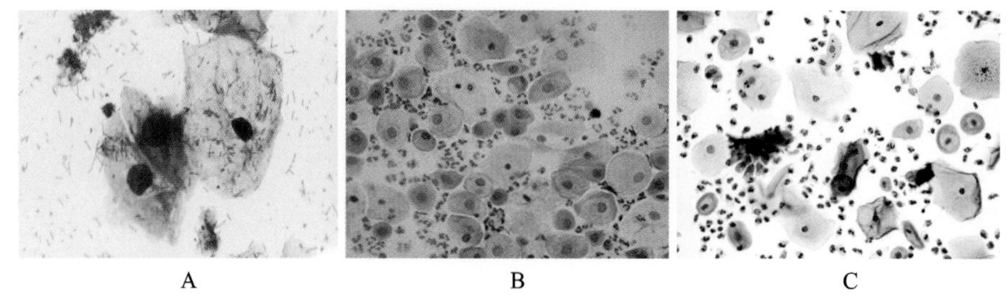

图 8-1 鳞状上皮细胞的三种染色结果形态比较

A. 瑞-吉染色（宫颈涂片×1000）；B. H-E 染色（宫颈涂片×400）；C. 巴氏染色（宫颈涂片×400）

【实验讨论】

(1) 三种染色法各有何特点，影响染色结果的因素有哪些？

(2) 简述三种染色方法对各种细胞的着色特征。

(3) 瑞-吉染色后上皮细胞的形态与其他两种染色法最大的区别是什么？

(4) 试分别分析细胞核染色过深或染色过浅的原因。

实验三　液基细胞学技术

【目的】 掌握液基薄层细胞制片的制作方法及应用。

【原理】 液基细胞学(liquid-based cytology,LBC)技术,即采用滤膜过滤法实现自动标本处理的新技术,是将刷取或灌洗法采集的标本,放在特殊的运送液或保存液中,制成细胞悬液,经过进一步处理,除去血液、蛋白质和炎性渗出物,制成分布均匀的薄片。适用于妇科标本和非妇科标本检查。液基细胞学技术还可用于胸腹腔积液脱落细胞、尿沉渣、痰液脱落细胞检查等。

【器材】 压舌板、专用刷子、专用保存细胞液的塑料瓶、转送细胞过滤膜、妇科专用膜(孔径7～8 μm),非妇科滤膜(孔径5 μm)。

【试剂】 乙醇、甲醇。

【标本】 采用专用刷子或压舌板刮取阴道分泌物,置于含保存液的容器内。

【操作步骤】

1. 分散标本 仪器旋转瓶内的过滤柱状桶,在液体中产生强大的切力,分离随机聚合在一起的材料,将黏液分散开,而细胞簇保持完整。

2. 收集细胞 轻微的负压作用于滤膜,使细胞被收集在滤膜表面。当滤膜表面的细胞密度正合适时,仪器停止过滤,然后过滤柱状桶就从样品瓶中自动出来,稍倾斜,把滤液倒入废瓶中。

3. 转送细胞 把过滤柱状桶再转到玻片上,由于细胞的自然吸附性和玻片的静电作用,细胞对玻片比对滤膜的亲和力大,轻微的气压作用于滤膜,使细胞从滤膜转送到玻片上。一旦转送完成,玻片就与滤膜分开自动放入固定液容器中。

ThinPrep 和 SurePath Prep 液基薄层细胞制片的区别见表8-3。

表8-3 ThinPrep 和 SurePath Prep 液基薄层细胞制片的区别

制片方法	原　理	细胞圈大小	制片时间	标本预处理
ThinPrep 液基薄层细胞制片	真空过滤法	直径 20 mm	每一个标本需要 70 s	需要
SurePath Prep 液基薄层细胞制片	重力沉降	直径 13 mm	同时处理 48 个标本,整个过程需 2 h	不需要

【注意事项】

(1) 用采集器采集标本后,将其置入装有保存液的小瓶中刷洗,一般是上、下、左、右充分刷洗,不可用采集器沿着一个方向搅动。

(2) 非妇科标本要先经过消化液溶解,将适量标本置入离心管中,加入30 mL 消化液,置入振荡器中运行20 min 后,再以600 *g* 离心10 min。弃去上清液,留下2 mL 细胞沉淀液转入装有保存液的小瓶中。

(3) 体液标本先以600 *g* 离心5 min,取其沉淀物上的细胞层置入30 mL 消化液中进行溶解,振荡,再以600 *g* 离心5 min,留下2 mL 细胞沉淀液转入装有保存液的小瓶中。脑脊液的标本无须经过离心,可直接倒入含保存液的标本瓶中。

【实验讨论】

(1) 液基薄层细胞制片的优缺点有哪些?

(2) ThinPrep 液基薄层细胞制片和 SurePath Prep 液基薄层细胞制片的区别何在?

实验四　细胞涂片观察和结果报告

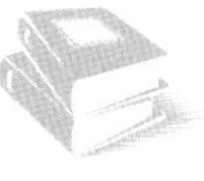

NOTE

【目的】 掌握细胞学涂片观察及结果报告方法。

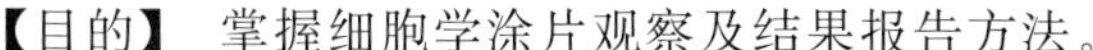

【原理】 细胞病理学实验室应制订严格的细胞观察及结果报告程序，以保证诊断的准确性。为此实验室应建立核查系统，交互核查以减少错误的发生。

【器材】 显微镜、记号笔。

【操作步骤】

1. 涂片观察方法

(1) 先将染色后的涂片置于显微镜的载物台上，涂片膜面向上，调整光源使其对准涂片的一角。

(2) 低倍镜下观察全片，按照"城垛式"的方式有顺序地移动推进器，避免遗漏或重复观察视野，为了观察目标细胞的细致结构，可转换至高倍镜或油镜下观察。

(3) 瑞-吉染色涂片观察目标细胞时常采用油镜观察，巴氏染色和 H-E 染色涂片观察目标细胞时常使用高倍镜观察，当发现异常细胞时，应将显微镜镜头转至低倍镜下，用记号笔做圆点状标记，以便其他技术人员进行复查或讨论。

2. 结果报告方法

(1) 核对检验申请单 如患者姓名、申请医生姓名、标本采集时间、标本来源、临床初步诊断；妇科标本应注明末次月经时间、出生日期以及上次异常报告、治疗或活检结果等。

(2) 检测过程记录 包括患者姓名、标本接收时间或拒收标本的原因以及操作人员姓名等。

(3) 细胞学检测的结果报告 内容包括患者姓名和地址、实验室名称和地址、标本种类、标本送检时间、报告时间、细胞学诊断结果、技师和病理医生签名。

【注意事项】

(1) 细胞病理学诊断报告方式归纳起来分为两大类：①妇科细胞学 TBS(The Bethesda System)报告法和改良巴氏五级分类报告法；②非妇科细胞学的改良巴氏五级分类报告法、直接报告法和描述性诊断报告方法。

(2) 由于细胞学方法有一定的局限性，部分病例仅凭细胞形态很难确定诊断，如果勉强做出阴性或阳性的两级分类诊断，必然造成漏诊和误诊。所以应该避免使用两级或三级分类诊断的报告方法。

【实验讨论】 在涂片观察时，对可疑或异常细胞做标记的目的是什么？

实验五 女性生殖道细胞病理学检查

一、无上皮内病变或恶性病变

【目的】 掌握宫颈鳞状上皮、柱状上皮细胞的正常形态特征，掌握萎缩性阴道炎、放疗反应的涂片特征，掌握常见病原体感染的涂片特征。

【原理】 将标本制片、染色后，在显微镜下观察脱落细胞的形态，寻找病理细胞。

【器材】 普通光学显微镜、香柏油、擦镜纸等。

【标本】 通常由妇产科医生取材。取材部位在近宫颈外口鳞-柱状上皮交界处，做阴道脱落细胞直接涂片，涂片要均匀，厚薄适宜。

【操作步骤】 以低倍镜为主，结合高倍镜诊断，瑞-吉染色涂片用油镜诊断。

1. 镜下特点 阴性涂片包括两种，一种是无感染、无反应性改变的正常上皮细胞；第二种为有感染或反应性改变的上皮细胞。在有感染或反应性改变的涂片中，除上皮细胞有相应改变外，还会有相应病原体的形态特征和临床病史。阴性病变见于健康人群或有明确病原体感染(尖锐湿疣除外)、炎症反应、放射治疗、萎缩性改变、宫内节育器、激素治疗的人群。

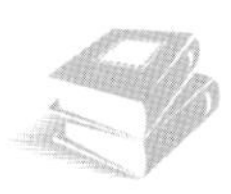

NOTE

2. 诊断标准

(1) 正常　涂片以大量表层鳞状上皮细胞为主，柱状上皮细胞少见，细胞形态、大小、结构正常，涂片背景干净，细胞成分单纯。见图 8-2。

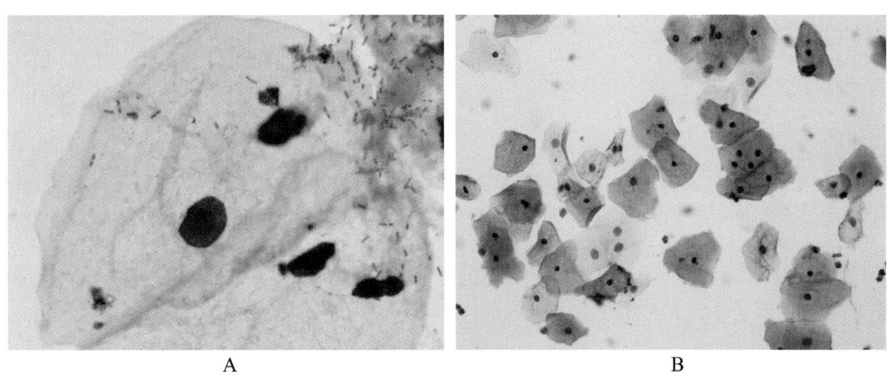

A　　B

图 8-2　鳞状上皮细胞

A. 瑞-吉染色(宫颈涂片×1000)；B. 巴氏染色(宫颈涂片×400)

(2) 炎症反应性改变　急性炎症主要由病原体感染或其他致炎因子所致。上皮细胞表现为变性坏死，涂片背景污秽，有大量的中性粒细胞，可找到病原体。慢性炎症时上皮细胞数量明显增多，细胞呈多形性改变，出现核肥大、核固缩、核碎裂、核异形等改变。常有鳞状上皮化生，细胞核增大为正常中层细胞的 1.5～2 倍或更大，但深染不明显，可出现双核或多核，核形整齐光滑，大小较为一致，核染色质呈细颗粒状均匀分布，有时出现小核仁。柱状上皮细胞表现为分泌功能亢进，涂片中细胞呈高柱状或杯状，内含大量黏液，胞质呈透明样，核可增生更大。

(3) 修复细胞改变　常单层片状平铺，细胞边界清楚，很少出现单个细胞的改变，核大小不等，呈椭圆形或圆形，染色质呈均匀细颗粒状，核仁明显是其特征，胞核极向一致，可见核分裂象，胞质较丰富，嗜碱性。见图 8-3。

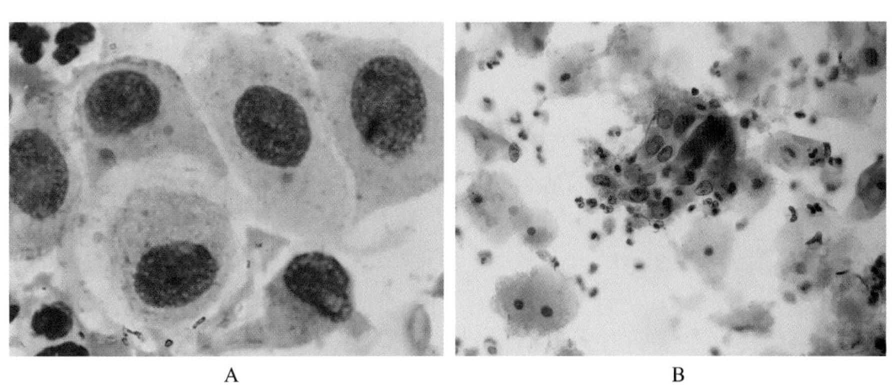

A　　B

图 8-3　修复细胞

A. 瑞-吉染色(宫颈涂片×1000)；B. 巴氏染色(宫颈涂片×400)

(4) 放射反应改变　①细胞明显增大，出现畸形，但核质比例无明显失常；②胞质中出现空泡或多彩染色；③胞核增大伴退变，核染色质淡染，固缩或空泡出现；④核大小不一致，双核和多核常见；⑤放疗引起组织修复细胞出现时，可见明显核仁或多个小核仁；⑥无分化差的恶性细胞。见图 8-4。

(5) 萎缩性阴道炎　①大量底层细胞占涂片 2/3 以上，形态大小不一，多为圆形或卵圆形，表层细胞极少见；②基底细胞增生及化生，可见纤维形、蝌蚪形、星形等变形底层细胞，核大、深染，易被误认为癌细胞；③出现萎缩细胞、早熟角化细胞，胞质嗜酸性，核固缩、核碎裂、核致密深染及核变形等退行性变；④常伴组织细胞出现，有大量炎症细胞。见图 8-5。

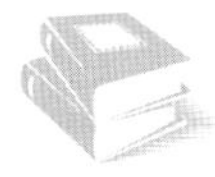

NOTE

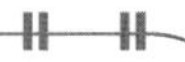

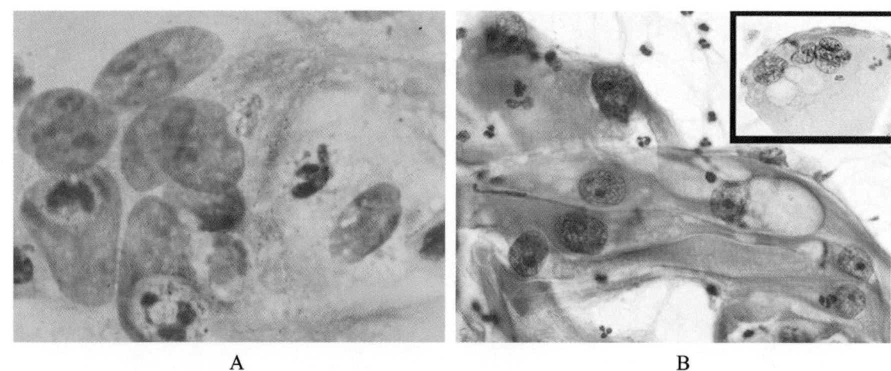

A　　　　B

图 8-4　放射反应改变

A. 瑞-吉染色(宫颈涂片×1000);B. 巴氏染色(宫颈涂片×400)

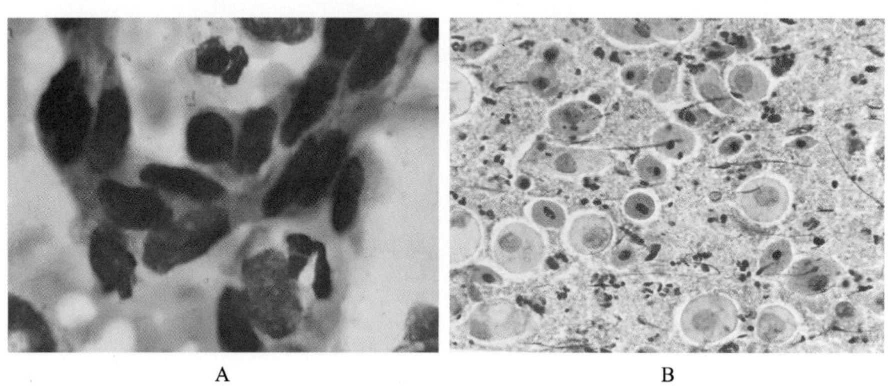

A　　　　B

图 8-5　伴有炎症的萎缩性改变

A. 瑞-吉染色(宫颈涂片×1000);B. 巴氏染色(宫颈涂片×400)

【注意事项】

(1) 要求阅全片,有顺序地依次移动视野。在移动视野时需与前一视野有相互重叠部分,以免漏诊。

(2) 低倍镜是脱落细胞学诊断使用的主要镜检手段,扫视范围大,阅片速度快。所以要求掌握低倍镜下各种脱落细胞的形态大小。当低倍镜下发现异常细胞时,再转高倍镜或油镜进行确诊,仔细观察和比较细胞核、细胞群的细微结构、形态及涂片背景等。

(3) 对涂片标本做诊断时需按照正确的报告方法报告结果,恶性标本尽量做到确诊→分型→分化程度(不硬性要求)。

(4) 实验报告要求绘制一张对该片诊断具代表意义的集中视野图,注明标本来源和所绘细胞名称,标明放大倍数,写出诊断依据(根据镜下细胞特征描述)及最后结论。

(5) 宫颈外口、阴道被覆复层鳞状上皮,宫颈管被覆柱状上皮,故在宫颈涂片中鳞状上皮细胞、黏液柱状上皮细胞、纤毛柱状上皮细胞均可见到,以鳞状上皮细胞为多见。

(6) 宫颈外口是柱状上皮与鳞状上皮交界处,在炎症刺激下易产生鳞状上皮化生及非典型化生。这种形态改变易与鳞癌混淆,鉴别诊断的关键是核的形态结构,前者不具有恶性特征。

(7) 宫颈涂片常以中层细胞核大小作为诊断标尺,也可用完整中性粒细胞作为诊断标尺。

【实验讨论】

(1) 请分别描述各层鳞状上皮细胞的形态特征。

(2) 请分别描述各种柱状上皮细胞的形态特征。

二、非典型鳞状上皮细胞(atypical squamous cells, ASC)

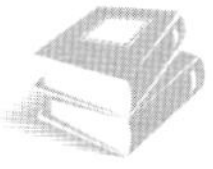

NOTE

【目的】 掌握意义不明确非典型鳞状上皮细胞(ASC-US)、不排除高度鳞状上皮内病变非典型鳞状上皮细胞(ASC-H)的涂片特征及诊断标准,绘出视野图,并写出诊断依据。

【操作步骤】 以低倍镜为主,结合高倍镜诊断,瑞-吉染色涂片用油镜诊断。

1. 镜下特点 育龄期女性以中、表层细胞为主,老年妇女以底层细胞为主。底层细胞或化生细胞增多,即有鳞状上皮化生及非典型化生改变。宫颈柱状上皮细胞增多,核稍深染,蜂窝状排列。绝经期女性可见萎缩细胞、角化不良细胞,细胞成分增多,显脏。

2. 诊断标准

(1) ASC-US ①鳞状上皮化生,核质比增高,轻度核深染,染色质呈块状,不规则、模糊不清,或多核等是 ASC 的必有特征。②核增大,比正常中层细胞核大 2.5～3 倍,核质比轻度增加;③核和细胞形态轻度不规则。④可以见到双核细胞。⑤细胞核轻度深染,染色质分布均匀。⑥核轮廓光滑、规则,少见不规则的核轮廓。见图 8-6。

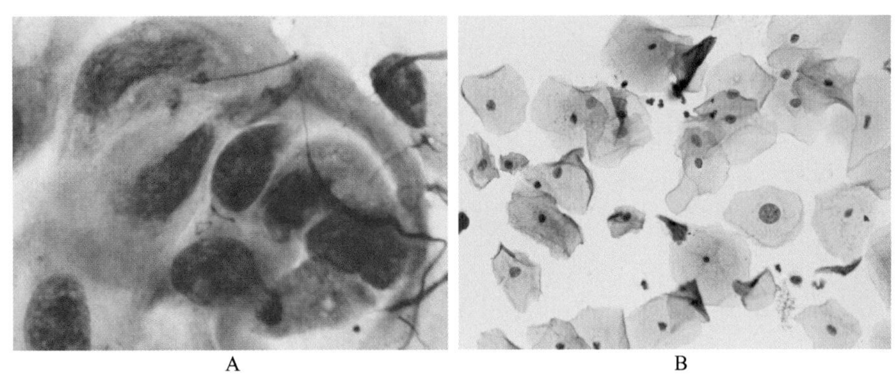

A　　B

图 8-6 ASC-US

A. 瑞-吉染色(宫颈涂片×1000);B. 巴氏染色(宫颈涂片×400)

ASC-US 包括:①诊断 HPV 感染证据不足,又不能除外者。②非典型化生细胞。③非典型修复细胞。④与萎缩有关的非典型鳞状上皮细胞。⑤角化不良(异常角化)。⑥ASC-US 诊断比例不应超过低度鳞状上皮内病变的 2～3 倍。

(2) ASC-H ①涂片中异常细胞较少,细胞改变发生在未成熟化生细胞或副基底层细胞,常单个出现,或呈少于 10 个细胞的小片,也可成串排列在黏液中。②核比正常中层细胞的大 3 倍,核质比增高,接近高度鳞状上皮内病变(HSIL)细胞,但核异常不如 HSIL 明显。③细胞群中核拥挤、重叠、极向紊乱或难以辨认,细胞呈多角形。④细胞改变符合 HSIL,但数量太少。见图 8-7。

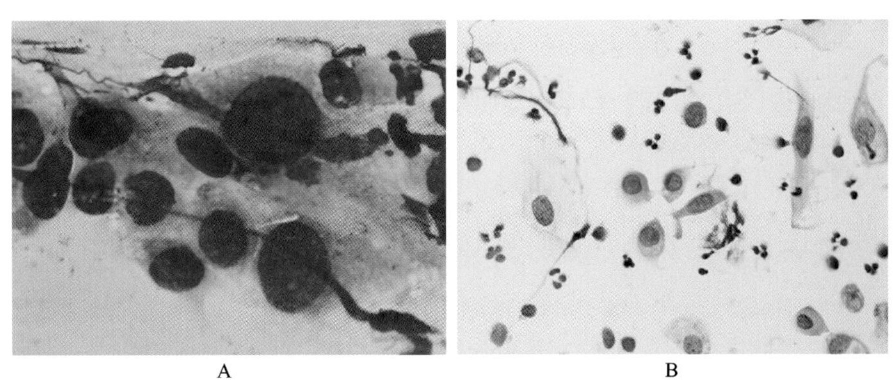

A　　B

图 8-7 ASC-H

A. 瑞-吉染色(宫颈涂片×1000);B. 巴氏染色(宫颈涂片×400)

ASC-H 包括:①重度非典型未成熟化生细胞;②储备细胞重度非典型增生;少数非典型小细胞,诊断 HSIL 证据尚不充足;③非典型修复细胞与癌细胞难鉴别时;④不规则形状的组织碎片,细胞排列紧密,极向紊乱,核增大(液基涂片中胞核为中性粒细胞的 2～3 倍),染色质稍深染,胞质较少,或有角化;⑤放疗后不能分辨出是 HISL 还是癌细胞;⑥裸核较多,难以肯定为 HSIL。

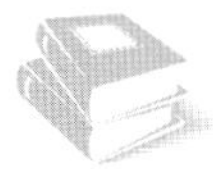

NOTE

【注意事项】 ①ASC 反映的是检查者对这些标本无法做出精确和可重复性判读的状况，因此，其诊断比例不应超出鳞状上皮内病变的 2～3 倍。②对于 ASC-H，可能有癌前病变，应行阴道镜下活检，如为阴性，亦应该追踪随访。

【实验讨论】

(1) 请描述非典型化生细胞、萎缩细胞、角化不良细胞的形态特征。

(2) 诊断为 ASC 需具备哪些基本特点？

三、低度鳞状上皮内病变(low-grade squamous intraepithelial lesion，LSIL)

【目的】 掌握 LSIL 的涂片特征及诊断标准，绘出 LSIL 视野图，并写出诊断依据。

【操作步骤】 以低倍镜为主，结合高倍镜诊断，瑞-吉染色涂片用油镜诊断。

1. 镜下特点 ①LSIL 细胞体积大。②核异常仅限于中层或表层细胞。③细胞呈单个散在或单层片状排列，细胞呈多角形。④巴氏染色时胞质嗜伊红或蓝染，胞界清楚。⑤可以显示或不显示 HPV 的感染特征。

2. 诊断标准 ①核异常仅限于中层或表层细胞，细胞呈单个散在或单层片状排列，细胞边界清楚。②核增大至少 3 倍，核质比轻度增高。③核大小、形态中度不一致，常见双核或多核。④核深染，染色质细颗粒状，分布均匀。⑤无核仁或不明显，核膜清楚，可轻度不规则，也可模糊不清。⑥表现为 HPV 感染时，出现特征性挖空细胞，核周空晕、边缘胞质浓染，并有上述核异常者，但只有核周空晕而无核异常则不能诊断，同时，还可出现大量非典型异常角化细胞及体积大的多核细胞。见图 8-8。

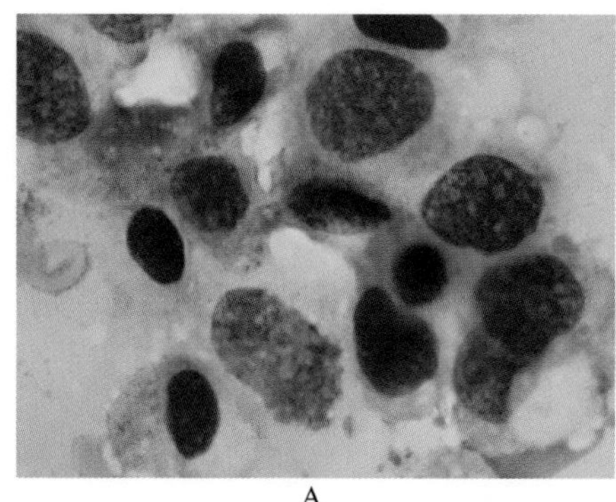
A

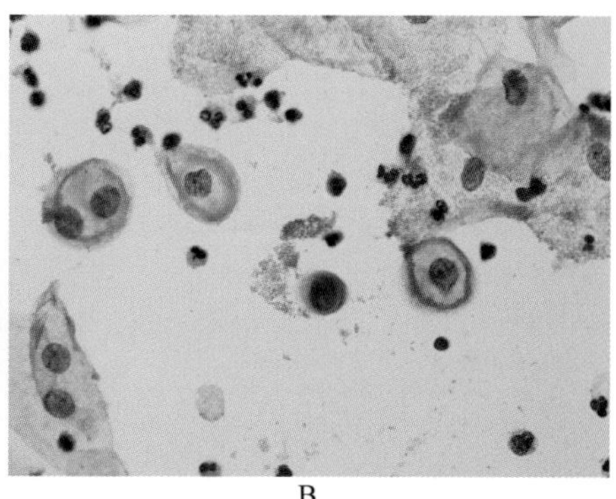
B

图 8-8 LSIL

A. 瑞-吉染色(宫颈涂片×1000)；B. 巴氏染色(宫颈涂片×400)

【注意事项】 ①LSIL 相当于 CIN-1、轻度非典型增生，三者之间可以互换使用。②诊断为 LSIL 时需做阴道镜活检，由临床处置。

【实验讨论】 LSIL 多发生于鳞状上皮哪层细胞的病变？

四、高度鳞状上皮内病变(high-grade squamous intraepithelial lesion，HSIL)

【目的】 掌握 HSIL 的涂片特征及诊断标准，绘出 HSIL 视野图，并写出诊断依据。

【操作步骤】 以低倍镜为主，结合高倍镜诊断，瑞-吉染色涂片用油镜诊断。

1. 镜下特点 ①以底层非典型细胞为主，常见异常角化细胞。②可见成片底层细胞或底层非典型细胞，这反映底层细胞增生达到上皮浅层，较易取到。③涂片中储备细胞增生，原位癌时可见异型储备细胞和底层型或储备细胞型癌细胞，散在或成群分布。

2. 诊断标准 ①细胞单个或成片或聚集成团。②细胞核异常主要见于未成熟细胞，或致密化生型的鳞状细胞。③核增大与 LSIL 相同或稍小，核质比明显增高。④无核仁，核深染明显，染色质呈细颗粒状或块状，但分布均匀。⑤核膜轮廓不规则，常有凹陷或核沟。⑥胞质形态多样，易见异常角化细胞。⑦原位癌时可见异型储备细胞和底层型或储备细胞型癌细胞。见图 8-9。

NOTE

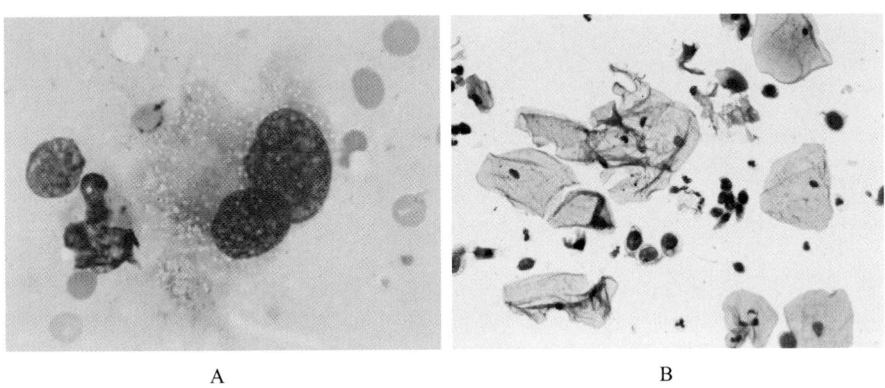

A B

图 8-9 HSIL

A. 瑞-吉染色(宫颈涂片×1000);B. 巴氏染色(宫颈涂片×400)

【注意事项】 HSIL 包括中度及重度非典型增生、原位癌(CIN-2 及 CIN-3),诊断中若能鉴别出应尽量指明,如“不能除外早期浸润癌”等。因局部病变大小和病变程度不同,正常和异常上皮细胞的成分及数量可不等。

【实验讨论】

(1) HSIL 包括哪些病理改变?

(2) 试述 LSIL 与 HSIL 诊断的不同点。

五、宫颈鳞癌

【目的】 掌握宫颈鳞状细胞癌(简称鳞癌)细胞的诊断标准,非角化型、角化型鳞癌细胞的形态特征及涂片背景特征,注意鳞癌细胞与非典型细胞的鉴别。绘出宫颈鳞癌视野图,并写出诊断依据。

【原理】 在细胞学涂片上,根据细胞的大小、形态,细胞群的分布,细胞核和细胞质的特征等来识别肿瘤细胞的起源和类型。一般来说,细胞核的改变是区别良恶性细胞的标准,胞质的改变有助于鉴别肿瘤类型和分化程度。

【操作步骤】 以低倍镜为主,结合高倍镜诊断,瑞-吉染色涂片用油镜诊断。

1. 镜下特点 ①癌细胞有恶性细胞的一般特征,具有鳞癌的特点,核多居中,核增大且大小不一,核质比明显失调,畸形、深染明显,细胞呈多形性。②角化型与非角化型鳞癌主要表现在胞质的改变(巴氏染色可呈现出特有的颜色变化)和细胞排列分布上的变化(前者多散在,后者多成群、成团分布),二者都可见分化好和分化差的细胞。③以无角化型、分化差的癌细胞多见。④背景污浊,常伴血性背景、坏死物增多。⑤凡成团细胞染色过深,或细胞重叠所致形态结构不清晰、细胞退化变性、褪色等均不能用于诊断。

2. 诊断标准

(1) 非角化型鳞癌 ①细胞散在或成团排列,多为底层细胞大小,也可见中表层癌细胞。②核增大,多数细胞核质比重度失调,核仁易见,核形不规则,染色质增多,块状或粗颗粒状分布不均匀。③多数细胞胞质量少,嗜碱性,巴氏蓝染;④涂片背景易见炎症细胞、红细胞和颗粒状蛋白质退变物、坏死细胞碎片等,即癌性背景明显。液基涂片中癌性背景和侵袭性特点不如传统巴氏涂片明显。见图 8-10。

(2) 角化型鳞癌 ①细胞多单个散在或松散排列,癌细胞大小和形状相差悬殊。②核增大明显,大小不一,畸形、深染,核染色质分布不均,呈粗颗粒状或煤块状,核仁比非角化型少见。③胞质量多,表现为多形性,呈梭形、船形、多边形、蝌蚪形、纤维形等。④胞质有角化嗜酸性,巴氏红染或呈橘红色,涂片易见早熟角化细胞。⑤癌性背景没有非角化型明显,但易见嗜酸性红染的坏死细胞碎片。液基涂片中癌细胞稀少,单个或成团的癌细胞呈圆形时,易误判为腺癌,癌性背景不如传统

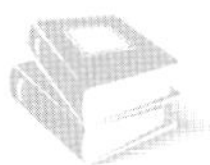

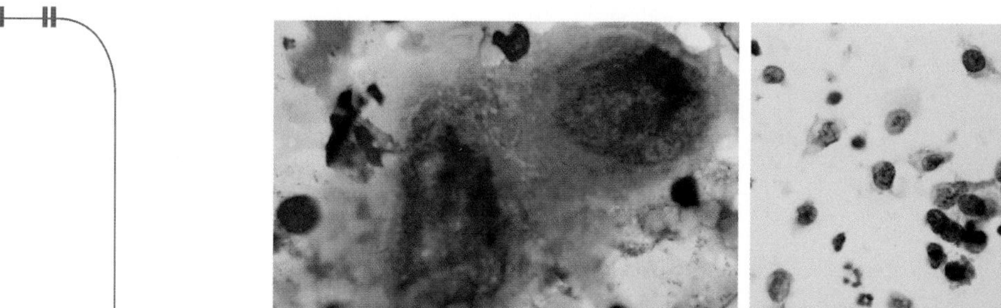

图 8-10　宫颈非角化型鳞癌

A. 瑞-吉染色(宫颈涂片×1000);B. 巴氏染色(宫颈涂片×400)

涂片明显，坏死物常集中在细胞团的周围，称为“黏附的肿瘤素质”。见图 8-11。

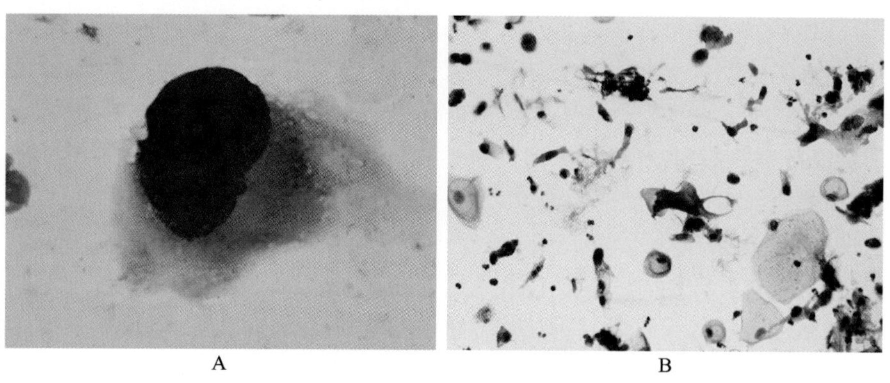

图 8-11　宫颈角化型鳞癌

A. 瑞-吉染色(宫颈涂片×1000);B. 巴氏染色(宫颈涂片×400)

【注意事项】

(1) 宫颈浸润型鳞癌的涂片特点：①癌细胞的大小、形态显著不一致，可以有明显的核及胞质畸形；②可以有明显增大的单个或多个核仁；③常有成团脱落的癌细胞群；④涂片背景中常有癌细胞碎屑、坏死和出血。

(2) 角化型和非角化型鳞癌可存在于同一涂片中，鉴别困难时不必勉强。若与腺癌鉴别困难，可归入不能分类中，只报告“发现癌细胞”。

(3) 宫颈鳞癌要注意与滴虫性阴道炎、成团脱落的基底层细胞或柱状细胞、退化变性的柱状细胞裸核、萎缩性阴道炎等鉴别。

【实验讨论】

(1) 简述宫颈细胞学报告的方式。

(2) 简述宫颈鳞癌的发生过程，其形态特征有哪些?

实验六　呼吸道细胞病理学检查

(一) 痰液、支气管刷片良性病变涂片

【目的】 掌握各种柱状上皮细胞、鳞状上皮化生、非典型化生细胞的形态特征，掌握背景细胞特别是吞噬细胞的形态特征。绘出视野图，写出诊断依据。

【原理】 将标本制片、染色后，在显微镜下观察脱落细胞形态，寻找病理细胞。

【器材】 载玻片、竹签或镊子，标本架，离心机，光学显微镜。

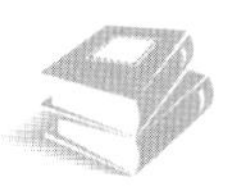

【试剂】 固定液、巴氏或 H-E 染色试剂。

【标本】 新鲜呼吸道标本(痰液、支气管刷片、支气管冲洗液、肺泡灌洗液)。

【操作步骤】 以低倍镜为主,结合高倍镜诊断,瑞-吉染色涂片用油镜诊断。

1. 镜下特点 涂片除可见大量正常上皮细胞外,还可以见到下列改变:柱状上皮细胞核增大、多核、乳头状增生细胞团、储备细胞增生、鳞状上皮化生及非典型化生细胞等,背景炎症细胞增多,全片未见异常上皮细胞。

2. 诊断标准

1) 痰涂片

(1) 鳞状上皮细胞 表层细胞多来自咽喉、口腔,无意义,底层细胞常为鳞状上皮化细胞。痰涂片内鳞状上皮化细胞与宫颈涂片有所不同,多数核常有固缩、深染,或成排、成片、成条状分布。当其发生非典型改变时要注意核染色质结构、核质比,核异形及细胞排列极性等。见图 8-12。

(2) 纤毛柱状上皮细胞 成群或散在分布,炎症时常见到呈小锥形或三角形、核固缩深染、有轻度畸形的纤毛柱状上皮细胞。慢性增生性病变时可见多核纤毛柱状上皮细胞和乳头状增生细胞团。

(3) 储备细胞 正常情况下不易见到储备细胞,慢性增生性病变时储备细胞常成团脱落,若旁边附有纤毛柱状细胞或鳞状上皮化细胞可协助辨认。细胞呈小圆形或略呈立方形,胞质少,核偏于一侧或居中,圆形或卵圆形,直径 8 μm(巴氏或 H-E 染色),染色质较均匀,可见染色质聚集点。

(4) 涂片背景。可见大量痰涂片内特有的尘细胞,当胞质内充满了灰尘颗粒、染色很深时,易被误认为是恶性细胞。未吞噬异物的组织细胞、小组织细胞也易见到。中性粒细胞成群成片出现,常无胞质,呈分叶状结构,淋巴细胞散在其中。黏液较多,少数可见植物细胞。

2) 支气管刷片 ①成分较单一,主要细胞成分是纤毛柱状上皮细胞、黏液柱状上皮细胞,易见到增生的储备细胞(基底细胞);②细胞保存较好,退变较轻,上皮细胞常成团脱落;③纤毛柱状上皮细胞核较痰涂片的大,染色质呈细颗粒状或细网状,核边薄而光滑,细胞形态完整,纤毛保存较好;④炎性病变时,可见大量成群柱状上皮细胞的裸核;⑤因局部有机械性损伤,故涂片常见红细胞,淋巴细胞和中性粒细胞不如痰涂片中大片出现。见图 8-13。

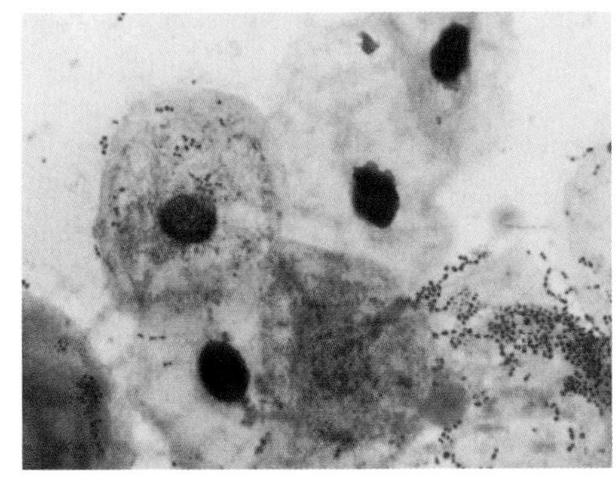

图 8-12 鳞状上皮细胞(瑞-吉染色×1000)

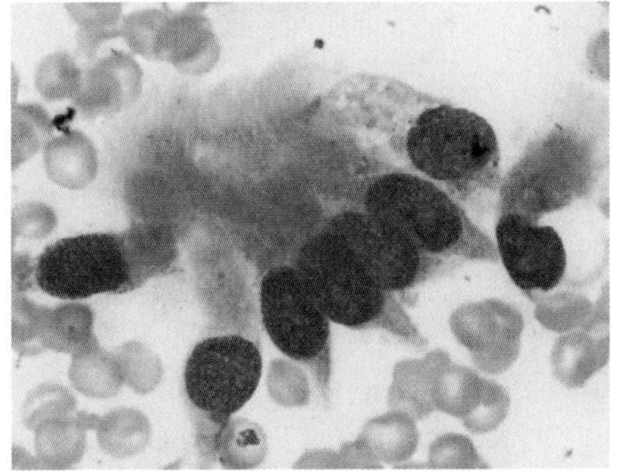

图 8-13 纤毛柱状上皮细胞(瑞-吉染色×1000)

【注意事项】

(1) 呼吸道被覆假复层柱状上皮,但因常有鳞化现象,且痰液又经过口腔,故痰涂片中有柱状上皮细胞、鳞状上皮细胞,细胞成分较多。支气管刷片或灌洗液成分比较单一,主要是柱状上皮细胞,而鳞状上皮细胞则多来源于鳞状上皮化生。

(2) 痰涂片中易造成误诊的细胞 ①鳞状上皮化生及非典型化生,常有核固缩现象,核深染,有畸形,易误判为鳞癌细胞。②尘细胞(吞噬细胞),其是证明痰标本来自肺深部、痰标本合格的特征细胞,涂片中形态多样,因其核偏于一侧,胞质有空泡,易与腺癌、多核癌细胞混淆。又因尘细胞胞质中灰尘颗粒较多,低倍镜下常呈深黑色,易误判为恶性细胞,应注意用高倍镜鉴别。③小组织细胞,体积小,核常有异型,胞质含量少,淋巴细胞大小不一,深染,它们易与分化差的癌细胞、未分

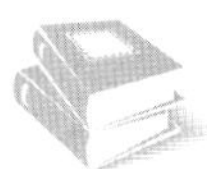
NOTE

化癌细胞混淆，观察时要特别注意上述细胞的形态特征。

(3) 痰涂片中常以副基底层细胞核或完整的中性粒细胞作为诊断标尺。

【实验讨论】 请分别描述痰涂片和支气管刷片的基本特征。

(二) 痰液、支气管刷片鳞癌涂片

【目的】 掌握鳞癌细胞的形态、涂片背景特征及其与非典型细胞的鉴别要点。绘出视野图，写出诊断依据。

【操作步骤】 以低倍镜为主，结合高倍镜诊断，瑞-吉染色涂片用油镜诊断。

1. 镜下特点 ①有癌细胞的一般恶性特征。②具有鳞癌特点。③癌细胞单个散在比较常见，少成团。④由于细胞常有角化，涂片背景除易见较多炎症细胞外，还可见大量呈嗜酸性的坏死组织碎屑，在这些坏死组织中常能找到癌细胞。

2. 诊断标准

1) 痰涂片

(1) 角化型 ①癌细胞散在分布，可成群但少成团分布。②核增大，畸形、深染明显，常呈煤块状，核大小不一，形态不一，核质比失调不明显。③胞质丰富，常表现为多形性。④胞质有角化，不同体积大小的细胞均可见，巴氏染红色或橘黄色，H-E 染鲜红色，瑞-吉染淡红色，可见影细胞。⑤背景有大量炎症细胞及呈嗜酸性的坏死组织碎片或颗粒状物质。见图 8-14。

(2) 非角化型 ①癌细胞散在或成团分布，细胞分化好或分化差，以后者多见。②核增大，多为圆形或不规则圆形，染色质呈粗颗粒状，可见核仁，核质比失调明显。③胞质无角化，巴氏染淡绿色，H-E 染深红色，瑞-吉染淡蓝色或深蓝色。④背景有大量炎症细胞及坏死组织碎片。见图 8-15。

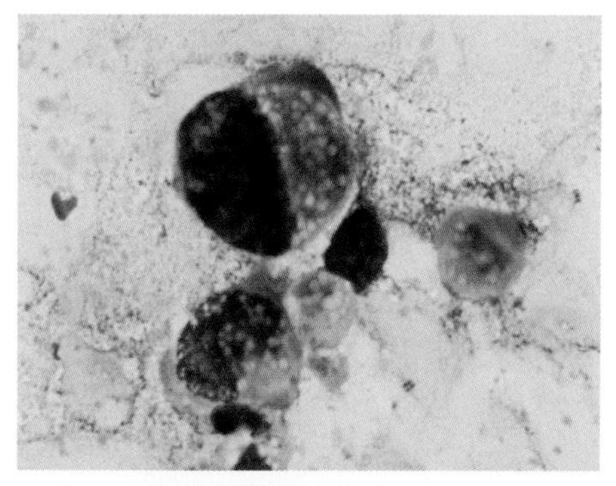

图 8-14 痰液角化型癌细胞(瑞-吉染色×1000)

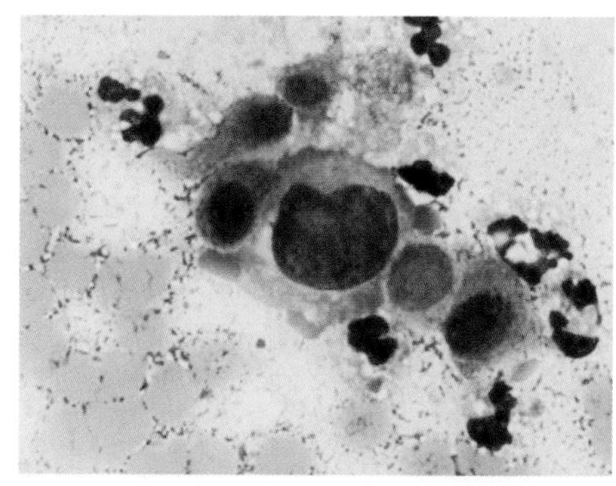

图 8-15 痰液非角化型癌细胞(瑞-吉染色×1000)

2) 支气管刷片 以分化差的癌细胞多见，癌细胞多成群、成团分布，核结构清楚，染色质呈粗网状，比痰涂片更柔和，核固缩不明显，呈“印度墨汁”样核少见，核仁常见，易见大核仁，核边薄，胞质角化不明显或无角化，有时鳞癌细胞易被误判为腺癌细胞，需特别注意。涂片呈血性背景，比痰涂片干净。见图 8-16。

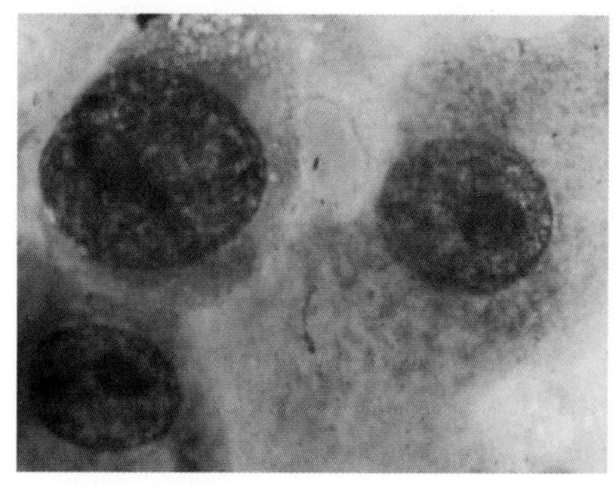

图 8-16 支气管刷片鳞癌细胞(瑞-吉染色×1000)

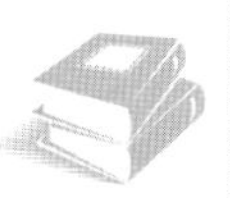

【注意事项】

(1) 根据痰细胞学的特点,来自肿瘤表面脱落的癌细胞,角化或角化趋势常较明显,易诊断为高分化鳞癌,若多次咳痰,肿块松动,或标本中有组织块者,也可见深部癌细胞。因此,实际鳞癌的分化程度可能与组织学表现不一致,在诊断中需提请临床注意。同时衰老的或坏死、变性的癌细胞易见。

(2) 支气管刷片是由于机械摩擦而人为脱落的细胞,至少其中一部分是生长、繁殖活跃的癌细胞。因此,易出现核仁、细胞成群,分化程度一般比痰涂片低,背景比较干净。

(3) 角化型、非角化型和低分化鳞癌细胞可同时存在。有时偶见鳞癌和腺癌混合存在,称腺鳞癌。

【实验讨论】 请描述不同标本中鳞癌的形态特点。

(三) 痰液、支气管刷片腺癌涂片

【目的】 掌握腺癌细胞的形态特征及其与吞噬细胞、非典型细胞的鉴别要点,掌握腺癌细胞与鳞癌细胞的鉴别要点。绘出视野图,并写出诊断依据。

【操作步骤】 以低倍镜为主,结合高倍镜诊断,瑞-吉染色涂片用油镜诊断。

1. 镜下特点 ①具癌细胞的一般恶性特征。②具有腺癌特点。③癌细胞可散在分布,但成团癌细胞易见,并常有特殊排列。④背景有较多炎症细胞及吞噬细胞,初学者易将后者与腺癌细胞混淆,应注意从核染色质结构、核质比及胞质的特点来鉴别。

2. 诊断标准

(1) 痰涂片 ①癌细胞散在,但多成群、成团分布,可见腺腔样、菊花样、小血管样、乳头状等特殊排列的癌细胞,成团的癌细胞大小不一、形态不一。②细胞体积为底层至外底层细胞大小,呈圆形或卵圆形。③核增大,呈圆形或不规则圆形,少数核畸形,核偏于一侧,常与胞膜重叠,核染色质增多、增粗、分布不均,核膜增厚,核仁易见,增大、增多;④胞质内常见大小不一的黏液空泡,可见印戒样癌细胞,有的癌细胞不见黏液空泡,但在标本中总能找到分化稍好的腺癌细胞,应注意与吞噬细胞鉴别。⑤背景有大量黏液、炎症细胞、吞噬细胞及坏死组织碎屑。见图 8-17。

(2) 支气管刷片 以分化差的癌细胞多见,癌细胞常成群、成团出现,可见腺样结构。细胞核呈细颗粒状,比鳞癌细胞更柔和,可见染色质呈离心性分布,整个核空化。核仁易见,大而明显,呈红色,核边厚。胞质多少不一,半透明。涂片呈血性背景,比痰涂片干净。见图 8-18。

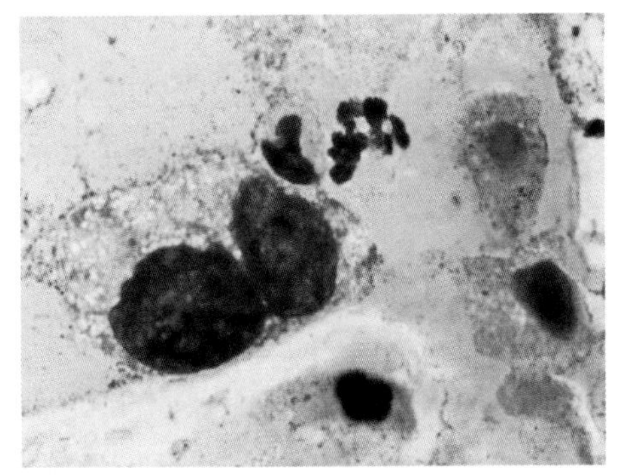

图 8-17 痰液腺癌细胞(瑞-吉染色×1000)

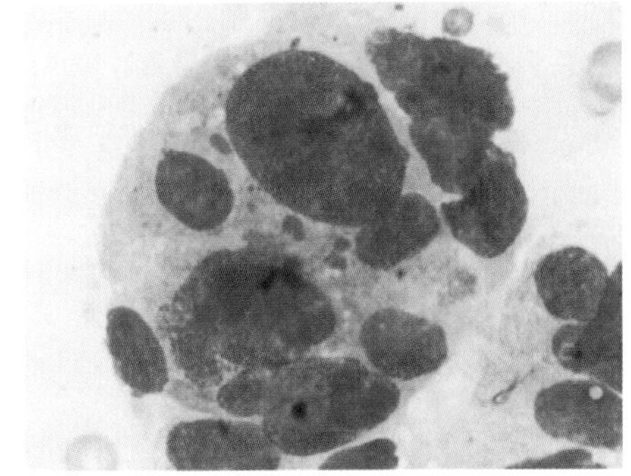

图 8-18 支气管刷片腺癌细胞(瑞-吉染色×1000)

【注意事项】

支气管肺泡细胞癌细胞与腺癌细胞形态相似,由于支气管肺泡细胞癌细胞沿肺泡壁生长,易脱落而随痰液排出,故其痰检阳性率比一般腺癌细胞高。其主要特点如下:①癌细胞常成群脱落,常为圆形或卵圆形细胞团,细胞团一般由 10～20 个癌细胞构成,极少超过 50 个细胞,核互相堆叠。②癌细胞大小较一致,核畸形性不明显,巨大核仁少见,胞质稍多,染色较浅。③癌细胞常与大量肺泡吞噬细胞混杂在一起,这是癌细胞来自肺泡腔的一个间接证据。支气管刷片诊断价值不大,肺泡灌洗液则对支气管肺泡细胞癌的诊断有一定的价值。

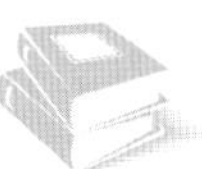
NOTE

【实验讨论】

(1) 请描述各种标本中腺癌的特点。

(2) 痰涂片中腺癌要注意与哪些背景细胞鉴别?

(四) 痰液、支气管刷片小细胞未分化癌涂片

【目的】 掌握小细胞未分化癌细胞的形态特征及其与淋巴细胞的鉴别要点,掌握三种癌细胞的鉴别要点。绘图,写出诊断依据。

【操作步骤】 以低倍镜为主,结合高倍镜诊断,瑞-吉染色涂片用油镜诊断。

1. 镜下特点 癌细胞体积小,核仅比淋巴细胞大 0.5～1 倍,是鳞癌细胞、腺癌细胞、未分化癌细胞这三种癌细胞中体积最小者,胞质含量少,多呈裸核样,常成堆、成群分布,可有特殊排列。

2. 诊断标准

(1) 痰涂片 ①癌细胞常成堆或呈带状、线条状、镶嵌状排列;②癌细胞体积小,且大小不一,核比淋巴细胞大 0.5～1 倍;③核呈圆形或卵圆形,也可见畸形、多角形、瓜子仁形(此形称肺燕麦细胞癌);④染色质可呈粗颗粒样、细颗粒样、粗细颗粒混合或墨水滴样,分布可均匀或不均匀;⑤染色深浅不一,核仁罕见;⑥胞质含量少,常呈裸核样。见图 8-19。

(2) 支气管刷片 癌细胞成群、疏松团块状或镶嵌状分布,呈裸核状,胞核比痰涂片中的大,核畸形或呈圆形、卵圆形,核染色虽深但比痰涂片柔和,染色质呈粗块状或粗颗粒状,核仁少见,核边薄,胞质偶可见到,涂片呈血性背景,比痰涂片干净。见图 8-20。

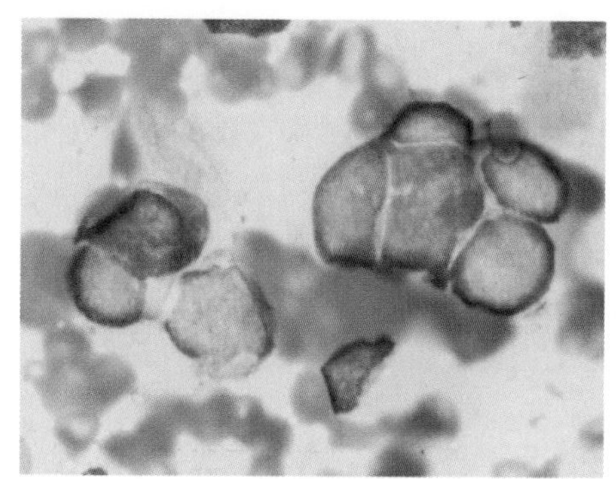

图 8-19 痰液小细胞未分化癌细胞(瑞-吉染色×1000)

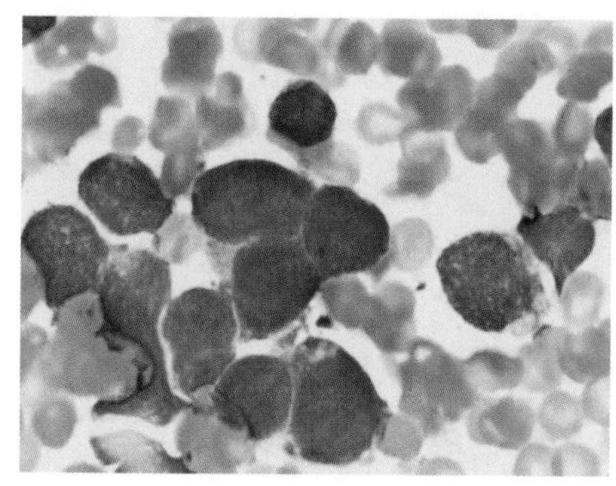

图 8-20 支气管刷片小细胞未分化癌细胞(瑞-吉染色×1000)

【注意事项】 肺小细胞未分化癌分为燕麦细胞型、中间细胞型和混合细胞型。①中间细胞型,细胞胞质较多,细胞可为梭形或多角形,外形比燕麦细胞型更不规则。②混合细胞型除燕麦细胞外,尚有鳞癌或腺癌成分。细胞学一般将形态典型者注明为燕麦细胞癌,将形态不典型者均列入小细胞未分化癌。

【实验讨论】

(1) 试述鳞癌细胞、腺癌细胞、未分化癌细胞这三种癌细胞的形态特征及鉴别要点。

(2) 痰涂片、支气管刷片、灌洗液在各种良恶性病变中,细胞形态有哪些相同点和不同点?

实验七 浆膜腔积液细胞病理学检查

(一) 浆膜腔积液良性病变涂片

【目的】 掌握良性间皮细胞、异型间皮细胞、退化变性细胞的形态特征,掌握淋巴细胞、中性粒细胞的形态特征。绘视野图,并写出诊断依据。

NOTE

【原理】 浆膜腔积液经过离心、涂片、巴氏或 H-E 染色后,于普通光学显微镜下观察正常细胞

和病理脱落细胞的形态。

【器材】 光学显微镜。

【试剂】 95%乙醇、巴氏或 H-E 染色试剂。

【标本】 由临床医生行浆膜腔穿刺术抽取积液。抽出后立即离心取沉淀物，制备涂片。如穿刺液不能及时制成涂片，可在标本中加入穿刺液总量 1/20～1/10 的 40%甲醛溶液，以防细胞自溶。

【操作步骤】 以低倍镜为主，结合高倍镜诊断，瑞-吉染色涂片用油镜诊断。

1. 镜下特点 漏出液涂片比较单一，成分较少，间皮细胞大小比较一致，其间散在排列淋巴细胞。渗出液中间皮细胞增多，可见异型间皮细胞，涂片中炎症细胞、吞噬细胞明显增多。全片未见异常上皮细胞。

2. 诊断标准

(1) 正常间皮细胞 ①似鳞状上皮底层细胞大小，形态与其相似，呈扁平卵石样疏松排列；②核居中或偏于一侧，核直径 6～8 μm，比同一涂片中小淋巴细胞大 0.5～1 倍；③胞质丰富，核质比为 1∶(1～2)，胞质染深蓝色(瑞-吉染色)。见图 8-21。

(2) 异型间皮细胞 ①核增大，核直径 8～10 μm，个别可达 12 μm；②核染色质增多，增粗，深染；③有轻度至中度核畸形，核质比稍有增大，为 1∶(0.5～1)；④常数个细胞聚集成团，平铺、无立体结构感，细胞边界尚清；⑤可出现多核；⑥同一涂片内可见到中间过渡型。见图 8-22。

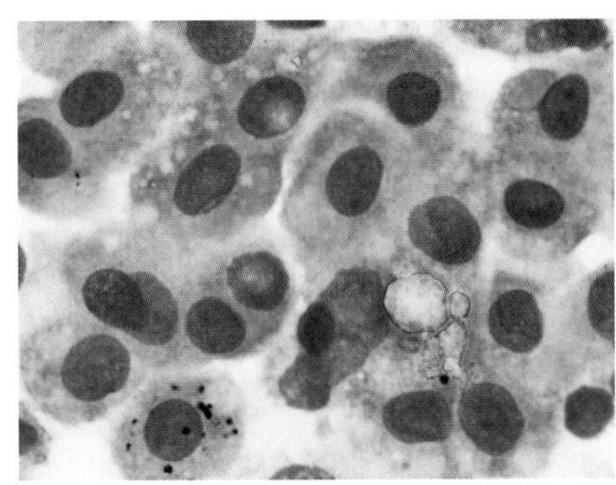

图 8-21 正常间皮细胞(瑞-吉染色×1000)

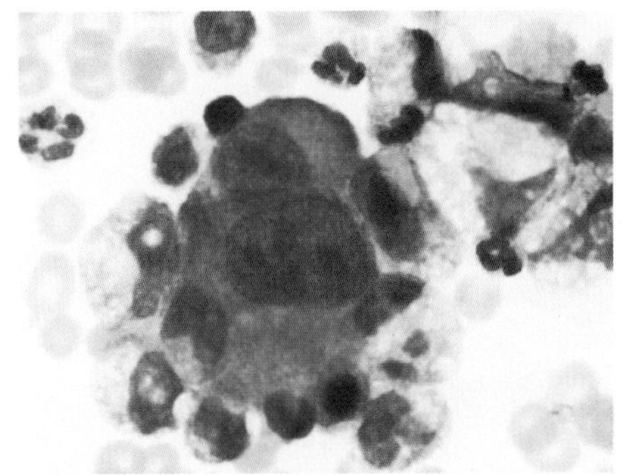

图 8-22 异型间皮细胞(瑞-吉染色×1000)

(3) 退化变性的间皮细胞 ①细胞体积大小不一，胞质内有大小不等、多少不一的空泡；②可见退化变性的不同阶段的细胞核，结构清楚或不清楚；③印戒样退化变性细胞易与印戒样腺癌细胞混淆，但前者核大小与良性间皮细胞核相同，不具恶性特征。见图 8-23。

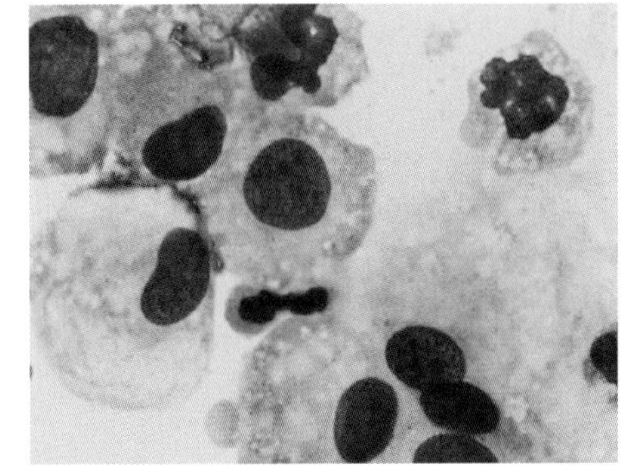

图 8-23 退化变性间皮细胞(瑞-吉染色×1000)

【注意事项】

(1) 积液涂片中间皮细胞、异型间皮细胞、吞噬细胞、退化变性细胞是与癌细胞鉴别的重点也是难点。

(2) 由于浆膜腔积液最常见于转移癌，间皮细胞恶变后成为肉瘤细胞，因此，在浆膜腔积液涂片中将间皮细胞也归入背景细胞或非上皮细胞成分中。

(3) 涂片中以正常间皮细胞、完整的中性粒细胞或淋巴细胞(直径 3～4 μm)作为诊断的标尺。

【实验讨论】

(1) 为什么浆膜腔积液中对退化变性的细胞要注意识别？

(2) 简述异型间皮细胞的形态特点。

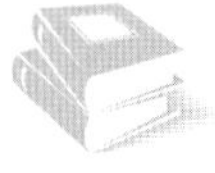

NOTE

（二）浆膜腔积液腺癌涂片

【目的】 掌握浆膜腔积液中典型腺癌细胞的形态特征，掌握印戒癌细胞与印戒样间皮细胞的区别，掌握癌细胞与异型间皮细胞的鉴别。绘视野图，并写出诊断依据。

【操作步骤】 以低倍镜为主，结合高倍镜诊断，瑞-吉染色涂片用油镜诊断。

1. 镜下特点 癌细胞形态多样，不同种类的腺癌涂片可显示出不同的特征，主要表现在两大方面。一是细胞的分布，以单个散在细胞为主和以成团细胞为主；二是细胞大小有差别。按细胞大小分为：①核直径大于 12 μm 者，见于分化好的腺癌。②核直径等于 12 μm 者，与间皮细胞大小相同，此型是异型间皮细胞与癌细胞鉴别的难点，应特别注意细胞核的恶性特征、染色质结构、核质比及成团细胞的排列特点。③核径小于 12 μm 者，见于分化差的腺癌。

2. 诊断标准

（1）单个散在的癌细胞分化较好，细胞大小不一，核具有腺癌的典型特征，核增大、多核、核偏于一侧，染色质增多分布不均，核膜不规则，核仁增大、增多，核质比失调，病理性核分裂象易见。胞质呈深红色，若有黏液，可见大小不等的黏液空泡，有三维结构外观，有的黏液空泡较大，将核挤向一侧呈印戒样。见图 8-24。

（2）成团癌细胞中，分化较好的排列较疏松，细胞团大小不一，形态不一，胞质中有大小不一的空泡，有立体感。癌细胞分化愈差，排列愈紧密，细胞愈小，黏液空泡难见。见图 8-25。

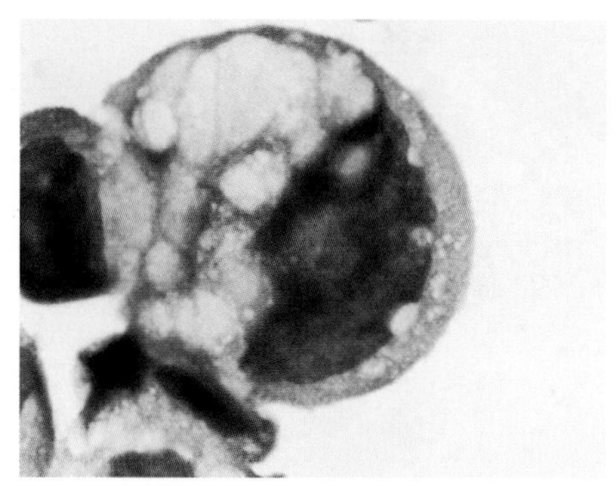

图 8-24 胸腔积液腺癌细胞（瑞-吉染色×1000）

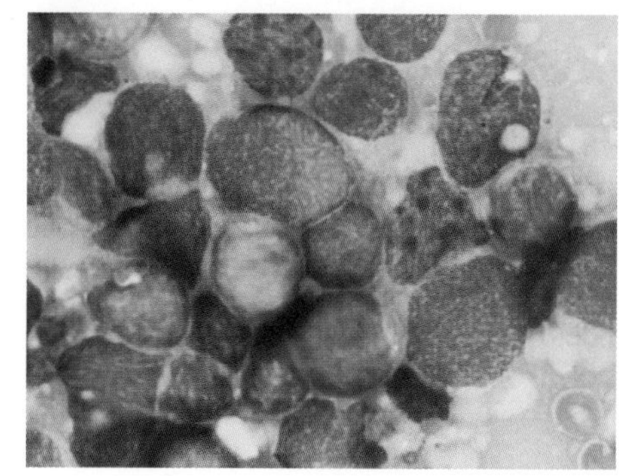

图 8-25 胸腔积液腺癌细胞（瑞-吉染色×1000）

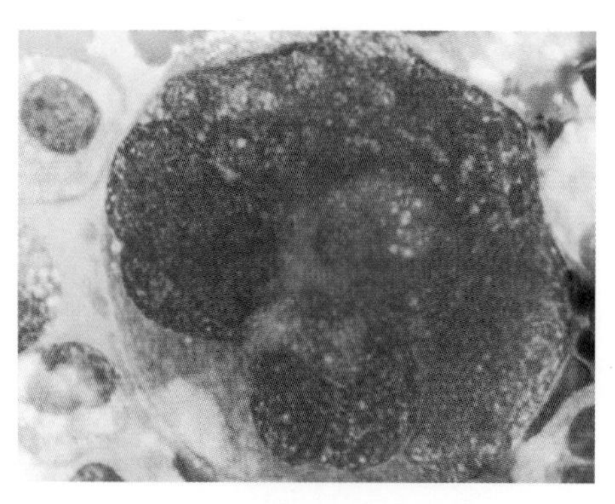

图 8-26 腹腔积液卵巢癌细胞（瑞-吉染色×1000）

（3）成团癌细胞可见特殊排列，如腺腔样、气球样、菊花团样、桑葚样、乳头状、小血管样等特殊排列。见图 8-26。

（4）分化好与分化差的腺癌细胞可在同一涂片中出现。

【注意事项】

（1）在各种良恶性病变中，间皮细胞在长期慢性炎症、肿瘤等刺激下可发生反应性增生，由于这种细胞形态类似恶变细胞，在积液中大量出现时，易造成细胞学鉴别诊断困难。

（2）浆膜腔积液是良好的培养基，脱落的良、恶性细胞均可在积液内继续繁殖，可以见到不同分化时期的细胞，核分裂象易见，退化变性易见，细胞形态变化的范围很大，可以形成各种特殊形态。故认识浆膜腔积液中肿瘤细胞的基本形态十分重要。

（3）常以间皮细胞大小为标准将肿瘤分为大、中、小三型。

【实验讨论】 从细胞形态、细胞核、细胞质、细胞团这四个方面总结各种不同形态的间皮细胞与腺癌细胞的鉴别要点。

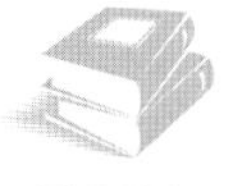

NOTE

（葛晓军）

主要参考文献

ZHUYAOCANKAOWENXIAN

[1] 尚红,王毓三,申子瑜.全国临床检验操作规程[M].4版.北京:人民卫生出版社,2015.

[2] 林东红.临床基础检验学技术实验指导[M].北京:人民卫生出版社,2015.

[3] 吴晓蔓.临床检验基础实验指导[M].4版.北京:人民卫生出版社,2011.

[4] 贺志安.临床检验基础实验指导[M].北京:中国医药科技出版社,2010.

[5] 刘成玉,罗春丽.临床检验基础[M].5版.北京:人民卫生出版社,2012.

[6] 胡晓波.临床检验基础[M].北京:高等教育出版社,2012.

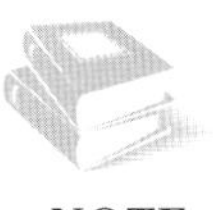

NOTE